Werner Schell

Die Grundzüge der

Hygiene und Gesundheitsförderung

von A bis Z

Ein Nachschlagewerk für die Angehörigen der Gesundheitsberufe
und interessierte Laien

D1730729

Brigitte Kunz Verlag
Postfach 2147, 58021 Hagen

Autor:

Oberamtsrat Diplom-Verwaltungswirt

Werner Schell

Harffer Straße 59, 41469 Neuss

© 1995 Brigitte Kunz Verlag, Postfach 2147, 58021 Hagen

Satz: Brigitte Kunz Verlag, Hagen

Druck: Domröse und Kreiß, Hagen

'N 3-89495-039-0

Vorwort

Unser Gesundheitswesen ist fast ausschließlich der Versorgung Akutkranker zugewandt; die kurative Medizin steht klar im Vordergrund. Die Aspekte der Gesundheitsvorsorge (Präventivmedizin) und Rehabilitation/Nachsorge (Tertiäre Medizin) finden nur unzureichend Berücksichtigung. In den Ausbildungen und Studiengängen der Gesundheitsberufe haben die Themen nicht den ihnen gebührenden Stellenwert. Es lag daher nahe, daß sowohl das Gesundheitsreformgesetz (1988) als auch das Gesundheitsstrukturgesetz (1992) eine Verstärkung der Gesundheitsförderung und Rehabilitation anstreben. Die Bundesärztekammer hat am 15. Oktober 1993 eine Stellungnahme zur „Gesundheitsförderung als Aufgabe der Heilberufe" abgegeben (im Anhang abgedruckt). Darin wird die herausragende Bedeutung der Gesundheitsförderung für die Patientenbetreuung näher beschrieben.

Mit meinem Buch möchte ich die Angehörigen der Gesundheitsberufe und interessierte Laien über wichtige Themen von „Hygiene und Gesundheitsförderung" (einschließlich Umweltschutz) informieren und damit Anregungen für eine weitere Vertiefung einzelner Fragestellungen geben. Bei der Textabfassung war eine Auswahl nötig; ein Anspruch auf Vollständigkeit wird ausdrücklich nicht erhoben. Dies trifft vor allem für die Ausführungen zu einzelnen Krankheiten zu. Ich habe mich weitgehend auf die Zivilisationskrankheiten beschränkt.

Über allgemeine Grundsätze des Gesundheitswesens informiert meine Veröffentlichung „Das deutsche Gesundheitswesen von A bis Z" (Thieme Verlag, Stuttgart 1995). Dieses „Gesundheitslexikon" wird durch die jetzige Veröffentlichung zielgerichtet ergänzt.

Neuss, im Januar 1995   Werner Schell

Inhaltsverzeichnis

Abkürzungsverzeichnis

AbfG	Abfallbeseitigungsgesetz
Abs.	Absatz
ÄK	Ärztekammer
AGB-G	Gesetz zur Regelung des Rechts der Allgemeinen Geschäftsbedingungen
AgV	Arbeitsgemeinschaft der Verbraucherverbände e.V.
AHB	Anschlußheilbehandlung
AIDS	Erworbene Immunschwächekrankheit AIDS (HIV-Infektion)
ALV	Arbeitslosenversicherung
AMG	Arzneimittelgesetz
AmtG	Amtsgericht(e)
ArbG	Arbeitsgericht(e)
ArbStättV	Arbeitsstättenverordnung
ArbZRG	Arbeitszeitrechtsgesetz
Art.	Artikel
ASiG	Arbeitssicherheitsgesetz
AT	Autogenes Training
AtG	Atomgesetz
ATL	Aktivitäten des täglichen Lebens
AU	Arbeitsunfähigkeit
AWO	Arbeiterwohlfahrt
Az.	Aktenzeichen
BAfAM	Bundesanstalt für Arbeitsmedizin
BAG	Bundesarbeitsgericht
BAGH	Bundesarbeitsgemeinschaft „Hilfe für Behinderte" e.V.
BAnz.	Bundesanzeiger
BAT	Bundes-Angestelltentarif
BBiG	Berufsbildungsgesetz
BDSG	Bundesdatenschutzgesetz
BE	Broteinheit
BestG	Bestattungsgesetz(e)
BfGe	Bundesvereinigung für Gesundheit e.V.
BfS	Bundesamt für Strahlenschutz
BGA	Bundesgesundheitsamt (1994 aufgelöst)
BGB	Bürgerliches Gesetzbuch
BGBl.	Bundesgesetzblatt
BGesBl.	Bundesgesundheitsblatt
BGH	Bundesgerichtshof
BGR	Bundesgesundheitsrat

BGW	Berufsgenossenschaft für Gesundheitsdienst und Wohlfahrtspflege
BImSchG	Bundesimmissionsschutzgesetz
BISp	Bundesinstitut für Sportwissenschaft
BKK	Betriebskrankenkasse(n)
BKn	Bundesknappschaft
BKVO	Berufskrankheitenverordnung
BMA	Bundesminister(ium) für Arbeit und Sozialordnung
BMFT	Bundesminister(ium) für Forschung und Technologie
BMG	Bundesminister(ium) für Gesundheit
BMI	Body Mass Index
BMU	Bundesminister(ium) für Umwelt, Naturschutz und Reaktorsicherheit
BRD	Bundesrepublik Deutschland
BSeuchG	Bundesseuchengesetz
BSG	Bundessozialgericht
BSHG	Bundessozialhilfegesetz
BtG	Betreuungsgesetz
BtBG	Betreuungsbehördengesetz
BtM	Betäubungsmittel
BtMG	Betäubungsmittelgesetz
BtMVV	Betäubungsmittelverschreibungsverordnung
BU	Berufsunfähigkeit
BUND	Bund für Umwelt und Naturschutz Deutschland e.V.
BUrlG	Bundesurlaubsgesetz
BVerfG	Bundesverfassungsgericht
BVG	Bundesversorgungsgesetz
BZgA	Bundeszentrale für gesundheitliche Aufklärung
bzw.	beziehungsweise
C	Celsius
ca.	zirka
ChemG	Chemikaliengesetz
cm	Zentimeter
c/o	care of (= wohnhaft bei...)
DÄ	Deutsches Ärzteblatt
D-Arzt	Durchgangsarzt
DDR	Deutsche Demokratische Republik
DGE	Deutsche Gesellschaft für Ernährung e.V.
DGK	Deutsches Grünes Kreuz e.V.
d.h.	das heißt
DHP	Deutsche Herz-Kreislauf-Präventionsstudie
DHS	Deutsche Hauptstelle gegen die Suchtgefahren
Dipl.	Diplom
DKFZ	Deutsches Krebsforschungszentrum

DKG	Deutsche Krankenhausgesellschaft
dl	Deziliter = 100 ml
DM	Deutsche Mark
DPWV	Deutscher Paritätischer Wohlfahrtsverband
DRK	Deutsches Rotes Kreuz
DSB	Deutscher Sportbund
DU	Dienstunfähigkeit
DVGS	Deutscher Verband für Gesundheitssport und Sporttherapie e.V.
DVO	Durchführungsverordnung(en)
DVZ	Deutsche Zentrale für Volksgesundheitspflege e.V.
EG	Europäische Gemeinschaft (zukünftig: Europäische Union -EU-)
EU	Erwerbsunfähigkeit Europäische Union
e.V.	eingetragener Verein
Fax	Telefax
FEVG	Gesetz über das gerichtliche Verfahren bei Freiheitsentzug
ff.	folgende (Seiten)
FW	Freie Wohlfahrtspflege
GÄ	Gesundheitsämter
GA	Gesundheitsamt
GdB	Grad der Behinderung
GesDG	Gesundheitsdienstgesetz(e)
GefStoffV	Gefahrstoffverordnung
gemeinn.	gemeinnützig
GesGKr	Gesetz zur Bekämpfung der Geschlechtskrankheiten
GesVG	Gesetz über die Vereinheitlichung des Gesundheitswesens
GesW	Gesundheitswesen
GewO	Gewerbeordnung
GG	Grundgesetz
ggf.	gegebenenfalls
GKV	Gesetzliche Krankenversicherung
GmbH	Gesellschaft mit beschränkter Haftung
GPV	Gesetzliche Pflegeversicherung
GRV	Gesetzliche Rentenversicherung
GSiG	Gerätesicherheitsgesetz
GUV	Gesetzliche Unfallversicherung
HIV	human immunodeficiency virus (engl.)
ICD	International Classification of Diseases (= Klassifikationsschlüssel für Krankheiten)
i.d.F.	in der Fassung
i.d.R.	in der Regel

i.e.S.	im engeren Sinne
IGV	Internationale Gesundheitsvorschriften
IQ	Intelligenzquotient
i.S.	im Sinne
i.v.	intravenös
i.V.m.	in Verbindung mit
i.w.S.	im weiteren Sinne
Jh.	Jahrhundert(e)
JASchG	Jugendarbeitsschutzgesetz
JÖSchG	Gesetz zum Schutz der Jugend in der Öffentlichkeit
KAiG	Konzertierte Aktion im Gesundheitswesen
kcal	Kilokalorien
kg	Kilogramm
kJ	Kilojoule
KID	Krebsinformationsdienst
KK	Krankenkasse(n)
KrPflG	Krankenpflegegesetz
KSchG	Kündigungsschutzgesetz
LMBG	Lebensmittel- und Bedarfsgegenständegesetz
LFG	Lohnfortzahlungsgesetz
LMÜ	Lebensmittelüberwachung
LSG	Landessozialgericht(e)
LVA	Landesversicherungsanstalt(en)
mbH	mit beschränkter Haftung
MdE	Minderung der Erwerbsfähigkeit
MDK	Medizinischer Dienst der GKV
MedGV	Medizingeräteverordnung
mg	Milligramm
mg/dl	Milligramm pro Deziliter (dl)
MGW	Müttergenesungswerk
Mio.	Millionen
MPG	Medizinproduktegesetz
Mrd.	Millarden
MSchG	Mutterschutzgesetz
Nr.	Nummer
NRW	Nordrhein-Westfalen
ÖGesD	Öffentlicher Gesundheitsdienst
ÖGesW	Öffentliches Gesundheitswesen
PKV	Private Krankenversicherung
PUV	Private Unfallversicherung
rd.	rund
RdErl.	Runderlaß
RehaAnglG	Rehabilitationsangleichungsgesetz
RöV	Röntgenverordnung

RPK	Rehabilitationseinrichtung für psychisch Kranke und Behinderte
RV	Rentenversicherung
RVO	Reichsversicherungsordnung
S.	Seite
s.	siehe
SchwbG	Schwerbehindertengesetz
SG	Sozialgericht(e)
SGB	Sozialgesetzbuch
I	Allgemeiner Teil
IV	Gemeinsame Vorschriften für die Sozialversicherung
V	Gesetzliche Krankenversicherung
VI	Gesetzliche Rentenversicherung
VIII	Kinder- und Jugendhilfe
X	Verwaltungsverfahren
XI	Soziale Pflegeversicherung
SGG	Sozialgerichtsgesetz
sog.	sogenannt...
Soz.Vers.	Sozialversicherung
STIKO	Ständige Impfkommission des Robert Koch-Instituts
StrlSchV	Strahlenschutzverordnung
StrVG	Strahlenschutzvorsorgegesetz
TA-Lärm	Technische Anleitung zum Schutz gegen Lärm (Verwaltungsvorschrift)
TA Luft	Technische Anleitung zur Reinhaltung der Luft (Verwaltungsvorschrift)
Tel.	Telefon
TierKBG	Tierkörperbeseitigungsgesetz
TierSG	Tierseuchengesetz
TrinkwV	Trinkwasserverordnung
u.a.	unter anderem
ugs.	umgangssprachlich(e)
UNO	Vereinte Nationen
u.U.	unter Umständen
usw.	und so weiter
UV	Unfallversicherung
UVV	Unfallverhütungsvorschrift(en)
v.	vom
v.a.	vor allem
vgl.	vergleiche
VZ	Verbraucherzentrale(n)
WfB	Werkstätten für Behinderte
WHG	Wasserhaushaltsgesetz

WHO	Weltgesundheitsorganisation (World Health Organization)
z.B.	zum Beispiel
ZHG	Zahnheilkundegesetz
ZPO	Zivilprozeßordnung
z.T.	zum Teil

A

Abfälle

sind nach dem → *Abfallbeseitigungsgesetz (AbfG)* bewegliche Sachen (Müll), deren sich der Besitzer entledigen will oder deren geordnete Entsorgung zur Wahrung des Wohles der Allgemeinheit geboten ist.
Abfälle lassen sich nach verschiedenen Kriterien unterscheiden; z.b. nach Stoffgruppen, Eigenschaften, Gefahrenklassen, Herkunft und Beseitigungsmöglichkeiten. Nach der Herkunft werden z.B. unterschieden: Siedlungsabfälle (z.B. Hausmüll, Sperrmüll, Klärschlamm, Straßenkehricht, Gartenabfälle), Abfälle aus Landwirtschaft, Gartenbau, Gewerbe und Industrie.
Die Zusammensetzung der Abfälle variiert entsprechend der Herkunft erheblich; dies hat Rückwirkungen auf die Art ihrer Beseitigung. Die → *Sonderabfälle* erfordern besondere Maßnahmen der → *Abfallbeseitigung.*

Abfallbeseitigung

ist der Sammelbegriff für die verschiedenen Methoden der Ablagerung, Vernichtung oder Wiederverwertung von → *Abfällen.* Sie ist eines der Hauptprobleme der Zivilisation („Müllnotstand") und v.a. durch das → *Abfallbeseitigungsgesetz (AbfG)* geregelt.
Für die Abfallbeseitigung und -vermeidung gibt es verschiedene Möglichkeiten:

- Abfallvermeidung durch ein Weniger an Verpackungsmaterial sowie die Verwendung von Einwegartikeln bis hin zu organisatorischen Umstellungen in Gewerbe und Industrie.
- Getrennte Sammlung von → *Sonderabfällen.* Der allgemeine Abfall wird durch die getrennte Entsorgung der Sonderabfälle weniger schädlich.
- Wiederverwerten der Abfälle (Recycling). Das rechtzeitige Trennen und Wiederverwerten von Abfällen wird als sehr wirkungsvolles Verfahren der Verminderung des Abfalls angesehen.
- Behandlung des Abfalls; z.b. durch Müllverbrennung und -kompostierung.
- Deponierung des Abfalls in einer → *Deponie.* Sie muß mit Rücksicht auf die → *Trinkwasserhygiene* kontrolliert und geordnet vorgenommen werden, damit das Boden- bzw. Grundwasser nicht gefährdet wird. Werden die gebotenen Sicherheitsanforderungen erfüllt, können auch Geruchs- und Staubbelästigungen sowie Verwehungen vermieden werden (→ *Lufthygiene).*

Abfallbeseitigungsgesetz (AbfG)

ist i.V.m. verschiedenen Verordnungen (z.B. Klärschlammverordnung), Ländervorschriften und betrieblichen Abfallentsorgungsrichtlinien eine bedeutsame Grundlage für die → *Abfallbeseitigung* (Entsorgung), soweit nicht besondere Regelungen gelten (→ *Tierkörperbeseitigungsgesetz -TierK-BG-,* → *Tierseuchengesetz -TierSG-).*
→ *Abfälle* sind nach dem AbfG so zu entsorgen, daß das Wohl der Allgemeinheit nicht beeinträchtigt wird, v.a. nicht dadurch, daß z.B. die Gesundheit der Menschen gefährdet und ihr Wohlbefinden beeinträchtigt, Nutztiere, Vögel, Wild und Fische gefährdet, Gewässer, Boden und Nutzpflanzen schädlich beeinflußt oder schädliche Umwelteinwirkungen durch Luftverunreinigungen (→ *Lufthygiene)* oder → *Lärm* herbeigeführt werden.
→ *Abfallhygiene,* → *Abwasserhygiene*

Abfallhygiene

will als Teil der → *Umwelthygiene* eine hygienisch einwandfreie → *Abfallbeseitigung* gewährleisten. Dabei

kommt den Grundsätzen des → *Abfallbeseitigungsgesetzes (AbfG)* und den → *Unfallverhütungsvorschriften (UVV)* eine große Bedeutung zu.
→ *Abfälle*

Abhängigkeit

wird auf Vorschlag der WHO statt des Ausdrucks Sucht verwendet. Abhängigkeit kann als ein Zustand verstanden werden, der durch wiederholten Gebrauch (Mißbrauch) bestimmter Substanzen (→ *Drogen*) hervorgerufen wird.
Man unterscheidet hauptsächlich zwischen → *Alkoholabhängigkeit*, → *Arzneimittelabhängigkeit*, → *Drogenabhängigkeit* und → *Nikotinabhängigkeit*.
Die Abhängigkeit ist gekennzeichnet durch psychisches und/oder physisches Verlangen, mit der Einnahme bestimmter Stoffe fortzufahren. Abhängigkeit kann mit der Notwendigkeit verbunden sein, die Menge der eingenommenen Substanz zu erhöhen: Der Organismus hat sich an die zugeführte Substanz gewöhnt. Substanzverringerungen oder -absetzungen können zu Entzugserscheinungen führen. Abhängigkeit ist i.d.R. eine → *Krankheit*. Man spricht dann von einer Abhängigkeitskrankheit (→ *psychische Krankheiten*).
Nach Schätzungen der Deutschen Hauptstelle gegen die Suchtgefahren e.V. (DHS), Westring 2, 59065 Hamm (Tel.: 02381/9015-0; Fax: 15331), sind etwa 5% aller Bundesbürger abhängigkeitskrank. Die meisten von ihnen benutzen legale Drogen wie Alkohol (ca. 2,5 Mio.) und Arzneimittel (ca. 1,4 Mio.). Betroffen sind auch schätzungsweise 3 - 4 Mio. Kinder unter 18 Jahren, deren Eltern an einer Abhängigkeitskrankheit leiden. Der überwiegende Teil dieser Eltern ist alkoholabhängig.
Es ist Aufgabe der → *Gesundheitserziehung und -aufklärung*, dem Mißbrauch krankmachender Substanzen entgegenzuwirken.
Umfassende Informationen zum Thema und zahlreiche Anschriften enthält das „Jahrbuch Sucht" der DHS.

Abhängigkeitskrankheit
→ *Abhängigkeit*, → *psychische Krankheiten*

Absonderung
(Isolierung, Quarantäne) ist die Versorgung von Patienten mit → *Infektionskrankheiten* in besonderen Gebäuden, Stationen oder Räumen (von Krankenhäusern). Sie ist nach dem → *Seuchenrecht*, v.a. dem → *Bundesseuchengesetz (BSeuchG)*, eine Maßnahme zur Bekämpfung der Infektionskrankheiten; sie kann ggf. durch Unterbringung (= Eingriff in die Freiheit eines Menschen) erfolgen.

Abwasser
ist das nach häuslichem oder gewerblichem Gebrauch verunreinigte Wasser sowie der Teil des Niederschlagswassers, der in Rohrsystemen (= Kanalisation) abgeführt wird.
Es gilt der Grundsatz, daß kein Abwasser ungeklärt in Gewässer (Vorfluter) eingeleitet werden soll. Es ist Aufgabe der → *Abwasserhygiene* sicherzustellen, daß keine → *Krankheitserreger* und chemischen → *Schadstoffe* des Abwassers die Gesundheit des Menschen nachteilig beeinflussen.
→ *Abwasserbeseitigung*

Abwasserbehandlung
→ *Abwasserbeseitigung*

Abwasserbeseitigung
bedeutet Rückführung des → *Abwassers* in den natürlichen Wasserkreislauf.
Die große Menge an Abwasser und die damit verbundenen Gesundheitsgefahren machen es erforderlich, das Abwasser vor Einleitung in ein Gewässer zu klären (= Abwasserbehand-

lung). Diese Klärung geschieht i.d.R. in mehrstufigen → Kläranlagen, deren Stufen in ihrer Reihenfolge auch die zeitliche Entwicklung bis zum heutigen Stand der Abwassertechnologie widerspiegeln.

Die Verfahrensstufen:
- Stufe 1 = mechanische Reinigung (Vorklärung),
- Stufe 2 = biologische Reinigung (biologische Klärung),
- Stufe 3 = chemische Reinigung (chemische Klärung),
- Stufe 4 = Mikrofilter (Flockung + 2-Schicht-Filtration).

Die Effektivität einer Kläranlage kann durch Probeentnahmen und anschliessende Laboruntersuchungen genau verfolgt werden. Der verbleibende Klärschlamm wird entweder in landwirtschaftlichen Kulturen aufgebracht oder deponiert (→ Abfallhygiene, → Deponie).
→ Abwasserhygiene

Abwasserhygiene

will als Teil der → Umwelthygiene die vom → Abwasser ausgehenden Gefahren für die Gesundheit des Menschen verdeutlichen und Möglichkeiten aufzeigen, diese Gefahren durch eine optimale → Abwasserbeseitigung einzugrenzen.

Besorgniserregend ist, daß bereits viele Gewässer in einem hohen Maße verschmutzt sind. Die Verschmutzung mit → Krankheitserregern und chemischen → Schadstoffen (z.B. Nitrat) kann die natürlichen Eigenschaften eines Gewässers stark verändern. Dies kann langfristig nachteilige Folgen für die Versorgung mit → Trinkwasser haben, aber auch die im Wasser lebenden Pflanzen und Tiere schädigen.

Der Schutz des Oberflächenwassers ist eine dem → Öffentlichen Gesundheitsdienst (ÖGesD) obliegende Aufgabe und gleichzeitig ein Hauptanliegen des → Umweltschutzes.

Mit der Abwasserhygiene befassen sich u.a. → Abfallbeseitigungsgesetz (AbfG), → Bundesseuchengesetz (BSeuchG) und → Wasserhaushaltsgesetz (WHG).

Adipositas

ist der medizinische Ausdruck für die übermäßige und krankhafte Anhäufung von Fett im Körper.
→ Übergewicht

Ätiologie

ist die Lehre von den Ursachen der → Krankheiten; i.w.S. die eigentliche eine Krankheit auslösende Ursache (z.B. → Infektion, → Risikofaktor) selbst.

AIDS

(engl.: Acquired Immune Deficiency Syndrome = erworbenes Immundefekt-Syndrom) ist eine durch Viren (→ HIV) verursachte → übertragbare Krankheit mit weltweiter Verbreitung (→ Epidemie). AIDS wird heute als „eines von vielen Lebensrisiken" betrachtet.

AIDS unterliegt grundsätzlich dem → Bundesseuchengesetz (BSeuchG); allerdings besteht keine namentliche Meldepflicht. Es besteht lediglich eine anonyme Berichtspflicht an das zentrale AIDS-Infektionsregister beim Robert Koch-Institut - Bundesinstitut für Infektionskrankheiten und nicht übertragbare Krankheiten - nach der → Laborberichtsverordnung. Die dabei anfallenden Zahlen erlauben eine Einschätzung der Verbreitung von HIV-Infektionen und der sich daraus ergebenden Krankheitsraten.

Während die WHO bis zum Jahr 2.000 weltweit mit rd. 40 Mio. HIV-Infizierten rechnet (davon mehr als 90% in den Entwicklungsländern), verläuft die Entwicklung in der BRD langsamer und weniger beängstigend als ursprünglich befürchtet wurde. Seit Beginn der AIDS-Epidemie sind in der BRD mehr als 8.000 Personen an AIDS erkrankt (Mai 1992), ca. 55.000 bis 65.000 Menschen haben sich mit HIV infiziert. Eine HIV-Infektion kann nur stattfinden, wenn die Viren in die Blutbahn gelangen; z.b. bei ungeschützten Sexualkontakten und bei der direkten Übertragung von infektiösem Blut. Es gibt Personengruppen, für die eine erhöhte Ansteckungsgefahr besteht; z.B.: Männer mit homosexuellen oder bisexuellen Kontakten, i.v. spritzende Drogenabhängige (→ Fixer), Sexualpartner von Menschen aus den Hauptbetroffenengruppen sowie neugeborene Kinder von HIV-infizierten Müttern. Jeder kann dazu beitragen, das Risiko einer HIV-Infekion für andere zu verringern, z.B. durch → „Safer Sex".

Bei einer Infektion bilden sich im menschlichen Organismus Antikörper. Diese Antikörper können innerhalb von 4 Monate nach der Infektion mit dem → HIV-Test nachgewiesen werden. Die HIV-Infektion ist nicht gleichzusetzen mit der Erkrankung an AIDS. Denn nur ein Teil der Infizierten (etwa 90%) entwickelt das Vollbild von AIDS. Die Inkubationszeit von AIDS beträgt ca. 10 Jahre.

Die klinischen Erscheinungsbilder von AIDS sind verschieden. Es kann zu lebensbedrohlichen opportunistischen Infektionen oder bösartigen Tumoren (Kapos-Sarkom) kommen. Die zunehmende Verschlechterung der Abwehrfunktion führt schließlich zum Tod. Eine spezifische AIDS-Therapie ist bisher nicht möglich; die ärztlichen Bemühungen konzentrieren sich daher v.a. auf die Bekämpfung der opportunistischen Infektionen und die Unterstützung des Immunsystems. Forschungsanstrengungen zur Entwicklung kausaler Therapien werden weltweit fortgesetzt. Erste Erfolge konnten mit dem Arzneimittel „Azidothymidin" (AZT) erzielt werden. AZT hemmt die Vermehrung von HIV im Körper.

Solange es im Kampf gegen AIDS keinen Impfstoff und keine Heilmittel gibt, müssen im Vordergrund aller Maßnahmen die intensive → Gesundheitserziehung und -aufklärung der Bevölkerung, v.a. der Hauptbetroffenengruppen, stehen. Ziel der Gesundheitserziehung und -aufklärung muß

es sein, Kenntnisse über die Übertragungswege der HIV-Infektion und Möglichkeiten zu ihrer Verhinderung zu vermitteln, aufzuzeigen, wo keine Gefahr droht, um damit unnötigen Ängsten entgegenzuwirken, Hilfen für Betroffene anzubieten und für ein Klima der Solidarität in der Bevölkerung zu sorgen.

Nützliche Informationen zu HIV und AIDS enthält u.a. das Merkblatt Nr. 43 des früheren Bundesgesundheitsamtes (jetzt Robert Koch-Institut) „Die HIV-Infektion (AIDS) - Ratschläge an Ärzte".

In einem Merkblatt „AIDS-Informationen für Versicherte im Gesundheitsdienst" hat die Berufsgenossenschaft für Gesundheitsdienst und Wohlfahrtspflege, Pappelallee 35/37, 22089 Hamburg (Tel.: 040/202070; Fax: 20207-525), folgende Hinweise über Schutzmaßnahmen gegeben:

- Jeder Patient muß vom Versicherten als infektiös angesehen werden.
- Verletzungen soll vorgebeugt werden. Gebrauchte Spritzen, Kanülen und Skalpelle sollen sofort in einen festen Abfallbehälter gegeben werden.
- Jede Verletzung, auch die kleinste, ist vor Kontakt mit möglicherweise infiziertem Material zu schützen.
- Es sollen Schutzhandschuhe bei Injektionen, Blutentnahmen und beim Umgang mit Blut und Ausscheidungen getragen werden.
- Es soll eine Schutzbrille und ein Mundschutz getragen werden, wenn Nebel (Aerosole) entstehen können.
- Es sollen Einmalartikel benutzt werden, wo es möglich ist.
- Untersuchungsmaterial soll nur in doppelwändigen, unzerbrechlichen Behältern versandt werden.
- Wenn die Haut oder Gegenstände (außer Einmalartikel) mit Blut bzw. Untersuchungsmaterial verunreinigt wurden, muß desinfiziert werden.

Neben den Behörden und Institutionen auf Bundesebene und den AIDS-Koordinierungsstellen der Länder gibt es zahlreiche freie Träger sowie internationale Ansprechpartner, die für eine AIDS-Prävention, -Beratung und -Betreuung zur Verfügung stehen. In den meisten Gesundheitsämtern stehen

15

AIDS-Fachkräfte als Ansprechpartner zur Verfügung.
Wichtige Ansprechpartner sind neben den Gesundheitsämtern u.a.:
AIDS-Stiftungen; z.B.: Nationale AIDS-Stiftung, Adenauerallee 58, 53113 Bonn (Tel.: 0228/214098-99), und Deutsche AIDS-Stiftung „Positiv leben", Pipinstr. 7, 50667 Köln (Tel.: 0221/251061). Beide Stiftungen sind zur „Arbeitsgemeinschaft deutscher AIDS-Stiftungen" zusammengeschlossen.
Bundesminister für Gesundheit (BMG), Am Propsthof 78a, 53121 Bonn (Tel.: 0288/9410; Fax: 9414900), mit dem Nationalen AIDS-Beirat.
Bundeszentrale für gesundheitliche Aufklärung (BZgA), Ostmerheimer Str. 200, 51109 Köln (Tel.: 0221/89921; Fax: 8992300). Die BZgA bietet täglich von 10 - 22 Uhr (anonym) unter der Tel.-Nr. 0221/892031 eine AIDS-Beratung an.
Deutsche AIDS-Hilfe e.V. (DAH), Dieffenbachstr. 33, 10967 Berlin (Tel.: 030/-6900870).
Robert Koch-Institut -Bundesinstitut für Infektionskrankheiten und nicht übertragbare Krankheiten-, Nordufer 20, 13353 Berlin (Tel.: 030/45472286) mit dem AIDS-Zentrum.

AIDS-Infektionsregister
→ AIDS, → Laborberichtsverordnung

AIDS-Telefonberatung
→ AIDS

AIDS-Test
→ HIV-Antikörpertest

AIDS-Zentrum
→ AIDS, → Laborberichtsverordnung

Alkohol
ist der gebräuchliche Name für Aethanol (bzw. Äthylalkohol). Alkohol gehört, obwohl legal und gesellschaftlich geduldet, zu den härtesten und gefährlichsten → Drogen. Alkoholmißbrauch führt i.d.R. zur → Alkoholabhängigkeit.

11,5 Liter reinen Alkohol pro Kopf verbrauchten die Deutschen durchschnittlich im Jahr 1993. Statistisch eingerechnet sind dabei auch Säuglinge und alte Menschen.
Nach Einschätzung des Münchner Institutes für Therapieforschung (IFT) sind nur tägliche Mengen bis zu etwa 40 g Alkohol für Männer medizinisch unbedenklich. Frauen vertragen nur etwa die Hälfte dieser Menge. Einige Wissenschaftler setzen diesen Wert aber wesentlich tiefer an.
20 g Alkohol entsprechen etwa einem Glas Wein (0,2 Liter) oder einer Flasche Bier (0,5 Liter).

Alkoholabhängigkeit
(Alkoholismus) ist ein die Grenze der Verträglichkeit übersteigender ständiger Genuß von → Alkohol mit der Folge, daß die Kontrolle über das Trinken verloren geht und körperliche, seelische und soziale Beeinträchtigungen eintreten. Der mißbräuchliche Genuß von Alkohol ist die Ursache für eine Vielzahl von Krankheiten.
In der BRD ist nahezu jeder 10. Erwachsene alkoholgefährdet. Alkoholabhängig sind etwa 2,5 Millionen Bundesbürger. Jugendliche und junge Erwachsene machen etwa 10% dieser Gesamtzahl aus. Etwa 1/3 der Betroffenen sind Frauen. Die Zahl der Alkoholtoten wird bei etwa 40.000 angesetzt.
Der volkswirtschaftliche (soziale) Schaden durch Alkoholmißbrauch wird mit 40 Mrd. DM pro Jahr geschätzt.
Wegen der Gefahren eines unkontrollierten Alkoholkonsums ist die Abgabe von Alkohol an Kinder und Jugendliche nach dem Gesetz zum Schutz der Jugend in der Öffentlichkeit (JÖSchG) nur in einem eingeschränkten Umfange zulässig.
Die Behandlung eines Alkoholabhängigen muß auf die absolute Alkoholabstinenz hinzielen. Hierbei kommt der Gruppentherapie und der Hilfe durch → Selbsthilfegruppen eine große Bedeutung zu.
Als Ansprechpartner stehen neben den Krankenkassen, Gesundheitsämtern und Verbänden der Freiwilligen Wohlfahrtspflege (FW) u.a. zur Verfügung (Auswahl):

Anonyme Alkoholiker (AA) Interessengemeinschaft e.V., Postfach 460227, 80910 München
(Tel.: 089/3164343; Fax: 3165100).
Deutsche Hauptstelle gegen die Suchtgefahren e.V. (DHS), Westring 2, 59065 Hamm
(Tel.: 02381/90150; Fax: 15331).
Deutscher Guttempler-Orden e.V., Adenauerallee 45, 20097 Hamburg
(Tel.: 040/245880; Fax: 241430).
Blaues Kreuz in Deutschland e.V., Freiligrathstr. 27, 42289 Wuppertal
(Tel.: 0202/620030; Fax: 628162).
Kreuzbund e.V. - Selbsthilfe- und Helfergemeinschaft für Suchtkranke und deren Angehörige, Jägerallee 5, 59071 Hamm
(Tel.: 02381/672720; Fax: 6727233).
→ Abhängigkeit, → Drogenabhängigkeit

Alkoholiker

sind Trinker, deren Alkoholmißbrauch zu einer → Alkoholabhängigkeit geführt hat.
→ Alkohol

Alkoholismus

→ Alkoholabhängigkeit

Alkoholmißbrauch

→ Alkohol, → Alkoholabhängigkeit, → Alkoholiker

Allergene

→ Allergien

Allergien

können teilweise den → Zivilisationskrankheiten zugerechnet werden.
Man schätzt, daß etwa 10 bis 20% der Bevölkerung unter Allergien leiden. Allein 8 Mio. Bundesbürger sind alljährlich vom sog. „Heuschnupfen" betroffen.
Allergien sind die Folge von angeborenen, erworbenen oder künstlich erzeugten Überempfindlichkeiten des Körpers auf bestimmte Reize (Antigene). Die zu den Antigenen gehörenden auslösenden Stoffe werden Allergene genannt. Die Aufnahme der Allergene erfolgt durch Hautkontakt, Einatmen oder bei der Nahrungsaufnahme.
Allergien vom sog. Soforttyp führen kurze Zeit nach Eindringen der Allergene, z.B. Blütenstäube, Tierhaare, Schimmelpilze, zu Krankheitserscheinungen wie Hautjucken, Blasenbildung, Niesen, Schnupfen und Luftnot. Allergien vom sog. Spättyp sind meist Kontaktallergien. Die Antigene, z.B. Metalle, Kosmetika, geraten über die Haut in den Körper. Krankheitserscheinungen treten meist erst später auf.
Die Diagnostik und Therapie von Allergien ist nicht selten schwierig, weil die Zahl der Allergene sehr groß ist. Eine Form der Therapie ist die Hyposensibilisierung (= Schwächung bis Aufhebung der allergischen Reaktionsbereitschaft durch Veränderungen des Antikörperbestandes); sie wird v.a. bei Pollenallergien (Heuschnupfen) eingesetzt.
Die Lehre von den Allergien bezeichnet man als Allergologie; Ärzte, die sich durch eine Weiterbildung auf diesem Gebiet besonders qualifiziert haben, führen die Zusatzbezeichnung „Allergologe".
Allergiker sollten einen → Allergiepaß (Patientenpaß) besitzen.

Anlaufadressen sind u.a.:
Allergie - Dokumentations- und Informationszentrum (ADIZ), Burgstr. 12, 33175 Bad Lippspringe (Tel.: 05252/954500 + 954502; Fax: 954501).
Deutscher Allergie- und Asthmabund e.V. (AAB), Hindenburgstr. 110, 41061 Mönchengladbach
(Tel.: 02161/183024; Fax: 208502).
Arbeitsgemeinschaft Allergiekrankes Kind - Hilfen für Kinder mit Asthma, Ekzem oder Heuschnupfen e.V., Hauptstr. 29 II, 35745 Herborn (Tel.: 02772/41237; Fax: 40402).
Deutsche Haut- und Allergiehilfe e.V., Fontanestr. 14, 53173 Bonn
(Tel.: 0228/35109-1; Fax: 363743).
Deutscher Neurodermitiker Bund e.V., Mozartstr. 11, 22083 Hamburg
(Tel.: 040/2205757; Fax: 2273494).
Stiftung Deutscher Polleninformationsdienst, Burgstr. 12, 33175 Bad Lippspringe
(Tel.: 05252/52081; Fax: 954501).
→ Neurodermitis

Allergiepaß

(Patientenpaß) ist ein auf eine bestimmte Person ausgestellter Ausweis, in dem vom Arzt die Überempfindlichkeit und dazugehörige Einzeldaten (z.B. Datum und Art von durchgemachten → *Allergien*) eingetragen sind.

Allgemein anerkannte Regeln der Technik
→ *Regeln der Technik*

Altenpolitik
→ *Alter*, → *Altern*

Alter

ist die Lebenszeit, eingeteilt in Altersstufen. I.e.S. ist Alter die spätere Lebensphase, i.d.R. zwischen dem Ausscheiden aus dem Erwerbsleben und dem Tod bzw. der parallele Lebensabschnitt der nicht erwerbstätigen Frauen. Dieser Lebensabschnitt ist durch die Steigerung der allgemeinen Lebenserwartung und durch das für viele Arbeitnehmer vorgezogene Ausscheiden aus dem Erwerbsleben gegenüber früher erheblich verlängert: Die Phase des Alters beginnt heute nicht nur früher, sondern dauert auch länger. Die Zeitspanne, die üblicherweise dem Alter zugeschrieben wird, umfaßt nicht selten 30 Jahre und mehr. Das sog. Greisenalter bezeichnet man als Senium.

Aufgabe der Altenpolitik muß es sein, die gesellschaftlichen Rahmenbedingungen für die Lebensverhältnisse im Alter zu schaffen. Mit der Lösung der im Alter auftretenden sozialen und medizinischen Probleme befassen sich Gerontologie und Geriatrie. Die finanzielle Absicherung im Alter erfolgt durch die verschiedenen Systeme der Rentenversicherung (RV), v.a. durch die → *Gesetzliche Rentenversicherung (GRV).*

→ *Altern*, → *Alterskrankheiten*, → *Altersstruktur der Bevölkerung*

Altern

ist ein biologischer Vorgang. Warum Altern eintritt und was dann schicksalhaft geschieht, ist ursächlich nicht geklärt.

Sicher ist → *Alter* keine → *Krankheit*, sondern ein physiologischer Rückbildungsvorgang. Jedes Organ altert nach seinen Gesetzen. Um dem alternden/alten Menschen ein seinen Vorstellungen und Fähigkeiten weitgehend angenähertes selbständiges Leben zu ermöglichen, sind vielfältige Aktivitäten der Altenpolitik erforderlich.

→ *Alterskrankheiten*

Alternative Methoden

sind in der Heilkunde Verfahren der Diagnostik und Therapie, denen ein wissenschaftlicher Wert nicht zuerkannt wird. Sie stehen im Gegensatz zur → *Schulmedizin*.

Alternative Methoden sind z.B.: Astromedizin, Irisdiagnostik, Magnettherapie, Pendeln, Transzendentale Meditation und Wünschelrute.

Alterskrankheiten

gibt es eigentlich nicht, aber bestimmte → *Krankheiten* treten im → *Alter* häufiger auf (z.B. → *Alzheimer Krankheit*, → *Bluthochdruck*, → *Osteoporose*, → *Schlaganfall*).

Krankheiten weisen bei älteren Menschen z.T. ein gegenüber Jüngeren verändertes klinisches Bild auf: Der Verlauf ist weniger akut, weniger dramatisch und neigt stärker zu Chronizität. Der ältere Mensch erkrankt auch häufiger. Seine Krankheiten dauern länger und oft liegen gleichzeitig mehrere Gesundheitsstörungen vor (= Multimorbidität). Psychischen und sozialen Fragen kommt in der Geriatrie große Bedeutung zu. Die Auffassung, daß Krankheiten im späteren Lebensalter grundsätzlich chronisch verlaufen,

daß eine → *medizinische Rehabilitation* ausgeschlossen oder gar eine stetige Verschlechterung die Regel sei, ist widerlegt. Je nach Wahl der Therapie ist die Mehrzahl von Krankheiten im Alter reparabel und teilweise ganz rückbildungsfähig.
→ *Altern*

Altersstruktur der Bevölkerung

wird sich nach den → *demographischen Daten* und Prognosen in den nächsten Jahrzehnten entscheidend verändern. Neben der sinkenden Geburtenrate wird sich die steigende Lebenserwartung auf die Altersstruktur der Bevölkerung auswirken. Im Jahre 2.030 wird mehr als 1/3 der Bevölkerung älter als 60 Jahre sein.

Das Gesundheitswesen (GesW) wird durch die zunehmende Zahl älterer Menschen gefordert: Die → *Gesundheitsversorgung* muß zwangsläufig ausgeweitet werden, die Gesundheitsausgaben steigen. Mit der Zunahme älterer Menschen wird sich das Bild der → *Morbidität* und → *Mortalität* verändern.
→ *Alter*, → *Altern*, → *Alterskrankheiten*

Altersversorgung

ist eine finanzielle Absicherung im → *Alter* (Alterssicherung).
→ *Gesetzliche Rentenversicherung (GRV)*

Altlasten

ist die Bezeichnung für umweltgefährdende → *Abfälle* (→ *Sonderabfälle*) und Produktionsrückstände, die während der Zeit ungeordneter → *Abfallbeseitigung* gelagert wurden. Es ist eine wichtige Aufgabe der → *Umwelthygiene* (Bodenhygiene), die Altlasten unschädlich zu machen.

Alzheimer Krankheit

gehört zu den fortschreitenden Abbauprozessen des Zentralnervensystems, bei denen aus bisher unbekannten Gründen bestimmte Nervenzellgruppen ihre Funktionstüchtigkeit verlieren und zugrunde gehen. Die Alzheimer Krankheit beginnt allmählich (in über 90% aller Fälle jenseits des 50. Lebensjahres) und schreitet über einen Zeitraum von mehreren Jahren stetig fort. Erstes Anzeichen der Krankheit ist eine hochgradige Gedächtnisstörung. Später treten Störungen des Denkvermögens, der Orientierung im Raum, des Erkennens von Gegenständen, der Organisation von praktischen Handlungen und der Sprache hinzu. Im fortgeschrittenen Stadium der Krankheit tritt i.d.R. → *Pflegebedürftigkeit* ein: Im Unterschied zur altersbedingten Gedächtnisschwäche führt die Alzheimer Krankheit zur völligen Hilflosigkeit. Die Ursachen der Alzheimer Krankheit, eine Form der Demenz, sind noch weitgehend unbekannt. Die Krankheit ist auch (noch) nicht heilbar, allenfalls können die Alterungsvorgänge verlangsamt bzw. die Krankheitsbeschwerden abgeschwächt werden. Die Gesamtzahl der Alzheimer Kranken in der BRD wird auf 1,0 Mio. geschätzt.
Anlaufadressen:
Alzheimer Gesellschaft München e.V., Richard-Strauß-Str. 34 81677 München (Tel.: 089/475185; Fax: 4702979).
Deutsche Alzheimer Gesellschaft e.V., Büchensenstr. 34, 70174 Stuttgart (Tel.: 0711/2268598; Fax: 22685519).
→ *Gesetzliche Pflegeversicherung (GPV)*

Anschlußheilverfahren

→ *medizinische Rehabilitation*

Ansteckende Krankheiten

→ *übertragbare Krankheiten*

Antikörper
→ *HIV-Antikörpertest*, → *Immunprophylaxe*, → *Schutzimpfung*

Antisepsis
umfaßt Maßnahmen zur zahlenmäßigen Minderung von → *Krankheitserregern* durch Wachstumshemmung oder Abtötung mit chemischen Mitteln (= Keimminderung). Anwendung finden v.a. Desinfektionsmittel bzw. Antiseptika.
→ *Asepsis*

Apoplex
→ *Schlaganfall*

Arbeitsausschuß
ist ein Ausschuß nach dem → *Arbeitssicherheitsgesetz (ASiG)*. Er ist unter bestimmten Voraussetzungen durch den Arbeitgeber zu bilden mit der Aufgabe, die verschiedenen Anliegen des → *Arbeitsschutzrechts* und der → *Unfallverhütung* zu beraten.

Arbeitshygiene
(früher Gewerbehygiene; heute auch: Betriebshygiene) ist ein Teilgebiet der → *Umwelthygiene* (→ *Arbeitsmedizin*) und befaßt sich mit der gesundheitlichen Gefährdung der Arbeitnehmer durch Gefahrstoffe, Luftverunreinigungen, Geräusche, Erschütterungen, Licht, Nässe, Wärme, Strahlen und ähnliche Erscheinungen (Immissionen) in Industrie und gewerblichen Betrieben sowie den hiergegen erforderlichen Maßnahmen. Inhalte und Zielsetzungen der arbeitshygienischen Praxis sind z.T. durch das → *Arbeitsschutzrecht* verdeutlicht. Dabei kommt der Verhütung von Arbeitsunfällen und Berufskrankheiten eine große Bedeutung zu.
Der BKK-Bundesverband (BKK-BV), Kronprinzenstr. 6, 45128 Essen (Tel.: 0201/ 17901; Fax: 1791000), unterhält ein europäisches Informationszentrum „Gesundheitsförderung im Betrieb". Der Service des Zentrums richtet sich an alle, die sich in der BRD mit betrieblicher → *Gesundheitsförderung* befassen.

Arbeitslosigkeit
→ *Sozialversicherung (Soz. Vers.)*

Arbeitsmedizin
ist das Teilgebiet der → *Medizin*, das sich mit den Wechselwirkungen zwischen Arbeit, Beruf und Gesundheit bzw. den Auswirkungen von Krankheiten auf die Arbeitsfähigkeit befaßt. Die Aufgabe der Arbeitsmedizin besteht darin, Schäden zu verhüten, die sich für die Gesundheit der Arbeitnehmer aus den Arbeitsbedingungen ergeben können. Dazu gehören die Verhütung von → *Arbeitsunfällen* und die Erforschung und Vermeidung von → *Berufskrankheiten*. Aufgabe der Arbeitsmedizin ist es ferner sicherzustellen, daß die Arbeitnehmer eine Tätigkeit ausüben können, die ihrem körperlichen und seelischen Leistungsvermögen entspricht. Wesentliche Teilgebiete der Arbeitsmedizin sind die → *Arbeitsphysiologie* und die → *Arbeitshygiene*.
Anlaufadressen:
Bundesanstalt für Arbeitsmedizin (BAfAM), Nöldner Str. 40/41, 10317 Berlin (Tel.: 030/5509901 + 2315458; Fax: 2315431).
Bundesminister für Arbeit und Sozialordnung (BMA), Rochusstr. 1, 53123 Bonn (Tel.: 0228/527-0; Fax: 527-2965).
→ *Arbeitsmedizinische Vorsorge*, → *Arbeitsschutz*, → *Arbeitsschutzrecht*

Arbeitsmedizinische Vorsorge
obliegt dem → *Betriebsarzt* nach dem → *Arbeitssicherheitsgesetz (ASiG)* und den → *Unfallverhütungsvorschriften (UVV)*. Arbeitsmedizinische Vorsorgeuntersuchungen sollen Beeinträchtigungen der Gesundheit schon im Entstehungsstadium aufdecken und Auskunft darüber geben, ob beim Verrichten spezieller Tätigkeiten der einzelne Arbeitnehmer gesundheitlich beeinträchtigt werden kann. Soweit

gesetzliche Vorschriften dies bestimmen, können sich für den Arbeitnehmer Beschäftigungsverbote aus der Vorsorgeuntersuchung ergeben. Arbeitsmedizinische Vorsorgeuntersuchungen sind v.a. vorgeschrieben nach der → *Gefahrstoffverordnung (GefStoffV)*, der → *Röntgenverordnung (RöV)*, dem → *Jugendarbeitsschutzgesetz (JASchG)* und verschiedenen UVV.

Hinsichtlich der arbeitsmedizinischen Vorsorge ist es mit Wirkung vom 1.10.1993 zu einer Neuregelung gekommen. Mit diesem Stichtag trat nämlich die überarbeitete UVV „Arbeitsmedizinische Vorsorge" (VBG 100) in Kraft; sie regelt die spezielle arbeitsmedizinische Vorsorge beim Umgang mit Gefahrstoffen und bei gefährdenden Tätigkeiten.

Technische und organisatorische Maßnahmen zur Vermeidung von Gefahren haben stets Vorrang. Können Gefahren jedoch durch diese Maßnahmen nicht ausgeschlossen werden, sind im Interesse der Gesunderhaltung der Versicherten zusätzliche spezielle arbeitsmedizinische Vorsorgeuntersuchungen durchzuführen.

Untersuchungen nach der UVV „Arbeitsmedizinische Vorsorge" durften auch vor dem 1.10.1993 nur von speziell ermächtigten Ärzten durchgeführt werden. Das gilt nunmehr auch für die Vorsorgeuntersuchungen bei Infektionsgefährdung.

Die erste Nachuntersuchung muß wie bisher spätestens 12 Monate nach der Erstuntersuchung durchgeführt werden. Neu ist: Die dann folgenden Nachuntersuchungen kann der ermächtigte Arzt unter Berücksichtigung der Gefährdung des Versicherten in einem Zeitraum von 36 Monaten festlegen. Das hat Vorteile; so können z.B. mehrere Vorsorgeuntersuchungen zeitlich zusammengefaßt werden.

Vermutet ein Versicherter einen Zusammenhang zwischen einer Erkrankung und seiner Tätigkeit, kann er künftig gemäß § 7 eine Untersuchung nach Anlage 1 der UVV „Arbeitsmedizinische Vorsorge" verlangen. Diese Untersuchung hat der Unternehmer auf seine Kosten zu veranlassen, es sei denn, die Berufsgenossenschaft (BG) erklärt sich bereit, die Kosten hierfür zu übernehmen.

Eine solche Vorsorgeuntersuchung kann bereits dadurch gerechtfertigt sein, daß die Gesundheit des Versicherten durch Umgang mit Gefahrstoffen oder durch die gefährdende Tätigkeit nach Anlage 1 der UVV „Arbeitsmedizinische Vorsorge" geschädigt werden könnte. Es müssen nicht die strengen Kriterien der vorgeschriebenen arbeitsmedizinischen Vorsorgeuntersuchungen beachtet werden, z.B. Auswahlkriterien bei gefährdenden Tätigkeiten, Überschreiten einer Auslöseschwelle beim Umgang mit Gefahrstoffen.

Die arbeitsmedizinische Vorsorge gewinnt immer mehr an Bedeutung; sie kann damit als „vierte Säule" der → *Gesundheitsversorgung* angesehen werden.

→ *Arbeitsmedizin*

Arbeitsphysiologie

befaßt sich als Teilgebiet der → *Arbeitsmedizin* mit den Funktionen des menschlichen Organismus, dessen Leistungsfähigkeit und Leistungsgrenzen. Die Arbeitsphysiologie vermittelt z.B. Erkenntnisse, wie ein Arbeitsplatz menschengerecht gestaltet werden kann.

Arbeitsräume

→ *Arbeitsstättenverordnung (ArbStättV)*

Arbeitsrecht

→ *Arbeitsschutzrecht*

Arbeitsschutz

ist die Summe aller Maßnahmen, die aufgrund des → *Arbeitsschutzrechts* zum Schutz der Arbeitnehmer zu treffen sind.

Anlaufadressen:
Bundesanstalt für Arbeitsschutz, Vogelpothsweg 50-52, 44149 Dortmund (Tel.: 0231/17630; Fax: 1763454).
Bundesminister für Arbeit und Sozialordnung (BMA), Rochusstr. 1, 53123 Bonn (Tel.: 0228/5270; Fax: 5272965).

→ *Arbeitshygiene*, → *Arbeitsmedizin*

Arbeitsschutzrecht

ist Teil des Arbeitsrechts und bezweckt den Schutz der Arbeitnehmer vor sicherheitstechnischen, arbeitsmedizinischen und hygienischen Gefahren am Arbeitsplatz durch Aufsicht, Zwang und Straf- bzw. Ordnungswidrigkeitsvorschriften. Ziel der Arbeitsschutznormen ist es, die Menschenwürde der Arbeitnehmer und den Schutz des Lebens und der Gesundheit der Arbeitnehmer einschließlich des Schutzes der Arbeitskraft und der menschengerechten Gestaltung der Arbeit im Rahmen der Arbeitsverhältnisse zu gewährleisten. → *Arbeitsschutz* ist mehr als Unfallverhütung!

Das Arbeitsschutzrecht ist grundsätzlich nicht dispositiv. Es können jedoch günstigere Arbeitsbedingungen vereinbart werden.

Herkömmlich wird das Arbeitsschutzrecht nach seinem Inhalt (= Gefahrenschutz, Arbeitsschutz) und nach dem Kreis der geschützten Personen (= alle Arbeitnehmer oder bestimmte Gruppe) gegliedert. Die einzelnen Arbeitsschutzregeln sind in einer Vielzahl von Vorschriften näher beschrieben. Man kann sagen: „Es existiert fast für alles eine Vorschrift - man muß sie nur finden". Neben den allgemeinen Grundregeln für den Betriebs- und Gefahrenschutz im Bürgerlichen Gesetzbuch (BGB) und in der Gewerbeordnung (GewO) sind u.a. folgende Vorschriften von Bedeutung:

→ *Arbeitssicherheitsgesetz (ASiG)*,
→ *Arbeitsstättenverordnung (ArbStättV)*,
→ *Arbeitszeitgesetz (ArbZG)*,
→ *Chemikaliengesetz (ChemG)*,
→ *Gefahrstoffverordnung (GefStoffV)*,
→ *Jugendarbeitsschutzgesetz (JASchG)*,
→ *Gerätesicherheitsgesetz (GSiG)*,
→ *Medizingeräteverordnung (MedGV)*,
→ *Mutterschutzgesetz (MSchG)*,
→ *Schwerbehindertengesetz (SchwbG)*,
→ *Strahlenschutzverordnung (StrlSchV)*,
→ *Röntgenverordnung (RöV)* und
→ *Unfallverhütungsvorschriften (UVV)*.

Der Arbeitgeber ist öffentlich-rechtlich und privatrechtlich zur Einhaltung des Arbeitsschutzrechts verpflichtet. Er hat die dafür notwendigen organisatorischen Maßnahmen zu ergreifen, die Arbeitsschutzmittel bereitzustellen und die Durchführung des Arbeitsschutzes zu überwachen. Dem Arbeitnehmer obliegt es, die arbeitsschutzrechtlichen Vorschriften zu befolgen.

Die staatliche Überwachung des Arbeitsschutzes wird von den Gewerbeaufsichtsämtern (in NRW von den Staatlichen Ämtern für Arbeitsschutz) wahrgenommen. Weitere staatliche Aufsichtsorgane sind die Ordnungsbehörden und die Hauptfürsorgestellen (= Schutz für Schwerbehinderte). Die Einhaltung der UVV wird überwacht durch technische Aufsichtsbeamte der Berufsgenossenschaften (BG).

→ *Arbeitshygiene*, → *Arbeitsmedizin*

Arbeitssicherheit

→ *Arbeitsschutzrecht*, → *Arbeitssicherheitsgesetz (ASiG)*, → *Unfallverhütungsvorschriften (UVV)*

Arbeitssicherheitsgesetz (ASiG)

oder „Betriebsärztegesetz" sind Kurzbezeichnungen für das „Gesetz über Betriebsärzte, Sicherheitsingenieure und andere Fachkräfte für Arbeitssicherheit". Das ASiG verpflichtet den Arbeitgeber, unter bestimmten Voraussetzungen Betriebsärzte und Fachkräfte für Arbeitssicherheit zu bestellen. Diese sollen ihn bei der Durchführung des → *Arbeitsschutzrechts* und bei der → *Unfallverhütung* unterstützen. Damit soll erreicht werden, daß die dem Arbeitsschutz und der Unfallverhütung dienenden Vorschriften den besonderen Betriebsverhältnissen entsprechend angewandt werden, gesicherte arbeitsmedizinische und sicherheitstechnische Erkenntnisse zur Verbesserung des Arbeitsschutzes und der Unfallverhütung verwirklicht werden und die den Arbeitsplatz und der Unfallverhütung dienenden Maßnahmen einen möglichst hohen Wirkungsgrad erreichen.

Der Arbeitgeber hat im übrigen einen → *Arbeitsausschuß* zu bilden, in dem die Anliegen des Arbeitsschutzes und der Unfallverhütung zu beraten sind.

Arbeitsstätten-Richtlinien
→ *Arbeitsstättenverordnung (ArbStättV)*

Arbeitsstättenverordnung (ArbStättV)
gehört zum → *Arbeitsschutzrecht* und gilt für alle Arbeitsstätten in gewerblichen Betrieben oder Betrieben des Handelsgewerbes; sie wird durch Arbeitsstätten-Richtlinien des Bundesministers für Arbeit und Sozialordnung (BMA) ergänzt.
Die ArbStättV stellt u.a. verbindliche Anforderungen an die Arbeitsräume in Gebäuden einschließlich Pausen-, Bereitschafts- und Liegeräume bzw. Räume für körperliche Ausgleichsübungen, Umkleide-, Wasch- und Toilettenräume sowie Sanitätsräume. Die Anforderungen betreffen z.B. die Lüftung, Raumtemperatur, Beleuchtung, Lärmschutz, Raumabmessungen und Nichtraucherschutz (→ *Rauchen*).

Arbeitsunfähigkeit (AU)
liegt vor, wenn ein erkrankter Arbeitnehmer nicht oder nur mit der Gefahr, seinen Zustand zu verschlimmern, seiner bisher ausgeübten Erwerbstätigkeit nachgehen kann.
Die aus Gründen einer Krankheit eingetretene Unfähigkeit eines Beamten, seiner bisherigen Tätigkeit nachzugehen, bezeichnet man als Dienstunfähigkeit (DU).
→ *Berufsunfähigkeit*, → *Erwerbsunfähigkeit (EU)*

Arbeitsunfall
ist ein → *Unfall*, den ein Versicherter bei Ausübung einer durch die Unfallversicherung erfaßten Tätigkeiten oder auf dem Wege von oder zu dieser Tätigkeit erleidet (= Wegeunfall). V.a. die → *Unfallverhütungsvorschriften (UVV)* enthalten Hinweise, wie Arbeitsunfälle vermieden werden können.
→ *Berufskrankheiten*, → *Dienstunfall*

Arbeitszeitgesetz (ArbZG)
gehört zum → *Arbeitsschutzrecht* (→ *Arbeitszeitschutz*) und verfolgt den Zweck, die Sicherheit und den Gesundheitsschutz der Arbeitnehmer bei der Arbeitszeitgestaltung zu gewährleisten und die Rahmenbedingungen für flexible Arbeitszeiten zu verbessern sowie den Sonntag und die staatlich anerkannten Feiertage als Tage der Arbeitsruhe und der seelischen Erhebung der Arbeitnehmer zu schützen.
Das ArbZG stellt den Gesundheitsschutz der Arbeitnehmer sicher, indem es die werktägliche Höchstarbeitszeit (i.d.R. 8 Stunden) begrenzt sowie Mindestruhepausen während der Arbeit (z.B. 30 Minuten bei einer Arbeitszeit von mehr als sechs bis zu neun Stunden) und Mindestruhezeiten nach Arbeitsende (i.d.R. 11 Stunden) festlegt. Zugleich werden die Rahmenbedingungen für die Vereinbarung flexibler Arbeitszeiten verbessert.
Hinzu kommt: Erstmals sind Nachtarbeitnehmer unabhängig von ihrem Geschlecht besonders geschützt. Die Sonn- und Feiertagsruhe wurde zeitgemäß neu geregelt. Und schließlich verbessern sich die Beschäftigungschancen für Frauen, weil das ArbZG überflüssige Beschäftigungsverbote abschaffte.

Arbeitszeitschutz
als Teil des → *Arbeitsschutzrechts* will die Gesundheit der Arbeitnehmer durch Begrenzung der höchstzulässigen täglichen Arbeitszeit, durch Festsetzung von Mindestruhepausen während der Arbeit und Mindestruhezeiten zwischen Beendigung und Wiederaufnahme der Arbeit sowie durch eine

Arbeitsruhe an Sonn- und Feiertagen schützen.

Die näheren Regelungen enthalten die Gewerbeordnung (GewO), das → *Arbeitszeitgesetz (ArbZG)*, das → *Jugendarbeitsschutzgesetz (JASchG)* und das → *Mutterschutzgesetz (MSchG)*.

Die Arbeitsschutznormen enthalten keine privatrechtliche Verpflichtung für die Arbeitnehmer, während der zulässigen gesetzlichen Höchstarbeitszeit Arbeit zu leisten. Der zeitliche Umfang der Verpflichtung der Arbeitnehmer zur Arbeitsleistung wird besonders durch Tarifverträge, Betriebsvereinbarungen und Einzelarbeitsverträge vereinbart.

Arteriosklerose

(„Arterienverkalkung") → *Herzinfarkt*, → *Herz-Kreislaufkrankheiten*, →*Schlaganfall*

Arzneimittel

(Medikament, Pharmaka, Präparat) sind nach dem Arzneimittelgesetz (AMG) Stoffe und Zubereitungen aus Stoffen, die v.a. dazu bestimmt sind, durch Anwendung am oder im menschlichen oder tierischen Körper Krankheiten, Leiden, Körperschäden oder krankhafte Beschwerden zu heilen, zu lindern, zu verhüten oder zu erkennen.

Der → *Arzneimittelmißbrauch* kann zur → *Arzneimittelabhängigkeit* führen.

→ *Drogen*, → *Drogenabhängigkeit*, → *Medizinprodukte*, → *Pharmakologie*

Arzneimittelabhängigkeit

(Medikamentenabhängigkeit) bedeutet Verlangen nach ständig steigenden Dosen von → *Arzneimitteln*, verbunden mit körperlichen, seelischen und sozialen Beeinträchtigungen (→ *Abhängigkeit*).

Die Gesamtzahl der arzneimittelabhängigen Deutschen wird auf etwa 1,4 Mio. geschätzt. Diese Abhängigen beschaffen sich ihre Suchtmittel durch Selbstmedikation oder durch ärztliche Verordnungen.

Bei der Therapie einer Arzneimittelabhängigkeit (= Entwöhnung) nimmt die kontrollierte Arzneimittelabstinenz einen wichtigen Platz ein. Bei der Nachsorge kann der Hilfe durch → *Selbsthilfegruppen* und → *Drogenberatungsstellen* große Bedeutung zukommen.

→ *Arzneimittelmißbrauch*, → *Drogenabhängigkeit*

Arzneimittelmißbrauch

(Abusus) ist die häufige und dauernde nicht bestimmungsgemäße Anwendung eines → *Arzneimittels* durch Abweichen von dem in der Gebrauchsinformation bezeichneten Anwendungsgebiet oder der ärztlichen/zahnärztlichen Verordnung. Arzneimittelmißbrauch kann zur → *Arzneimittelabhängigkeit* führen.

→ *Drogenmißbrauch*

Asbest

ist ein natürliches Fasermaterial mit etwa 3.000 Verwendungsmöglichkeiten.

Asbeststaub kann in die Lunge eindringen und schwere bis tödliche Krankheiten hervorrufen. Asbest ist krebserzeugend.

Arbeitnehmer sind durch die → *Gefahrstoffverordnung (GefStoffV)* beim Umgang mit asbesthaltigen → *Gefahrstoffen* geschützt. Dies kommt faktisch einem Herstellungs- und Verwendungsverbot von Asbest nahe.

→ *Schadstoffe*

Asepsis

(Aseptik) ist die Gesamtheit aller Maßnahmen bzw. deren Ergebnis, die → *Kontamination* und → *Infektion* mit → *Krankheitserregern* ausschließen sollen in Bereichen mit hohen hygienischen Anforderungen.

Zu den Maßnahmen gehören → *Bekämpfung tierischer Schädlinge*, → *Desinfektion* (z.B. → *Händedesinfek-*

tion bei Operationen und sonstigen Eingriffen wie Punktion, Katheterismus), → *Sanitation* und → *Sterilisation* sowie die Stellung von → *Schutzkleidung.*
Die Asepsis ist wesentlicher Bestandteil der Anforderungen an die → *Krankenhaushygiene.*
→ *Antisepsis*

Asthma
→ *Allergien*

Atmosphäre
ist die gasförmige Lufthülle der Erde. Den erdnahen Teil der Atmosphäre (bis etwa 10 km Höhe) nennt man Troposphäre, darüber (bis etwa 50 km Höhe) befindet sich die Stratosphäre.
→ *Luft,* → *Ozon,* → *Ozonschicht*

Atomgesetz (AtG)
legt u.a. fest, daß kerntechnische Anlagen nur mit staatlicher Genehmigung und nur nach dem jeweils neuesten Stand von Wissenschaft und Technik errichtet werden dürfen.
→ *Strahlenschutzvorschriften*

Ausscheider
→ *Bundesseuchengesetz (BSeuchG)*

Autogenes Training (AT)
ist eine Methode der Selbstentspannung (nach J.H. Schultz). Das AT kann die körperliche und geistige Leistungsfähigkeit verbessern und ist ein sinnvoller Beitrag zur → *gesunden Lebensführung.* Im übrigen hat sich das AT bei vielen Krankheiten bewährt, die vorwiegend funktionell und vegetativ bedingt sind.
→ *Streß*

B

Bad
→ *Kurorte*

Badearzt
(Kurarzt) ist die Zusatzbezeichnung für einen Arzt, der in einem anerkannten → *Kurort* mit den verschiedenen Mitteln der → *Kurortmedizin* behandelt.

Badekur
ist ugs. die Bezeichnung für eine Vorsorge- und Rehabilitationskur.
→ *Kur,* → *Medizinische Rehabilitation*

Badewasserhygiene
ist ein Anliegen des → *Öffentlichen Gesundheitsdienstes (ÖGesD).* Denn in kaum einem anderen Bereich des Zusammenlebens haben Menschen so engen Körperkontakt miteinander wie im Badewasser. Es geht dabei um Kontakt mit Fäkalverunreinigungen, Urin, Nasen- und Rachenschleim, Schmutzpartikeln und Keimen der Mitmenschen. Dies gilt einmal für künstliche Becken- und Wannenbäder (z.B. Freibäder, Hallenbäder), aber auch für Naturbäder (z.B. Meeresküsten, Binnenseen und Flüsse). Neben der Wasserfläche ist auch die unmittelbare Umgebung des Bades (z.B. Umkleidekabinen, sanitäre Einrichtungen) Bestandteil des Badebereichs. Bei allen Badeformen erfolgt die Übertragung der Erreger von Infektionskrankheiten über die gemeinsame Benutzung des Wassers und aller Badeeinrichtungen. Besonders häufige Infektionen sind Fußpilz und virusbedingte Warzen.
Eine besondere Aufmerksamkeit ist dem Schwimm- und Badebeckenwasser in öffentlichen Bädern oder Gewerbebetrieben zu widmen. Denn nach den Vorschriften des → *Bun-*

desseuchengesetzes (BSeuchG) muß das Schwimm- und Badebeckenwasser so beschaffen sein, daß eine Schädigung der menschlichen Gesundheit nicht zu befürchten ist. Schwimm- oder Badebecken einschließlich ihrer Aufbereitungsanlagen unterliegen zur Sicherstellung der erforderlichen hygienischen Anforderungen der Überwachung durch den ÖGesD. Im Vordergrund dieser Überwachung steht die mikrobiologische und chemische Untersuchung, um die Beschaffenheit des Wassers, die Desinfektion (v.a. mit → Chlor) sowie die Wasseraufbereitung zu überprüfen und zu gewährleisten.

Der Badewasserhygiene kann auch der Schutz des Verbrauchers durch Mitwirkung im Anerkennungsverfahren für → Kurorte (Erholungsorte) und Heilquellen zugeordnet werden. Bäder und Kureinrichtungen sind wegen möglicherweise gegebener Gesundheitsgefährdungen in seuchenhygienischer Hinsicht zu überwachen.

Bakterien

sind kleinste Mikroorganismen (z.B. in Kugel- oder Stäbchenform), die sich durch Spaltung vermehren. Viele Bakterien sind als → Krankheitserreger bekannt.

Die als Krankheitserreger wirkenden, stäbchenförmigen, sporenbildenden Bakterien werden auch als Bazillen bezeichnet. Bakterien sind an vielen biologischen Vorgängen beteiligt. Auch die Verdauungsvorgänge sind von (Coli)Bakterien abhängig.

→ Bakteriologie

Bakteriologie

ist ein Teilgebiet der → Biologie und befaßt sich wissenschaftlich mit den Lebensbedingungen und Wirkungen der → Bakterien. Der medizinischen Bakteriologie kommt große Bedeutung bei der Bekämpfung von → Infektionskrankheiten zu.

Ballaststoffe

(Faserstoffe) sind den → Kohlenhydraten zuzuordnen; sie sind Bestandteile von Pflanzen, die von den Verdauungssäften nicht abgebaut werden können.

Ballaststoffe regeln den Stuhlgang und wirken sättigend. Besonders viel Ballaststoffe sind in Vollkornprodukten, ungeschältem Reis und Hülsenfrüchten enthalten.

→ Ernährung

Bazillen

→ Bakterien

Begräbnisplatz

(Friedhof) ist der mit (ordnungs)behördlicher Genehmigung innerhalb einer Gemeinde ausgewiesene Platz zur → Bestattung von Leichen. Die Gestaltung und Benutzung des Begräbnisplatzes richtet sich nach der jeweiligen Friedhofsordnung. Darin sind z.B. die Ruhezeiten für die einzelnen Gräber bzw. Grabstätten vorgegeben. Begräbnisplätze werden vom Öffentlichen Gesundheitsdienst (ÖGesD) beaufsichtigt (= Bestattungshygiene).

→ Bestattungsgesetze (BestG)

Behindertensport

ist der Sport von Behinderten als Mittel ganzheitlicher → Rehabilitation und Sozialisation. Inhalt des Behindertensportes bilden behinderungsspezifische Formen von Sport, Spiel und Bewegungstherapie in entsprechenden Gruppen und geeigneten Übungsstätten. Wegen der verschiedenen Arten von Behinderungen ist der Behindertensport in der Durchführung differenziert zu betrachten. Diesen Gegebenheiten entsprechend ist eine ständige sportpädagogische Anleitung und ärztliche Betreuung erforderlich (Auszug aus den Grundsätzen des Deutschen Behindertensportver-

bandes e.V. -DBS- über den Sport der Behinderten).
Anlaufadresse für Informationen: Deutscher Behindertensportverband e.V. (DBS), Sportschule Wedau, Friedrich-Alfred-Str. 10, 47055 Duisburg (Tel.: 0203/-7381620; Fax: 7381628).
→ Koronarsport, → medizinische Rehabilitation, → Rehabilitationssport

Behindertenverbände
→ Selbsthilfeorganisationen

Behinderung
ist die sich aus einem (Organ) Schaden (= impairment) ergebende körperliche, geistige oder seelische (psychische) Einschränkung oder das Fehlen von Fähigkeiten (= disability), die für immer, zumindest aber für längere Zeit (i.d.R. über 6 Monate) bestehen bleibt und ins Gewicht fallende Beeinträchtigungen (= handicap) nach sich zieht.
Man unterscheidet körperliche, geistige und seelische Behinderungen. Oft treffen mehrere Behinderungen zusammen.
→ Krankheit, → Pflegebedürftigkeit, → psychische Krankheiten, → Schwerbehinderter

Bekämpfung tierischer Schädlinge
ist nach dem → Bundesseuchengesetz (BSeuchG) eine Maßnahme der Entwesung: Werden tierische Schädlinge (z.B. Ratten, Flöhe, Wanzen, Läuse, Stechmücken) ermittelt und ist die Gefahr begründet, daß durch sie Krankheitserreger verbreitet werden können, so sind zu ihrer Bekämpfung die erforderlichen Maßnahmen anzuordnen.
Entwesungsmittel und -verfahren zur Bekämpfung tierischer Schädlinge müssen vom Robert Koch-Institut - Bundesinstitut für Infektionskrankheiten und nicht übertragbare Krankheiten - geprüft und anerkannt sein; sie werden in Form einer Liste veröffentlicht.

Bei Entrattungen müssen die Entwesungsmittel und -verfahren von der Biologischen Bundesanstalt für Land- und Forstwirtschaft geprüft sein. Verzeichnisse entsprechender Mittel und Verfahren sind bei den für den Pflanzenschutz zuständigen Landesbehörden erhältlich.

Berufskrankheiten
sind Krankheiten, die durch die berufliche Beschäftigung verursacht werden. Die in der → Gesetzlichen Unfallversicherung (GUV) für eine Anerkennung als Berufskrankheit in Frage kommenden Krankheiten sind fast ausnahmslos in der Berufskrankheitenverordnung (BKVO) aufgeführt (z.B. → Infektionskrankheiten bei den Krankenpflegeberufen). V.a. die → Unfallverhütungsvorschriften (UVV) enthalten Hinweise, wie Berufskrankheiten und → Arbeitsunfälle vermieden werden können.

Berufsunfähigkeit (BU)
ist ein v.a. in der → Sozialversicherung (Soz.Vers.) verwandter Begriff. BU liegt bei Versicherten vor, deren Erwerbsfähigkeit wegen Krankheit oder Behinderung auf weniger als die Hälfte derjenigen von körperlich, geistig und seelisch gesunden Versicherten mit ähnlicher Ausbildung und gleichwertigen Kenntnissen und Fähigkeiten gesunken ist.
Eine Aufgabe der → medizinischen Rehabilitation besteht darin, den Eintritt von BU möglichst abzuwenden.
→ Arbeitsunfähigkeit (AU), → Erwerbsunfähigkeit (EU)

Beschäftigungsverbote
→ Arbeitsmedizinische Vorsorge, → Arbeitszeitgesetz (ArbZG), → Jugendarbeitsschutzgesetz (JASchG), → Mutterschutzgesetz (MSchG)

Bestattung

ist die nach bestimmten Vorschriften erfolgende Beisetzung einer → *Leiche* auf einem → *Begräbnisplatz*. Die Bestattung (Erdbestattung) ist erst dann zulässig, wenn dem zuständigen Standesamt die von einem Arzt ausgestellte Todesbescheinigung eingereicht worden ist und der Standesbeamte daraufhin die Eintragung des Sterbefalls vorgenommen hat. Die Bestattung ist (i.d.R. zwischen 48-96 Stunden nach Eintritt des Todes) von den nächsten Angehörigen des Verstorbenen zu veranlassen.

Hinsichtlich der Aufbahrung von Leichen (in Leichenhallen), Bestattungsfristen, Maßnahmen der → *Desinfektion*, → *Leichenbeförderung* und → *Exhumierung* von Leichen geben landesrechtliche Vorschriften (sog. → *Bestattungsgesetze -BestG-*) nähere Hinweise.

Als Bestattungsformen kommen v.a. die Erd- und die Feuerbestattung in Betracht. Eine Feuerbestattung ist (nach dem Gesetz über die Feuerbestattung) zulässig, wenn nach der → *Leichenschau* durch einen beamteten Arzt (= Amtsarzt) eine schriftliche Genehmigung der zuständigen (Ordnungs)Behörde des Einäscherungsortes vorliegt. Die Einäscherung erfolgt in Feuerbestattungsanlagen (Krematorien). Die Aschenreste der Leiche sind in ein amtlich zu verschließendes Behältnis (Urne) aufzunehmen und in einer Urnenhalle, einem Urnenhain, einer Urnengrabstelle oder in einem Grab beizusetzen.

Das gesamte Leichenwesen untersteht der Aufsicht des Öffentlichen Gesundheitsdienstes (ÖGesD); er hat auch die erforderlichen gutachtlichen Äußerungen abzugeben (= Bestattungshygiene).

Bestattungsgesetze (BestG)

sind landesrechtliche Vorschriften, die aus Gründen der → *Seuchenhygiene* nähere Regelungen über den Umgang mit → *Leichen* enthalten (= Bestattungshygiene). Hat ein Verstorbener z.B. im Zeitpunkt des Todes an einer meldepflichtigen → *übertragbaren Krankheit* gelitten, so müssen sich die Personen, die mit der Leiche in unmittelbarer Berührung gekommen sind, einer → *Desinfektion* unterziehen. Die Leiche muß in einem solchen Fall unter besonderen hygienischen Anforderungen eingesargt und in eine öffentliche Leichenhalle gebracht werden. Der Öffentliche Gesundheitsdienst (ÖGesD) hat darüber zu wachen, daß Aufbahrung, → *Leichenbeförderung*, → *Bestattung*, → *Exhumierung* und Umbettung von Leichen in hygienisch einwandfreier Weise erfolgen. Dazu gehört auch die Aufsicht über → *Begräbnisplätze* und Krematorien. Soweit erforderlich, sind amtsärztliche Bescheinigungen und gutachtliche Stellungnahmen abzugeben.

Bestattungshygiene

→ *Begräbnisplatz*, → *Bestattung*, → *Bestattungsgesetze (BestG)*

Betäubungsmittel (BtM)

sind nach dem → *Betäubungsmittelgesetz (BtMG)* Arzneimittel mit suchterzeugenden Eigenschaften (→ *Drogen*). Sie werden u.a. zur Schmerzbekämpfung, örtlichen Betäubung und Narkose eingesetzt. Die als BtM eingestuften Wirkstoffe sind im einzelnen im BtMG aufgeführt (z.B. Amphetamin, Cocain, Morphin, Opium).

BtM, die in der medizinischen Anwendung gebraucht werden, unterliegen nach der Betäubungsmittelverschreibungsverordnung (BtMVV) der Verschreibungspflicht und damit der Apothekenpflicht.

Betäubungsmittelmißbrauch (→ *Drogenmißbrauch*) kann zur → *Abhängigkeit* (→ *Drogenabhängigkeit*) führen.

Betäubungsmittelabhängigkeit
→ *Abhängigkeit*, → *Betäubungsmittel (BtM)*, → *Drogenabhängigkeit*

Betäubungsmittelgesetz (BtMG)
regelt zum einen die Kontrolle des legalen Verkehrs mit → *Betäubungsmitteln (BtM)* und zum anderen die strafrechtlichen Folgen bei Verstößen gegen die Regeln des Betäubungsmittelverkehrs und die besonderen Voraussetzungen für die therapeutische Rehabilitation „kleinerer und mittlerer" drogenabhängiger Straftäter.
Für den Handel mit Stoffen und Präparaten, die in der medizinischen Anwendung gebraucht werden, ist aufgrund des BtMG eine Betäubungsmittelverschreibungsverordnung (BtMVV) erlassen worden. Sie regelt die für die BtM-Verordnung, Abgabe und den Nachweis des Verbleibs von BtM zu beachtenden Grundsätze.
Die Überwachung des legalen BtM-Verkehrs obliegt den zuständigen Behörden des → *Öffentlichen Gesundheitsdienstes (ÖGesD)*.

Betäubungsmittelmißbrauch
→ *Betäubungsmittel (BtM)*,
→ *Drogenmißbrauch*

Betäubungsmittelverschreibungsverordnung (BtMVV)
→ *Betäubungsmittelgesetz (BtMG)*

Betriebsärztegesetz
→ *Arbeitssicherheitsgesetz (ASiG)*,
→ *Betriebsarzt*

Betriebsärztlicher Dienst
→ *Arbeitsmedizinische Vorsorge*,
→ *Arbeitssicherheitsgesetz (ASiG)*,
→ *Arbeitsschutzrecht*, → *Betriebsarzt*

Betriebsarzt
(Personalarzt, Werksarzt) ist ein auf der Grundlage des → *Arbeitssicherheitsgesetzes (ASiG)* vom Arbeitgeber bestellter Arzt mit der Aufgabe, den Arbeitgeber bei der Durchführung des → *Arbeitsschutzrechts* und bei der → *Unfallverhütung* in allen Fragen des Gesundheitsschutzes zu unterstützen. Der Betriebsarzt wird bei der Anwendung seiner arbeitsmedizinischen Fachkunde weisungsfrei tätig.

Betriebskrankenkassen (BKK)
haben in den Betrieben, für die sie errichtet sind, den Auftrag, die → *Gesetzliche Krankenversicherung (GKV)* sicherzustellen.
Das besondere Merkmal der BKK ist die räumliche und organisatorische Nähe der Arbeitsplätze und des Betriebes. Die Versicherten- und Betriebsnähe ermöglicht schnelle, unbürokratische und umfassende Betreuung der Versicherten sowie auch Aktivitäten der BKK zur Erkennung und Vermeidung arbeitsbedingter Erkrankungen (→ *Arbeitsunfall*, → *Berufskrankheiten*).
→ *Arbeitshygiene*

Bewegungsmangel
in Beruf und Freizeit ist ein beachtlicher → *Risikofaktor* für eine Vielzahl von Gesundheitsstörungen und Krankheiten. Mangelndes körperliches „Training" macht den Körper schwächer und läßt ihn verkümmern. „Wer rastet, der rostet".
Es erscheint angezeigt, der Bewegungsarmut durch maßvollen und richtig betriebenen → *Sport* (→ *Bewegungstherapie*) entgegenzutreten.
Kurzhinweise, wie man Bewegungsmangel begegnen kann:
Weniger sitzen. Möglichst viel gehen und Treppen benutzen. Täglich gymnastische Übungen durchführen und Trimm-Möglichkeiten nutzen. Einmal am Tag sollte man sich so stark bewegen, daß der Puls mindestens 10 Minuten lang pro Minute 180 minus Lebensalter beträgt.
→ *Koronarsport*

Bewegungstherapie

(früher Heilgymnastik) gehört zur physikalischen Therapie und ist eine wirksame Maßnahme gegen die Auswirkungen des Risikofaktors → *Bewegungsmangel.*
Anlaufadresse u.a.:
Forschungsgemeinschaft für Gesundheitsförderung durch Bewegungspädagogik (FGB) e.V. beim Institut für angewandte Bewegungsforschung, Stieldorfer Str. 1, 53229 Bonn.
→ *Breitensport,* → *Koronarsport*

Bioläden

→ *Bio-Produkte*

Biologie

ist das große Gebiet der Wissenschaft von der belebten Natur. Dazu gehört die Anthropologie (Menschenkunde), Zoologie (Tierkunde) und Botanik (Pflanzenkunde).
Die Biologie ist in viele Teilwissenschaften gegliedert, z.B. → *Bakteriologie,* → *Gentechnik,* → *Morphologie* und → *Ökologie.*
→ *Biologische Medizin*

Biologische Medizin

umfaßt Behandlungsmethoden der → *Naturheilkunde* (→ *Naturheilverfahren*), die für geeignet befunden werden, durch Steigerung der körpereigenen Abwehrkräfte einen Krankheitsprozeß zum Stillstand zu bringen oder sogar eine Heilung zu begünstigen.
U.a. bei Krebs können biologische Therapien begleitend zu den Methoden der Schulmedizin sinnvoll sein. Zur biologischen Medizin gehören z.B. Homöopathie, Phytotherapie, Misteltherapie, Zelltherapie, Thymustherapie, Sauerstofftherapie und Überwärmungstherapie.
Anlaufadresse:
Gesellschaft für Biologische Krebsabwehr e.V. (GfBK), Hauptstr. 27, 69117 Heidelberg (Tel.: 06221/161525).

Bio-Produkte

sind ugs. landwirtschaftliche Produkte, die ohne den Einsatz chemischsynthetischer Hilfsmittel erzeugt werden. Für den Verbraucher ergeben sich immer wieder Auswahlschwierigkeiten. Auf eine Kontrolle bei Anbau und Verarbeitung sollte daher geachtet werden.
„Biologisch" oder „ökologisch" darf künftig seine Produkte nur noch nennen, wer die Vorgaben einer sog. Bio-Verordnung der EU einhält. Es finden Kontrollen statt. Einkaufsstätten für Bio-Produkte können bei den anerkannten Verbänden der ökologischen Landwirtschaft erfragt werden. Geschäfte, die Bio-Produkte anbieten, werden u.a. als „Bioläden" bezeichnet.
Anlaufstellen für Informationen sind u.a.:
Arbeitsgemeinschaft der Verbraucherverbände e.V. (AgV), Heilsbachstr. 20, 53123 Bonn
(Tel.: 0228/64890; Fax: 644258).
Arbeitsgemeinschaft Ökologischer Landbau (AGÖL) e.V., Baumschulenweg 11, 64295 Darmstadt
(Tel.: 06155/2081; Fax: 5774). Die AGÖL ist eine Dachorganisation ökologischer Landbauverbände.
DEMETER-Bund e.V., Baumschulenweg 11, 64295 Darmstadt
(Tel.: 06155/4061; Fax: 5774).
Forschungsring für Biologisch-Dynamische Wirtschaftsweise e.V., Baumschulenweg 11, 64295 Darmstadt
(Tel.: 06155/2674; Fax: 5774).

Biosphäre

ist der Bereich (Boden-, Wasser- und Luftraum), in dem Leben auf der Erde existieren kann.
→ *Ökosystem*

Biosystem

→ *Ökosystem*

Biotechnologie

→ *Gentechnik*

Biozönose

→ *Ökosystem*

Blei

und Bleiverbindungen sind v.a. in gelöster Form (z.B. Teträthylblei in Benzin) und als Bleistaub den → *Schadstoffen* zuzurechnen.

Bereits kleine Mengen von Blei führen im Körper zu Beeinträchtigungen des Blutbilds und des Nervensystems. Durch gutes Waschen von Obst und Gemüse läßt sich der Bleigehalt dieser Nahrungsmittel deutlich reduzieren.

Die Weltgesundheitsorganisation (WHO) hält die wöchentliche Aufnahme von 3 mg Blei für unschädlich.

Bluthochdruck

(Hypertonie) führt -unabhängig von Beschwerden- zur Überlastung von Herz und Blutgefäßen und schädigt die Nieren.

Ein Blutdruck (in mmHg) unter 140 (systolisch) und unter 90 (diastolisch) liegt im Normbereich. Ein Blutdruck von 140-160 bzw. 90-95 liegt im Warnbereich. Ein Blutdruck von über 160 bzw. über 95 liegt im Risikobereich.

Etwa 10 Mio. Bundesbürger haben erhöhte Blutdruckwerte (etwa 4 Mio. wissen nichts davon).

Eine Behandlung des Bluthochdrucks ist unbedingt erforderlich! Als wichtig wird eine richtige Ernährung angesehen. Bluthochdruckkranke können einen „Blutdruckpaß" (Patientenpaß) führen.

In einem Merkblatt hat die Deutsche Liga zur Bekämpfung des hohen Blutdrucks e.V. folgende 10 Grundregeln für Hochdruck-Patienten genannt:

1. Blutdruck regelmäßig messen.
2. Empfehlungen des Arztes beachten.
3. Normalgewicht anstreben.
4. Alkoholgenuß einschränken.
5. Kochsalz durch Gewürze ersetzen.
6. Reichlich Obst und Gemüse essen.
7. Pflanzliche Fette und hochwertige Öle bevorzugen.
8. Rauchen einstellen.
9. Körperliche Bewegung fördern.
10. Für Ruhepausen und Entspannung sorgen.

Der Blutdruck sollte mindestens einmal im Jahr kontrolliert werden. Allgemeine Informationen bietet das → *Herz-Kreislauf-Telefon*. Anlaufadresse:
Deutsche Liga zur Bekämpfung des hohen Blutdrucks e.V., Berliner Str. 46, 69120 Heidelberg (Tel.: 06221/411774; Fax: 402274), mit dem Nationalen Blutdruck-Programm (als Sektion der Liga).

→ *Herz-Kreislaufkrankheiten*, → *Schlaganfall*, → *Zivilisationskrankheiten*

Bodenbelastung

→ *Bodenhygiene*

Bodenhygiene

widmet dem Schutz des Bodens und der Bodenorganismen vor Verunreinigungen aller Art größte Aufmerksamkeit. Sie steht im engen Zusammenhang mit der → *Abfallhygiene*, → *Abwasserhygiene*, → *Lufthygiene* und → *Trinkwasserhygiene*. Die Bodenhygiene soll gewährleisten, daß die Grenze der Belastbarkeit des Bodens mit → *Schadstoffen* (z.B. durch Abfall, Abwasser, Altlasten, Pflanzenschutzmittel und Düngemittel) nicht überschritten wird. Das natürliche Gleichgewicht des → *Ökosystems* soll nicht gestört werden. Dieses Gleichgewicht wird durch Filterung, Pufferwirkung und biologische Aktivität der im Boden vorhandenen Mikroorganismen entscheidend bestimmt. Überhöhte Schadstoffwirkungen können die „Selbstreinigungskräfte" des Bodens überfordern. Eine solche Überforderung ist durch den umfänglichen Einsatz von Düngemitteln in der Landwirtschaft bereits eingetreten. Die Folge ist eine zu hohe Belastung des Grundwassers mit → *Nitraten*.

Brauchwasser

→ *Trinkwasserhygiene*, → *Wasser*

Breitensport

ist der → *Sport*, bei dem die Freude an der körperlichen Aktivität und/oder das Gruppen/Mannschaftserlebnis im

Vordergrund stehen. Breitensport kann auch den Charakter von Gesundheitssport haben.
→ *Bewegungstherapie*

BROCA - Formel
→ *Normalgewicht*

Broteinheit (BE)
ist eine bei → *diätetischen Lebensmitteln* verwendete Größe zur Bestimmung der Kohlenhydratmenge. Eine BE entspricht der Wirkung einer Menge von 12 g Glucose auf den Stoffwechsel.

Bundesimmissionsschutzgesetz (BImSchG)
ist eines der wichtigsten Gesetze für → *Umweltschutz* und → *Umwelthygiene*. Zweck des BImSchG ist es, Menschen, Tiere und Pflanzen und den Boden, das Wasser, die Atmosphäre sowie Kultur- und sonstige Sachgüter vor schädlichen Umweltbeeinträchtigungen und, soweit es sich um genehmigungsbedürftige Anlagen handelt, auch vor Gefahren , erheblichen Nachteilen und erheblichen Belästigungen, die auf andere Weise herbeigeführt werden, zu schützen und dem Entstehen schädlicher Umwelteinwirkungen vorzubeugen. Das BImSchG und die zu seiner Durchführung ergangenen zahlreichen Vorschriften (z.B. Störfallverordnung, Smog-Verordnung, TA Lärm, TA Luft) befassen sich mit der Errichtung und dem Betrieb von Anlagen, Beschaffenheit von Anlagen, Stoffen, Erzeugnissen, Brennstoffen und Treibstoffen, Beschaffenheit und Betrieb von Fahrzeugen, Bau und Änderung von Straßen und Schienenwegen, Überwachung der Luftverunreinigungen und Luftreinhalteplänen.
→ *Lufthygiene*

Bundesnaturschutzgesetz
→ *Umweltschutzrecht*

Bundesseuchengesetz (BSeuchG)
ist das Kernstück des → *Seuchenrechts* und befaßt sich umfassend mit der Verhütung und Bekämpfung von übertragbaren Krankheiten (ohne → *Geschlechtskrankheiten*; → *Geschlechtskrankheitengesetz -GesGKr-*):
Begriffsbestimmungen:
Im BSeuchG häufig wiederkehrende Begriffe sind im Text erläutert. Diese Abgrenzung entspricht einem praktischen Bedürfnis:
„**Übertragbare Krankheit**" ist eine durch Krankheitserreger verursachte Krankheit, die unmittelbar oder mittelbar auf den Menschen übertragen werden kann.
„**Krank**" ist eine Person, die an einer übertragbaren Krankheit erkrankt ist.
„**Krankheitsverdächtig**" ist eine Person, bei der Erscheinungen bestehen, welche das Vorliegen einer bestimmten übertragbaren Krankheit vermuten lassen.
„**Ansteckungsverdächtig**" ist eine Person, von der anzunehmen ist, daß sie Erreger einer übertragbaren Krankheit aufgenommen hat, ohne krank, krankheitsverdächtig oder Ausscheider zu sein.
„**Ausscheider**" ist eine Person, die Krankheitserreger ausscheidet, ohne krank oder krankheitsverdächtig zu sein.
"**Ausscheidungsverdächtig**" ist eine Person, von der anzunehmen ist, daß sie Krankheitserreger ausscheidet, ohne krank oder krankheitsverdächtig zu sein.
Die Meldepflicht von übertragbaren Krankheiten:
Die Pflicht zur Meldung bestimmter Krankheiten ist ein wichtiges Element der Seuchenbekämpfung; sie ist i.d.R. Voraussetzung für ein Tätigwerden des → *Öffentlichen Gesundheitsdienstes -ÖGesD-* (Gesundheitsamt -GA-). Das BSeuchG unterteilt die übertragbaren Krankheiten in solche, bei denen nur der Tod, andere, bei denen Erkrankung und Tod zu melden sind und eine dritte Gruppe, bei denen

auch schon der Krankheitsverdacht gemeldet werden muß. Die Meldepflicht kann durch Verordnung auf andere übertragbare Krankheiten ausgedehnt werden, soweit die epidemische Lage dies erfordert. Die Meldepflicht kann auch eingeschränkt oder aufgehoben werden. Das BSeuchG enthält klare Bestimmungen, welche Personen zur Meldung verpflichtet sind. Bei der Form der Meldung sind die Umstände des Einzelfalles von Bedeutung. Neben einer telefonischen Meldung kommt die schriftliche Meldung in Betracht. Für die schriftliche Meldung werden von den zuständigen Behörden besondere Formulare zur Verfügung gestellt. Zur Meldung sind in folgender Reihenfolge verpflichtet

1. der behandelnde oder sonst hinzugezogene Arzt (bei Verletzung eines Menschen durch ein tollwutkrankes oder -verdächtiges Tier sowie die Berührung eines solchen Tieres oder Tierkörpers auch der Tierarzt),
2. jede sonstige mit der Behandlung oder der Pflege des Betroffenen berufsmäßig beschäftigte Person,
3. die hinzugezogene Hebamme,
4. auf Seeschiffen der Kapitän,
5. die Leiter von Pflegeanstalten, Justizvollzugsanstalten, Heimen, Lagern, Sammelunterkünften und ähnlichen Einrichtungen.

Die Meldung ist dem für den Aufenthalt des Betroffenen zuständigen GA unverzüglich, spätestens innerhalb von 24 Stunden nach erlangter Kenntnis zu erstatten. Dieses hat dann das für die Wohnung des Betroffenen zuständige GA unverzüglich zu benachrichtigen, wenn die Wohnung im Bereich eines anderen GA liegt. Wird ein Kranker, Krankheitsverdächtiger oder Ausscheider in ein Krankenhaus oder ein Entbindungsheim aufgenommen, ist unverzüglich das GA zu informieren, an das die Erst-

meldung zu erstatten war. Eine entsprechende Anzeigepflicht gilt bei der Entlassung. In der Entlassungsanzeige ist anzugeben, ob der Entlassene geheilt ist und ob er die Erreger einer übertragbaren Krankheit noch ausscheidet.

Ausscheidern sind im BSeuchG eigene Anzeigepflichten auferlegt: Sie haben jeden Wechsel der Wohnung und jeden Wechsel der Arbeitsstätte unverzüglich dem bisher zuständigen GA anzuzeigen. Im übrigen sind sie verpflichtet, bei jeder Aufnahme in ein Krankenhaus oder ein Entbindungsheim oder bei der Inanspruchnahme einer Hebamme dem behandelnden Arzt oder der Hebamme mitzuteilen, daß sie Ausscheider sind.

Wenn durch Krankheitserreger verursachte Erkrankungen in Krankenhäusern, Entbindungsheimen, Säuglingsheimen, Säuglingstagesstätten oder Einrichtungen zur vorübergehenden Unterbringung von Säuglingen nicht nur vereinzelt auftreten , so sind diese Erkrankungen unverzüglich als Ausbruch zu melden, es sei denn, daß die Erkrankten schon vor der Aufnahme an diesen Krankheiten erkrankt oder dessen verdächtig waren. Der jeweils leitende Arzt ist für die Einhaltung dieser Meldepflicht verantwortlich. Mit dieser Meldepflicht für Ausbrüche soll dazu beigetragen werden, daß → *Krankenhausinfektionen* auch von Seiten der GÄ in vermehrtem Maße nachgegangen und den Krankenhäusern und sonstigen Einrichtungen ggf. fachlicher Rat vermittelt wird.

Weitergehende Meldepflichten betreffen die Untersuchungsämter: Die Leiter von Medizinaluntersuchungsämtern und sonstigen öffentlichen oder privaten Untersuchungsstellen haben nämlich jeden Untersuchungsbefund, der auf einen meldepflichtigen Fall oder eine Erkrankung an Influenza schließen läßt, unverzüglich dem für den Aufenthaltsort des Betroffenen zuständigen GA zu melden. Über die meisten der meldepflichtigen Erkrankungen, Todesfälle und Ausbrüche werden von Seiten der GÄ vierteljährliche Erhebungen als Bundesstatistik durchgeführt. Eine besondere Regelung gilt für → AIDS (Infektion durch → HIV). Diese Krankheit unterliegt dem BSeuchG, eine Meldepflicht besteht aber nicht. Wer als behandelnder oder sonst hinzugezogener Arzt → HIV-Tests durchführt oder durch Untersuchungsverfahren den gesicherten Nachweis von HIV, den HIV-Antigenen oder von HIV-Nucleinsäure in vom Menschen gewonnenen Untersuchungsmaterial erbringt, hat die positiven Ergebnisse ohne Angabe des Namens der Person, ohne Namensbestandteile oder eines alphanumerischen Schlüssels zur Kennzeichnung der Person dem zentralen AIDS-Infektionsregister in Form eines anonymen Berichts zu melden. Die gleiche Verpflichtung trifft die Leiter von Untersuchungsämtern, in denen solche Untersuchungen durchgeführt werden. Das Nähere regelt die → Laborberichtsverordnung.

Verhütung von übertragbaren Krankheiten:

Ziel der Hygiene ist es, Krankheiten zu verhüten und die Gesundheit zu erhalten. Orientiert an dieser Zielvorgabe gebührt der Verhütung übertragbarer Krankheiten Vorrang vor der Bekämpfung. Es muß dabei darum gehen, mögliche Infektionsquellen zu erkennen und Gefahren mit entsprechenden Maßnahmen zu begegnen. Neben einer sog. Generalklausel sieht das BSeuchG einige spezielle Maßnahmen zur Krankheitsverhütung vor. Generalklausel und Spezialvorschriften lassen sich wie folgt skizzieren: Wenn Tatsachen festgestellt werden, die zum Auftreten einer übertragbaren Krankheit führen können, hat die zuständige Behörde die notwendigen Maßnahmen zur Abwendung der dem Einzelnen oder der Allgemeinheit hierdurch drohenden Gefahren zu treffen. Diese als Generalklausel bezeichnete Ermächtigungsgrundlage des BSeuchG schließt das Recht zur Durchführung der notwendigen Ermittlungen und Überwachung der angeordneten Maßnahmen ein. Die Behörden besitzen umfassende Betretungs-, Untersuchungs- und Auskunftsrechte. Betroffene Personen sind z.B. verpflichtet, die erforderlichen äußerlichen Untersuchungen, Röntgenuntersuchungen, Blutentnahmen, Abstriche von Haut und Schleimhäuten durch die Beauftragten des GA zu dulden und Vorladungen des GA Folge zu leisten sowie das erforderliche Untersuchungsmaterial auf Verlangen bereitzustellen. Wenn Gegenstände mit Erregern meldepflichtiger übertragbarer Krankheiten behaftet sind oder wenn das anzunehmen ist und dadurch eine Verbreitung der Krankheit zu befürchten ist, sind die notwendigen Maßnahmen (z.B. → Desinfektion) zur Abwendung der hierdurch drohenden Gefahren zu treffen. Wenn andere Maßnahmen nicht ausreichen, kann auch eine Vernichtung von Gegenständen angeordnet werden. Die Vernichtung von Gegenständen kann auch angeordnet werden, wenn andere Maßnahmen im Verhältnis zum Wert der Gegenstände zu kostspielig sind, es sei denn, daß derjenige, der ein Recht an diesem Gegenstand hat, widerspricht und auch die höheren Kosten übernimmt. Müssen Gegenstände entseucht, entwest, entrattet oder vernichtet werden, so kann ihre Benutzung und die Benutzung der Räume, in denen sie sich befinden, untersagt werden, bis die Maßnahme durchgeführt ist. Erfordert die Durchführung einer solchen Maßnahme eine besondere Sachkunde, so kann angeordnet werden, daß der Verpflichtete geeignete Fachkräfte (z.B. Desinfektor) beauftragt.

Da das Wasser für das menschliche Leben eine herausragende Bedeutung hat, befaßt sich das BSeuchG umfassend mit den an das Trink- und Brauchwasser zu stellenden Anforderungen und regelt die gebotenen Vorsorgemaßnahmen: Trinkwasser und Wasser für Betriebe, in denen Lebensmittel gewerbsmäßig hergestellt oder behandelt werden oder die Lebensmittel gewerbsmäßig in den Verkehr bringen, muß so beschaffen sein, daß durch seinen Genuß oder Gebrauch eine Schädigung der menschlichen Gesundheit, insbesondere durch Krankheitserreger, nicht zu besorgen ist (→ *Trinkwasserhygiene*). Schwimm- oder Badebeckenwasser in öffentlichen Bädern oder Gewerbebetrieben muß so beschaffen sein, daß durch seinen Gebrauch eine Schädigung der menschlichen Gesundheit durch Krankheitserreger nicht zu besorgen ist (→ *Badewasserhygiene*).

Die Gemeinden oder Gemeindeverbände haben darauf hinzuwirken, daß Abwasser so beseitigt wird, daß Gefahren für die menschliche Gesundheit durch Krankheitserreger nicht entstehen. Dabei sind die Grundsätze der → *Abwasserhygiene* zu berücksichtigen. Einrichtungen zur Beseitigung von Abwasser unterliegen der Überwachung durch das GA. Für das seuchenhygienisch einwandfreie Aufbringen von Abwasser und ähnlichen Stoffen auf landwirtschaftlich, forstwirtschaftlich oder gärtnerisch genutzte Böden gilt das → *Abfallbeseitigungsgesetz (AbfG)* als Spezialnorm (→ *Abfallhygiene*).

Das BSeuchG sieht umfängliche Maßnahmen zur → *Bekämpfung tierischer Schädlinge* vor. Zur Durchführung dieser Maßnahmen können die Grundstückseigentümer oder -besitzer oder die Gemeinden oder Gemeindeverbände verpflichtet sein. Die Art der Bekämpfung sowie die anzuwendenden Bekämpfungsmittel und -verfahren werden durch die jeweilige Landesregierung oder durch die von dieser ermächtigten Stelle bestimmt.

Eine besonders wirksame "Waffe" zur Verhütung übertragbarer Krankheiten sind die → *Schutzimpfungen*. Das BSeuchG sieht vor, daß Schutzimpfungen für bedrohte Teile der Bevölkerung angeordnet werden können, sofern eine übertragbare Krankheit in bösartiger Form auftritt oder mit ihrer epidemischen Verbreitung zu rechnen ist. Im übrigen können die obersten Landesgesundheitsbehörden bestimmen, daß die GÄ in öffentlichen Terminen unentgeltliche Schutzimpfungen gegen bestimmte Krankheiten durchführen. Die Teilnahme an diesen Impfungen erfolgt auf freiwilliger Basis. Schutzimpfungen können auch öffentlich empfohlen werden (→ *Impfwesen*).

Es ist notwendig, Personen, von denen eine spezifische Ansteckungsgefahr ausgeht, von der Ausübung bestimmter Tätigkeiten in bestimmten Zweigen des Lebensmittelgewerbes auszuschließen, um eine Verbreitung übertragbarer Krankheiten durch Lebensmittel zu verhindern. Diese Gefahr ist vor allem bei Lebensmitteln gegeben, die einen guten Nährboden für Krankheitserreger abgeben. Das BSeuchG sieht mit Rücksicht auf diese Gefahrenlage folgende Tätigkeits- und Beschäftigungsverbote beim Verkehr mit Lebensmitteln vor: Personen,

- an Cholera, Enteritis infectiosa, Paratyphus, Shigellenruhr, Typhus abdominalis oder Virushepatitis erkrankt oder dessen verdächtigt sind,
- an ansteckungsfähiger Tuberkulose der Atmungsorgane, an Scharlach oder an Hautkrankheiten, deren Erreger über Lebensmittel

übertragen werden können, erkrankt sind,
- Choleravibrionen, Salmonellen oder Shigellen ausscheiden,
dürfen beim gewerbsmäßigen Herstellen, Behandeln oder Inverkehrbringen der folgenden Lebensmittel nicht tätig sein oder beschäftigt werden, wenn sie dabei mit diesen in Berührung kommen: Backwaren mit nicht durchgebackener Füllung oder Auflage, Eiprodukte, Erzeugnisse aus Fischen, Krusten-, Schalen- oder Weichtieren, Feinkostsalate, Kartoffelsalat, Marinaden, Mayonnaise, andere emulgierte Saucen, Nahrungshefe, Fleisch und Erzeugnisse aus Fleisch, Milch und Erzeugnisse aus Milch, Säuglings- und Kleinkindernahrung, Speiseeis und Speiseeishalberzeugnisse.

Die genannten Personen dürfen in Küchen von Gaststätten, Kantinen, Krankenhäusern, Säuglings- und Kinderheimen oder von sonstigen Einrichtungen mit oder zur Gemeinschaftsverpflegung nicht tätig sein und beschäftigt werden. Gleichlautende Tätigkeitsverbote gelten auch für Personen, die in amtlicher Eigenschaft mit den bezeichneten Lebensmitteln in Berührung kommen.

Personen dürfen im übrigen die Tätigkeiten, für die Tätigkeits- und Beschäftigungsverbote gelten, erstmalig nur dann ausüben und mit diesen Tätigkeiten erstmalig nur dann beschäftigt werden, wenn durch ein nicht mehr als 6 Wochen altes Gesundheitszeugnis des GA nachgewiesen worden ist, daß Hinderungsgründe nicht bestehen. Beschäftigte Personen haben diesen Nachweis ihrem Arbeitgeber oder Dienstherrn gegenüber zu erbringen.

Durch Untersuchung einer Stuhlprobe ist innerhalb von 4 Wochen, im Fall der Verhinderung aus zwingenden Gründen innerhalb eines Jahres nach Aufnahme der Tätigkeit zu überprüfen, ob die untersuchte Person auch weiterhin keine Salmonellen, Shigellen oder Choleravibrionen ausscheidet. Der Nachweis, daß eine ansteckungsfähige Tuberkulose der Atmungsorgane nicht vorliegt, muß sich auf eine intrakutane Tuberkulinprobe oder auf eine Röntgenaufnahme der Atmungsorgane stützen.

Die zuständige Behörde kann zulassen, daß das erforderliche Gesundheitszeugnis von einem Arzt ausgestellt wird, der über die für die Untersuchung notwendigen Einrichtungen verfügt. In diesem Falle hat der Arzt eine Abschrift des Zeugnisses unverzüglich dem zuständigen GA zu übersenden. Das Zeugnis ist dem Arbeitgeber für die Dauer der Beschäftigung auszuhändigen.

Weitere Einzelregelungen über die Tätigkeits- und Beschäftigungsverbote beim Verkehr mit Lebensmitteln sowie die Untersuchungspflichten können durch Verordnung getroffen werden (→ Lebensmittelüberwachung -LMÜ-).

Das Arbeiten und der Verkehr mit Krankheitserregern ist angesichts der davon ausgehenden Gefahren generell erlaubnispflichtig. Einer Erlaubnis bedürfen u.a. nicht: Ärzte, Zahnärzte und Krankenhäuser im Rahmen der diagnostischen Untersuchungen oder therapeutischen Maßnahmen.

Die Landesregierungen sind durch das BSeuchG ermächtigt, durch Verordnung weitergehende Gebote und Verbote zur Verhütung übertragbarer Krankheiten zu erlassen (z.B. → Hygieneverordnungen der Länder).

Bekämpfung von übertragbaren Krankheiten:
Die Behandlung meldepflichtiger übertragbarer Krankheiten ist den Ärzten und Zahnärzten vorbehalten. Denn die Erkrankung betrifft nicht nur den erkrankten Menschen, sondern auch die Allgemeinheit, die vor Ansteckungen durch den Erkrankten oder durch seine Infektionsquelle ge-

schützt werden muß. Es besteht auch die Gefahr, daß der Behandelnde selbst die Krankheit verbreitet. Stellt ein Heilpraktiker eine Erkrankung oder den Verdacht einer Erkrankung an einer meldepflichtigen übertragbaren Krankheit fest und wird daraufhin die Behandlung einem Arzt übertragen, so kann der Heilpraktiker bis zur Übernahme der Behandlung durch den Arzt Maßnahmen zur Linderung einleiten.

Bevor Maßnahmen zur Bekämpfung übertragbarer Krankheiten ergriffen werden können, müssen i.d.R. Ermittlungen angestellt werden. Zweck der Ermittlungen ist festzustellen, ob und ggf. welche Maßnahmen getroffen werden müssen. Sobald das GA von einem meldepflichtigen Fall Kenntnis erlangt, hat es alsbald die erforderlichen Ermittlungen über Art, Ursache, Ansteckungsquelle und Ausbreitung der Krankheit anzustellen. Beim Auftreten von Cholera, Gelbfieber, Pest oder Pocken haben die zuständigen obersten Landesbehörden sofort das Robert Koch-Institut - Bundesinstitut für Infektionskrankheiten und nicht übertragbare Krankheiten -, Nordufer 20, 13353 Berlin (Tel.: 030/45472286), zu benachrichtigen.

Die rechtlichen Voraussetzungen für die Ermittlungstätigkeit des GA sind ähnlich wie bei der Verhütung übertragbarer Krankheiten; z.T. gehen sie noch weiter. Eingriffe dürfen nur von Ärzten vorgenommen werden und setzen die Einwilligung des Betroffenen voraus. Es kann im Rahmen der Ermittlungen auch eine innere → Leichenschau (→ Leichenöffnung) angeordnet werden, wenn dies zur Feststellung einer übertragbaren Krankheit für erforderlich gehalten wird.

Werden Kranke, Krankheitsverdächtige, Ansteckungsverdächtige, Ausscheider oder Ausscheidungsverdächtige festgestellt oder ergibt sich, daß ein Verstorbener krank, krankheitsver-

dächtig oder Ausscheider war, so kann die zuständige Behörde die notwendigen Schutzmaßnahmen anordnen, soweit und solange es zur Verhinderung der Verbreitung übertragbarer Krankheiten erforderlich ist. Schutzobjekt ist die Allgemeinheit. In deren Interesse müssen sich die Betroffene und, soweit ein Ansteckungsverdacht besteht, die Personen seiner unmittelbaren Umgebung sowie bestimmte Dritte besonderen Maßnahmen unterwerfen. Die Eingriffe können sehr weitgehend sein. Sie finden aber, auch als Grundrechtseingriffe, ihre Rechtfertigung in der Notwendigkeit, die Volksgesundheit vor den bedrohenden Gefahren zu schützen. Eine Krankenbehandlung darf aber nicht angeordnet werden.

Das BSeuchG sieht u.a. folgende Schutzmaßnahmen vor:

Beschränkung oder Verbot von Veranstaltungen in Theatern, Filmtheatern, Versammlungsräumen, Vergnügungs- oder Gaststätten und ähnlichen Einrichtungen sowie Abhaltung von Märkten, Messen, Tagungen, Volksfesten und Sportveranstaltungen oder sonstige Ansammlungen einer größeren Anzahl von Menschen. Schließlich kommt die Schließung von Badeanstalten in Betracht.

Kranke, Krankheitsverdächtige, Ansteckungsverdächtige, Ausscheider und Ausscheidungsverdächtige können einer Beobachtung unterworfen werden. Wer einer Beobachtung unterworfen ist, hat insbesondere die erforderlichen Untersuchungen durch die Beauftragten des GA zu dulden und den Weisungen des GA Folge zu leisten.

Personen, die an Cholera, Pest, Pocken oder an virusbedingtem hämorrhagischem Fieber erkrankt sind, müssen unverzüglich in einem Krankenhaus oder einer für diese Krankheiten geeigneten Absonderungseinrichtung abgesondert werden. Sonstige Kranke sowie Krankheitsverdächtige, Ansteckungsverdächtige und Ausscheider können in einem Krankenhaus oder in sonst geeigneter Weise abgesondert werden. Eine erforderliche → *Absonderung* kann auch zwangsweise durchgeführt werden (= Unterbringung). Insoweit findet das FEVG Anwendung. Ein Abgesonderter muß die Anordnungen des Krankenhauses oder der sonstigen Absonderungseinrichtung befolgen. Er muß auch die Maßnahmen dulden, die der Aufrechterhaltung eines ordnungsgemäßen Anstaltsbetriebs oder der Sicherung des Unterbringungszwecks dienen. Der behandelnde Arzt und die zur Pflege bestimmten Personen haben ungehinderten Zutritt zu abgesonderten Personen. Den Seelsorgern oder Urkundspersonen muß, anderen Personen kann der behandelnde Arzt den Zutritt unter Auferlegung der erforderlichen Verhaltensmaßregeln gestatten.

Die Gemeinden und Gemeindeverbände sind verpflichtet, Vorsorgemaßnahmen für Absonderungsbedürfnisse zu treffen: Die eingesetzten Ärzte, Schwestern sowie weiteren Personen müssen den erforderlichen Impfschutz erhalten. Weiterhin ist dafür zu sorgen, daß die notwendigen Räume, Einrichtungen und Transportmittel sowie das erforderliche Personal zur Durchführung von Absonderungsmaßnahmen außerhalb der Wohnung zur Verfügung stehen. Die Räume und Einrichtungen zur Absonderung sind nötigenfalls von den Ländern zu schaffen und zu unterhalten.

Kranken, Krankheitsverdächtigen, Ansteckungsverdächtigen, Ausscheidern und Ausscheidungsverdächtigen kann die Ausübung bestimmter beruflicher Tätigkeiten ganz oder teilweise untersagt werden. Die zulässigen Verbote gehen über die generellen Tätigkeits- und Beschäftigungsverbote zur Verhütung übertragbarer Krankheiten hinaus, und zwar sowohl hinsichtlich der Voraussetzungen als auch hinsichtlich der beruflichen Tätigkeit.

Die Landesregierungen sind durch das BSeuchG ermächtigt, durch Verordnung weitere Gebote und Verbote zur Bekämpfung übertragbarer Krankheiten zu erlassen.

Zusätzliche Vorschriften für Schulen und sonstige Gemeinschaftseinrichtungen:

Die zusätzlichen Vorschriften für Schulen und sonstige Gemeinschaftseinrichtungen stellen keine abschließende Regelung dar, sondern sie gelten neben den sonstigen zur Verhütung und Bekämpfung übertragbarer Krankheiten im BSeuchG getroffenen Regelungen. Dabei war die Überlegung maßgeblich, daß die gesundheitlichen Gefährdungen, die sich aus der Schulpflicht und dem Aufenthalt in anderen Gemeinschaftseinrichtungen ergeben, auszuschließen oder so gering wie möglich zu halten sind.

Insbesondere der Schulbesuch, der mit seinem engen Kontakt vieler Kinder die Übertragung von Krankheiten begünstigt, hat zu folgenden Regelungen geführt:

Lehrer, zur Vorbereitung auf den Beruf des Lehrers tätige Personen, Schüler, Schulbedienstete und in Schulgebäuden wohnende Personen, die an ansteckender Borkenflechte (Impetigo contagiosa) Cholera, Diphtherie, Enteritis infectiosa, Keuchhusten, Krätze, Masern, Meningitis/Enzephalitis, Milzbrand, Mumps, Ornithose, Paratyphus, Pest, Pocken, Poliomyelitis, Q-Fieber, Röteln, Scharlach, Shigellenruhr, ansteckungsfähiger Tuberkulose der Atmungsorgane, Tularämie, Typhus abdominalis, virusbedingtem hämorrhagischem Fieber, Virushepatitis oder Windpocken erkrankt oder dessen verdächtig oder die verlaust sind, dürfen die dem Schulbetrieb dienenden Räume nicht betreten, Einrichtungen der Schule nicht benutzen und an Veranstaltungen der Schule nicht teilnehmen, bis nach dem Urteil des behandelnden Arztes oder des GA eine Weiterverbreitung der Krankheit oder der Verlausung durch sie nicht mehr zu befürchten ist.

Ausscheider dürfen nur mit Zustimmung des GA und unter Beachtung der vorgeschriebenen Schutzmaßnahmen die dem Schulbetrieb dienenden Räume betreten, Einrichtungen der Schule benutzen oder an Veranstaltungen der Schule teilnehmen.

Für Lehrer, zur Vorbereitung auf den Beruf des Lehrers in Schulen tätige Personen, Schüler, Schulbedienstete und in Schulgebäuden wohnende Personen, in deren Wohngemeinschaft eine Erkrankung der genannten Art aufgetreten ist, gelten die beschriebenen Schutzmaßnahmen entsprechend.

Beim Auftreten übertragbarer Krankheiten oder einem hierauf gerichteten Krankheitsverdacht kann auf Vorschlag des GA die Schließung von Schulen oder von einzelnen Schulklassen angeordnet werden.

Lehrer, Schulbedienstete und zur Vorbereitung auf den Beruf des Lehrers in Schulen tätige Personen unterliegen einer gesundheitlichen Überwachung: Diese Personen haben vor der erstmaligen Aufnahme ihrer Tätigkeit ein Zeugnis des GA darüber vorzulegen, daß bei ihnen eine ansteckungsfähige Tuberkulose der Atmungsorgane nicht festgestellt wurde. Das Zeugnis muß sich auf eine Röntgenaufnahme der Atmungsorgane und eine intrakutane Tuberkulinprobe stützen. Die Erhebung der Befunde darf nicht länger als 6 Monate zurückliegen. Bei Schwangeren ist von einer Röntgenaufnahme abzusehen; insoweit gelten (wie bei Wiederholungsuntersuchungen) Sonderregelungen.

Auch Schüler/Schülerinnen können auf Tuberkulose untersucht werden, und zwar durch eine perkutane Tuberkulinprobe. Die Personensorgeberechtigten müssen diese Untersuchung dulden.

Die zusätzlichen Vorschriften für Schulen gelten für Schülerheime, Schullandheime, Säuglingsheime, Kinderheime, Kindergärten, Kindertagesstätten, Lehrlingsheime, Jugendwohnheime, Ferienlager und ähnliche Einrichtungen entsprechend. Tritt in diesen Einrichtungen eine meldepflichtige übertragbare Krankheit oder ein hierauf gerichteter Krankheitsverdacht auf, so hat der Leiter das für die Einrichtung zuständige GA unverzüglich zu benachrichtigen.

Gemeinschaftseinrichtungen (Schulen, Kindergärten usw.) sowie Krankenhäuser, Entbindungsheime, Kurheime, Altenheime, Altenwohnheime und Pflegeheime, sonstige Einrichtungen zur heimmäßigen Unterbringung und Massenunterkünfte unterliegen der seuchenhygienischen Überwachung durch das GA.

Personen, die in ein Altenheim, Altenwohnheim, Pflegeheim oder eine gleichartige Einrichtung aufgenommen werden sollen, haben vor oder unverzüglich nach ihrer Aufnahme der zuständigen Behörde durch Vorlage eines ärztlichen Zeugnisses nachzuweisen, daß bei ihnen eine ansteckungsfähige Tuberkulose der Atmungsorgane nicht vorliegt.

Entschädigungen in besonderen Fällen:

Das BSeuchG zeigt die wichtigsten Fälle auf, in denen das jeweilige Bundesland Entschädigung zu leisten hat. Einmal erhalten Ausscheider, Ausscheidungsverdächtige oder Ansteckungsverdächtige Entschädigungen in Geld, wenn sie aufgrund des BSeuchG Verboten in der Ausübung ihrer bisherigen Erwerbstätigkeit unterliegen oder unterworfen werden und dadurch einen Verdienstausfall erleiden.

Weitere Regelungen befassen sich mit der gesundheitlichen und wirtschaftlichen Versorgung im Falle eines Impfschadens in entsprechender Anwendung der Vorschriften des BVG.

Sonstige Regelungen:
Eine besondere Kostenregelung legt fest, daß die öffentliche Hand alle die nicht von dritter Seite gedeckten Kosten zu tragen hat, die durch überwiegend im öffentlichen Interesse liegende Maßnahmen verursacht werden (z.B. Ausführung der Meldepflicht, Durchführung von Schutzmaßnahmen und Schutzimpfungen).
Verstöße gegen das BSeuchG können entweder als Ordnungswidrigkeit oder Straftat geahndet werden. Damit sollen die Gebote und Verbote, die der Verhütung oder der Bekämpfung übertragbarer Krankheiten dienen, in wirkungsvoller Weise verstärkt werden.
Besondere Vorschriften befassen sich u.a. noch mit dem Vollzug des BSeuchG im Bereich der Bundeswehr. Es ist z.B. bestimmt, daß die Vollzugsaufgaben nach dem BSeuchG im Bereich der Bundeswehr den zuständigen Stellen der Bundeswehr im Benehmen mit dem GA obliegen. Nähere Regelungen sind in einer Verwaltungsvorschrift getroffen. Danach ist z.B. vorgesehen, daß die GÄ und die für die Seuchenbekämpfung fachlich zuständigen Stellen der Bundeswehr (Standortärzte) bei der Bekämpfung übertragbarer Krankheiten zusammenarbeiten und sich gegenseitig von dem Auftreten oder dem Verdacht des Auftretens einer übertragbaren Krankheit benachrichtigen und sich bei den Ermittlungen unterstützen.

Bundessozialhilfegesetz (BSHG)
bildet mit dem Sozialgesetzbuch (SGB) die wichtigste Grundlage für die Gewährung von Sozialhilfe. Dazu gehören als „Hilfe in besonderen Lebenslagen" u.a. Eingliederungshilfe für Behinderte (z.B. in Form der Frühförderung von behinderten Kindern), Hilfe für werdende Mütter und Wöchnerinnen, Krankenhilfe und vorbeugende Gesundheitshilfe.
→ *Öffentlicher Gesundheitsdienst (ÖGesD)*

C

„Check-up" für die Gesundheit
→ *Früherkennung von Krankheiten*

Chemie
ist die Wissenschaft, die sich mit den Eigenschaften und Umwandlungen der Stoffe befaßt.
→ *Chemikaliengesetz (ChemG)*

Chemikalien
→ *Chemikaliengesetz (ChemG)*, → *Gefahrstoffe*

Chemikaliengesetz (ChemG)
verfolgt den Zweck, den Menschen und die Umwelt vor schädlichen Einwirkungen der → *Gefahrenstoffe* zu schützen, v.a. sie erkennbar zu machen, sie abzuwenden und ihrem Entstehen vorzubeugen. Das Motto: „Vorbeugen ist besser als Heilen". Dem ChemG sind „Grundsätze der Guten Laborpraxis (GLP)" angefügt. Zur Ausführung des ChemG sind einige Verordnungen ergangen, die weitere Einzelheiten regeln; z.B. → *Gefahrstoffverordnung (GefStoffV)* und → *Giftinformationsverordnung*.

Chlor

ist ein als Gas vorkommender chemischer Grundstoff mit streng stechendem Geruch. Wegen seiner keimtötenden Wirkung wird Chlor u.a. zur Chlorung des → *Trinkwassers* verwandt.
→ *Badewasserhygiene*, → *Trinkwasserhygiene*

Chlorung

→ *Badewasserhygiene*, → *Trinkwasserhygiene*

Cholesterin

ist eine Fettart, die in allen tierischen Produkten, jedoch nicht in pflanzlicher Nahrung vorkommt. Jeder Mensch bildet auch selbst Cholesterin. Der Körper braucht es, um z.B. Hormone und die Gallensäure aufzubauen. Ein allzu hoher Anstieg des Cholesterinspiegels stellt einen → *Risikofaktor* für die Arteriosklerose (→ *Herzinfarkt*,→ *Herz-Kreislaufkrankheiten*) dar.
Ein erhöhter Cholesterinspiegel (z.B. über 250 mg/dl) kann als behandlungsbedürftig angesehen werden, wenn neben dem erhöhten Wert weitere Risikofaktoren festgestellt werden (z.B. → *Bluthochdruck*). Der Cholesterinspiegel kann u.U. durch eine gesunde → *Ernährung* günstig beeinflußt werden.
→ *Fett*, → *Fettstoffwechselstörungen*

Chronische Krankheit

ist eine → *Krankheit*, die länger andauert (= Langzeitkrankheit).
Der chronisch Kranke ist zwar i.d.R. behandlungsbedürftig, ist aber nicht unbedingt arbeitsunfähig (→ *Arbeitsunfähigkeit -AU-*).
→ *Zivilisationskrankheiten*

Colibakterien

→ *Bakterien*

Compliance

bedeutet Zusammenarbeit durch eine partnerschaftliche Beziehung zwischen Arzt und Patient.

Ohne Compliance kann eine Therapie oft wenig bewirken. Non-Compliance ist weit verbreitet und damit ein großes praktisches Problem in der Heilkunde (z.B. 35-40% der verordneten Arzneimittel werden nicht eingenommen).

D

Demographie

ist die Wissenschaft, die sich mit der wirtschafts- und sozialpolitischen Bevölkerungsbewegung befaßt und der Öffentlichkeit → *demographische Daten* vorlegt.
→ *Epidemiologie*

Demographische Daten

beschreiben zahlenmäßig Zustand und Veränderungen der Bevölkerung. Diese Beschreibung erfolgt mit Hilfe statistischer Angaben, u.a. des Statistischen Bundesamtes (StatBA), Gustav-Stresemann-Ring 11, 65189 Wiesbaden (Tel.: 0611/751; Fax: 724000), und epidemiologischer Studien. Demographische Daten liefern zahlreiche für die Präventivmedizin und das Netz der sozialen Sicherung bedeutsame Informationen (z.B. für die → *Altersstruktur der Bevölkerung*, die → *Lebenserwartung*, die → *Morbidität* und → *Mortalität*).
→ *Demographie*, → *Epidemiologie*

Denaturierung

ist die Bezeichnung für das übermäßige Bearbeiten und Verändern von → *Lebensmitteln*.
Die Denaturierung der Lebensmittel hat eine Qualitätsminderung hinsichtlich der Vollwertigkeit und Naturbelassenheit zur Folge.

Deponie

(Müllkippe) ist ein Gebiet (Platz), das für die geordnete und kontrollierte Ablagerung von → *Abfällen* behördlich zugelassen ist.
→ *Abfallbeseitigung*, → *Abwasserbeseitigung*

Deposition
→ Lufthygiene

„Der grüne Punkt"
ist die Kennzeichnung von recyclefähigen Verpackungen.
→ Recycling

Desinfektion
(Entseuchung) zielt darauf ab, → Krankheitserreger auf einer Fläche oder einem Gegenstand soweit zu vernichten, daß eine Infektion davon nicht mehr ausgehen kann. Wie bei der → Sterilisation gibt es physikalische und chemische Verfahren bzw. deren Kombination.
Desinfektionsmittel und -verfahren müssen vom Robert Koch-Institut - Bundesinstitut für Infektionskrankheiten und nicht übertragbare Krankheiten - geprüft und anerkannt sein; sie werden im Form einer Liste veröffentlicht.
Die näheren Regelungen über Desinfektionsmaßnahmen enthält das → Bundesseuchengesetz (BSeuchG).

Dezibel (dB)
ist die Maßeinheit für den Schalldruck.
→ Lärm, → Lautstärke

Diabetes mellitus
→ Zuckerkrankheit

Diät
ist eine dem Gesundheitszustand oder einer bestimmten Krankheit, z.B.
→ Zuckerkrankheit, angepaßte → Ernährung mit → diätetischen Lebensmitteln.
Die medizinische Ernährungslehre wird als Diätetik (griechisch „Lebensweise") bezeichnet. (→ Ernährungsmedizin).
Nach dem deutschen Lebensmittelrecht können nur solche Erzeugnisse als diätetische Lebensmittel zugelassen werden, die aufgrund ihrer qualitativen und quantitativen Beschaffenheit und durch genaue Angaben

über ihre Eignung für bestimmte diätetische Zwecke eingesetzt werden können (= besonderer Ernährungszweck wie Krankheit, Mangelerscheinung, Stillzeit). Diätetische Lebensmittel müssen besonders gekennzeichnet sein. Das Nähere regelt die Verordnung über diätetische Lebensmittel.
Zahlreiche → Selbsthilfegruppen und → Selbsthilfeorganisationen beschäftigen sich mit Diät und Ernährung. Anlaufstellen können u.a. über das → „Malteser-Telefon" abgefragt werden.
→ Ernährungsaufklärung und -beratung

Diätetische Lebensmittel
sind → Lebensmittel, die für eine besondere → Ernährung bestimmt sind.
Lebensmittel sind für eine besondere Ernährung bestimmt, wenn sie
1. den besonderen Ernährungserfordernissen folgender Verbrauchergruppen entsprechen:
   a) bestimmter Gruppen von Personen, deren Verdauungs- oder Resorptionsprozeß oder Stoffwechsel gestört ist oder
   b) bestimmter Gruppen von Personen, die sich in besonderen physiologischen Umständen befinden und deshalb einen besonderen Nutzen aus der kontrollierten Aufnahme bestimmter in der Nahrung enthaltener Stoffe ziehen können; oder
   c) gesunder Säuglinge oder Kleinkinder,
2. sich für den angegebenen Ernährungszweck eignen und mit dem Hinweis darauf in den Verkehr gebracht werden, daß sie für diesen Zweck geeignet sind, und
3. sich aufgrund ihrer besonderen Zusammensetzung oder des besonderen Verfahrens ihrer Herstellung deutlich von den Lebensmitteln des allgemeinen Verzehrs unterscheiden.
3. Diätetische Lebensmittel sind auch Kochsalzersatz, Fruktose, Mannit, Sorbit und Xylit als Zuckeraustauschstoffe und besonders zugelassene Süßstoffe (§ 1 Diätverordnung).
Diätetische Lebensmittel müssen sich von anderen Lebensmitteln vergleichbarer Art durch ihre Zusammenset-

zung oder Eigenschaften maßgeblich unterscheiden und dürfen nur mit besonderen Hinweisen in den Verkehr gebracht werden (so z.B. Eigenschaften, Zweck, Zusammensetzung, Gehalt an Kohlehydraten, Fetten und Eiweißstoffen).

Der Diätverband ist der Bundesverband der Hersteller von Lebensmitteln für besondere Ernährungszwecke e.V., Postfach 1255, 61282 Bad Homburg v.d.H. (Tel.: 06172/33014, 33015; Fax: 38847).

Die „Grüne Liste" ist ein vom Diätverband herausgegebenes Verzeichnis diätetischer Lebensmittel (einschließlich diätgeeigneter Lebensmittel). Das Produktverzeichnis gibt Auskunft über Zusammensetzung, Verwendungszweck, Dosierung, Zubereitung, Bezugsquellen und Hersteller jedes einzelnen Lebensmittels.
Weitere Anlaufadresse:
Gütegemeinschaft Diätverpflegung e.V., Moorenstr. 80, 40225 Düsseldorf (Tel.: 0211/333985).
→ Broteinheit (BE)

Dienstunfähigkeit (DU)
→ Arbeitsunfähigkeit (AU)

Dienstunfall
ist ein auf äußerer Einwirkung beruhendes, plötzliches, örtlich und zeitlich bestimmbares, einen Körperschaden verursachendes Ereignis, das in Ausübung oder infolge des Dienstes eines Beamten eingetreten ist.
Nach dem Beamtenversorgungsgesetz (BeamtVG) wird dem Beamten und seinen Hinterbliebenen Unfallfürsorge gewährt (= Beamtenversorgung).
→ Arbeitsunfall, → Unfall

Drobs
ist die Kurzbezeichnung für → Drogenberatungsstellen.

Drogen
sind in der Pharmakologie einheitliche (ungemischte) → Arzneimittel pflanzli-

chen oder tierischen Ursprungs, z.B: getrocknete Kräuter (z.B. Kamille, Fenchel).
Als Drogen werden aber auch die Wirkstoffe bezeichnet, die in unterschiedlicher Weise → Abhängigkeit erzeugen können. Neben Alkohol, Arzneimitteln und Nikotin (= legale Drogen) gehören hierzu v.a. die „illegalen Drogen" (Opiate, Kokain, Halluzinogen und Schnüffelstoffe). Es handelt sich dabei im wesentlichen um → Betäubungsmittel (BtM), die entweder als „nicht verkehrsfähig" eingestuft sind oder die der Verschreibungspflicht unterliegen.
Mißbrauch der „illegalen" Drogen führt zur → Drogenabhängigkeit. Drogen wirken auf das Zentralnervensystem und beeinträchtigen bestimmte Kontrollmechanismen des Gehirns. Einige Drogen wirken beruhigend und schmerzstillend, oft verbunden mit einem Rauschzustand (= Rauschgifte). Andere Drogen führen zu einer Übererregung und in vielen Fällen zu einer Selbstüberschätzung. I.d.R. geht der Blick für die Realität verloren.
→ Fixer

Drogenabhängigkeit
folgt häufig dem → Drogenmißbrauch und ist eine Form der → Abhängigkeit, bei der nach Absetzen von („illegalen") → Drogen ein Verlangen nach Fortsetzung der Drogeneinnahme besteht bzw. Entzugserscheinungen auftreten.
Man schätzt, daß in der BRD etwa 120.000 Menschen von „illegalen" Drogen abhängig sind (→ Fixer). Weltweit konsumieren rund 40 Mio. Menschen regelmäßig illegale Drogen.
1993 wurden in Deutschland 1.738 Drogentote gezählt (1992: 2.099).
Bei der Behandlung von Drogenabhängigen ist i.d.R. die absolute Abstinenz die Grundlage jeglichen Bemühens. Behandlungen, die auf einen Entzug abzielen, werden meist statio-

när durchgeführt. Umstritten ist die Therapie mit Methadon.

Der → *Drogenbekämpfung* sind zahlreiche Aktionen staatlicher und nichtstaatlicher Institutionen gewidmet. Der Schwerpunkt liegt dabei in der → *Gesundheitserziehung und -aufklärung*, aber auch in der Drogenberatung durch → *Drogenberatungsstellen.*

Ansprechpartner sind z.B.:
Bundesvereinigung für Gesundheit e.V. (BfGe), Heilsbachstr. 30, 53123 Bonn (Tel.: 0228/987270; Fax: 6420024).
Bundeszentrale für gesundheitliche Aufklärung (BZgA), Ostmerheimer Str. 200, 51109 Köln (Tel.: 0221/8992-1; Fax: 338783).
Deutsche Hauptstelle gegen die Suchtgefahren e.V. (DHS), Westring 2, 59065 Hamm (Tel.: 02381/90150; Fax: 15331).
→ *Arzneimittelabhängigkeit*

Drogenbekämpfung

umfaßt alle staatlichen und nichtstaatlichen Maßnahmen zur Eindämmung des Drogenhandels, des → *Drogenmißbrauchs* und der → *Drogenabhängigkeit.* Die Maßnahmen sind z.T. in programmatischen Erklärungen näher beschrieben. Bei der Drogenbekämpfung kommt der → *Gesundheitserziehung und -aufklärung* eine große Bedeutung zu. Seit Jahren wird die Gefährdung, v.a. junger Menschen, durch → *Drogen* und die Notwendigkeit der → *Gesundheitsvorsorge* verstärkt in das öffentliche Bewußtsein gerückt.
Der Kampf gegen den Drogenmißbrauch wurde mit dem „Nationalen Rauschgiftbekämpfungsplan" neu belebt.
Der „Nationale Rauschgiftbekämpfungsplan" wurde auf der ersten Nationalen Drogenkonferenz, an der Vertreter des Staates und einer Vielzahl gesellschaftlicher Gruppen teilgenommen haben, beschlossen. Ziel des Plans ist es, alle für die Drogenbekämpfung verfügbaren Kräfte zusammenzufassen, auf gemeinsam festgelegte Ziele auszurichten und zusätzliche Ressourcen zur Rauschgiftbekämpfung zu erschließen. Der Plan wird in

regelmäßigen Abständen überprüft und aktualisiert.
Vom Deutschen Fußballbund wurde u.a. die Aktion „Keine Macht den Drogen" ins Leben gerufen.

Drogenberatungsstellen

(kurz: Drobs) sind mit unterschiedlicher „Firmierung" (z.B. Suchtberatung, Jugend- und Drogenberatungsstelle) Einrichtungen des → *Öffentlichen Gesundheitsdienstes (ÖGesD)*, der Verbände der Freien Wohlfahrtspflege (FW) oder anderer → *Selbsthilfeorganisationen*, die sich mit der Beratung und Hilfen bei → *Drogenabhängigkeit*, aber auch bei → *Alkoholabhängigkeit* oder → *Arzneimittelabhängigkeit*, befassen.
Die Broschüre „Suchtberatung wo?" enthält eine Übersicht über ambulante Beratungs- und Behandlungsstellen; sie kann bei der Deutschen Hauptstelle gegen die Suchtgefahren e.V., Westring 2, 59065 Hamm (Tel.: 02381/90150; Fax: 15331), angefordert werden.

Drogenmißbrauch

(Abusus) ist der Gebrauch von → *Drogen* in einer Weise, die vom eigentlichen Zweck abweicht oder die das übliche Ausmaß des Gebrauchs stark überschreitet. Drogenmißbrauch führt häufig zur → *Drogenabhängigkeit.*
→ *Arzneimittelmißbrauch*, → *Drogenbekämpfung*

E

Eigenverantwortung

ist ein bedeutender Teilaspekt des Selbstbestimmungsrechts. Der hohe Stellenwert der Eigenverantwortung (z.B. durch → *gesunde Lebensführung*) wird v.a. dadurch deutlich, daß die Entstehung einer großen Zahl von → *Krankheiten* (→ *Zivilisationskrankheiten*) verhaltensabhängig ist.

Die Leistungen des Systems der → *sozialen Sicherung* können nur begrenzte Wirkung haben, wenn der Einzelne dieser Eigenverantwortung nicht gerecht wird.
→ *Gesundheitsförderung,* → *Verhaltensmedizin*

Eignungsuntersuchung
→ *Arbeitsmedizinische Vorsorge,* → *Jugendarbeitsschutzgesetz (JASchG)*

Einäscherung
→ *Bestattung*

Einstiegsdrogen
sind → *Drogen,* die den erstmaligen Kontakt zu abhängig machenden Wirkstoffen herstellen. Häufig besteht der Erstkontakt zu → *Alkohol* und → *Arzneimitteln.* Auch Haschisch und Marihuana werden zu den Einstiegsdrogen gezählt. Dosissteigerungen und der Übergang zu härteren Drogen (z.B. Heroin) können, oft durch einen Gruppendruck begünstigt, in eine → *Drogenabhängigkeit* einmünden.

Eiweiß
(Protein) dient dem Körper in erster Linie als Baustoff und ist damit ein wichtiger Bestandteil der → *Ernährung.* Eiweiß wird zum Aufbau und Umbau von körpereigenen Substanzen benötigt.

Emissionen
→ *Lufthygiene*

Endemie
→ *Epidemie*

Energiegehalt
(Brennwert) der Nahrung wird in → *Joule* bzw. → *Kalorie* gemessen.
→ *Ernährung*

Entbindungsgeld
→ *Mutterschaftshilfe*

Entkeimung
→ *Sterilisation*

Entrattung
→ *Bekämpfung tierischer Schädlinge*

Entsorgung
→ *Abfallbeseitigung,* → *Abfallbeseitigungsgesetz (AbfG)*

Entwesung
→ *Bekämpfung tierischer Schädlinge*

Entwicklungshilfe
→ *„Gesundheit für alle bis zum Jahr 2000"*

Entzugserscheinungen
→ *Abhängigkeit*

Epidemie
ist das gehäufte, aber zeitlich und räumlich begrenzte Auftreten von → *Infektionskrankheiten* in einer bestimmten Bevölkerungsgruppe.
Breitet sich eine Epidemie über Länder und Kontinente aus, so verwendet man für diese Erscheinung den Begriff „Pandemie" (z.B. AIDS in Afrika).
Bei einer „Endemie" tritt die Krankheit in einem umschriebenen Gebiet zeitlich unbegrenzt auf.
→ *Epidemiologie,* → *Krankenhausinfektion*

Epidemiologie
ist die Wissenschaft von den Ursachen, der Verbreitung und des Verlaufs der → *Krankheiten* (z.B. → *Herz-Kreislaufkrankheiten);* sie ist in viele Tätigkeitsbereiche gegliedert.
Die Epidemiologie untersucht als beobachtende Wissenschaft in Form von Studien (z.B. → *Kohortenstudien)*

die Verteilung einer Krankheit in Raum und Zeit innerhalb der Gesamtbevölkerung oder einer bestimmten Bevölkerungsgruppe (= Population) sowie die → *Risikofaktoren*, die diese Verteilung beeinflussen. Die Epidemiologie kann als eine Art „Gruppenmedizin" (im Gegensatz zur „Individualmedizin") eingestuft werden.

Während sich die Infektionsepidemiologie mit den → *Infektionskrankheiten* beschäftigt, besteht die Aufgabe der Umweltepidemiologie darin, die Einflüsse der nichtinfektiösen Umweltfaktoren auf den Menschen zu erfassen. Parameter für die Bestimmung der Häufigkeit einer Krankheit in der Bevölkerung/Bevölkerungsgruppe (bezogen auf 1.000, 10.000 oder 100.000) sind v.a.: → *Inzidenz* (Erkrankungshäufigkeit), → *Letalität* (Sterberaten; bezogen auf bestimmte Neuerkrankungsraten), → *Morbidität* (Neuerkrankungsraten), → *Mortalität* (Sterberaten; bezogen auf die Bevölkerung) und → *Prävalenz* (Krankenstand).

Die so gewonnenen statistischen Daten können dann Anlaß sein für Folgerungen, z.B. der → *Präventivmedizin* und des → *Öffentlichen Gesundheitsdienstes (ÖGesD)*.

Mit einem epidemiologischen Überwachungsprogramm der WHO werden die Ergebnisse epidemiologischer Untersuchungen auf nationaler und internationaler Ebene erfaßt und koordiniert (= Surveillance). Die Ergebnisse werden in einem „Bericht zur Weltgesundheit" publiziert (z.B. Weekly Epidemiological Report).

→ *Demographie*, → *Epidemie*, → *Natalität*, → *Sozialmedizin*, → *Surveillance*

Erdbestattung
→ *Bestattung*

Erholungsort
→ *Kurorte*

Ernährung
d.h. die Aufnahme von Nahrungssubstanzen, ist zur Lebenserhaltung und körperlichen Aktivität erforderlich.

Den Energieumsatz kann man nach Grundumsatz (ca. 1.600 kcal/Tag), Arbeitskalorien (leichte Arbeit: ca. 1.000 kcal/Tag; schwere Arbeit: ca. 2.200 kcal/Tag) und Freizeitkalorien (ca. 700 kcal/Tag) unterscheiden (→ *Joule*, → *Kalorie*).

Das tägliche Ernährungsverhalten muß auf die Lebens- und Arbeitsbedingungen abgestellt werden.

Die Nahrungsmittel müssen im Durchschnitt alle Stoffe enthalten, die ein Lebewesen zum Aufrechterhalten eines ungestörten Energiebetriebes und seiner Aufbauleistungen und damit zur Erhaltung seiner Gesundheit benötigt.

Eine bedarfsangepaßte und vollwertige Ernährung zielt auf die Versorgung mit allen lebensnotwendigen Nährstoffen wie essentielle Aminosäuren, mehrfach ungesättigte Fettsäuren, Vitamine, Mineralstoffe, Wasser sowie funktionsfördernde Substanzen wie Ballaststoffe und Aromastoffe. Qualitätsbewußt essen bedeutet abwechslungsreiche Nahrungsauswahl.

Die ideale Zusammensetzung der Nahrung sollte sich folgenden Werten annähern: 55% Kohlenhydrate, 30% Fett und 15% Eiweiß.

Von diesen Nährstoffen werden wie folgt Energiemengen geliefert:

1 g Kohlenhydrat: 4,1 kcal = 17,2 kJ,

1 g Fett: 9,3 kcal = 38,9 kJ,

1 g Eiweiß: 4,1 kcal = 17,2 kJ.

Die „10 Regeln für eine vollwertige Ernährung" lauten:

1. Vielseitig - aber nicht zuviel. Abwechslungsreiches Essen schmeckt und ist vollwertig.
2. Weniger Fett und fettreiche Lebensmittel - denn zuviel Fett macht fett.
3. Würzig, aber nicht salzig. Kräuter und Gewürze unterstreichen den Eigengeschmack der Speisen.
4. Wenig Süßes. Zu süß kann schädlich sein!
5. Mehr Vollkornprodukte. Sie liefern wichtige Nährstoffe und Ballaststoffe.

46

6. Reichlich Gemüse, Kartoffeln und Obst. Diese Lebensmittel gehören in den Mittelpunkt Ihrer Ernährung.
7. Weniger tierisches Eiweiß. Pflanzliches Eiweiß ist so wichtig wie tierisches Eiweiß.
8. Trinken mit Verstand. Ihr Körper braucht Wasser, aber keinen Alkohol.
9. Öfter kleinere Mahlzeiten. Das bringt Sie in Schwung und mindert Leistungstiefs.
10. Schmackhaft und nährstoffschonend zubereiten. Garen Sie kurz mit wenig Wasser und Fett.

(Quelle: Deutsche Gesellschaft Ernährung e.V.)

Obwohl die Gesundheit für alle von hoher Bedeutung ist, ist das Ernährungsverhalten der deutschen Bevölkerung oftmals unvernünftig. Viele Untersuchungen belegen es immer wieder: Die Bundesbürger essen zu viel, zu fett, zu süß und zu salzig. Das Ernährungsproblem Nr. 1 in der BRD ist die zu hohe Energiezufuhr. Überernährung und Übergewicht haben eine Reihe von Gesundheitsstörungen und Krankheiten im Gefolge. Man spricht insoweit von den ernährungsabhängigen Krankheiten. Diese Krankheiten (v.a. → Herz-Kreislaufkrankheiten) sind an den Krankheitskosten mit einem Anteil von nahezu 30% beteiligt (→ „Ernährungsbericht"). Während die Kosten der ernährungsabhängigen Krankheiten im Jahre 1980 mit rd. 42 Mrd. DM angegeben wurden, errechnete man für das Jahr 1990 bereits ein Ausgabenvolumen von rd. 107,3 Mrd.

Es muß Aufgabe der Ernährungspolitik/Gesundheitspolitik und aller auf dem Gebiet der → Gesundheitserziehung und -aufklärung tätigen Institutionen sein, die Bürger über richtiges Ernährungsverhalten aufzuklären.

→ Diät, → Ernährungsaufklärung und -beratung, → Übergewicht

Ernährungsaufklärung und -beratung

Das Ausmaß ernährungsbedingter Krankheiten läßt erkennen, daß das Wissen der Bevölkerung über die richtige → Ernährung zu gering ist; z.B. haben rund 30% der Bundesbürger → Übergewicht. Damit ist die Verbreitung von falschen Informationen zur gesunden Ernährung und von einseitigen, oft sogar gesundheitsschädlichen Diätformen nahezu ungehindert möglich. Gefordert wird daher u.a.: Sofortiges Einführen von Ernährungsunterricht in allen Schulen, intensive Einbeziehung des Öffentlichen Gesundheitsdienstes (ÖGesD) in die Aufklärung über Ernährungsfragen und Einbeziehung der → Ernährungsmedizin als Pflichtfach in die Ausbildung der Ärzte.

Um das Ernährungswissen der Bevölkerung zu verbessern, werden mit Unterstützung der Bundesregierung wissenschaftlich gesicherte Erkenntnisse über richtige Ernährung auf verschiedenen Wegen, z.B. Medien und persönliche Beratung, an den Verbraucher herangetragen.

Informationsstellen sind neben den Krankenkassen u.a.:
Aktion zahnfreundlich e.V., Feldbergstr. 40, 64293 Darmstadt (Tel.: 06151/894887; Fax: 895198); mit dem Verein für Zahnhygiene e.V. (VfZ), Feldbergstr. 40, 64293 Darmstadt (Tel.: 06151/894814).
Arbeitsgemeinschaft der Verbraucherverbände (AgV), Heilsbachstr. 20, 53123 Bonn (Tel.: 0228/6489-0; Fax: 644258), sowie die örtlichen Verbraucherzentralen.
Arbeitsgemeinschaft Hauswirtschaft e.V. (AGH), Poppelsdorfer Allee 15, 53115 Bonn (Tel.: 0228/224063; Fax: 210827).
Auswertungs- und Informationsdienst für Ernährung, Landwirtschaft und Forsten e.V. (AID), Konstantinstr. 124, 53179 Bonn (Tel.: 0228/84990).
Bundesminister für Ernährung, Landwirtschaft und Forsten (BML), Rochusstr. 1, 53123 Bonn (Tel.: 0228/529-1; Fax: 529-4262).

Deutsche Gesellschaft für Ernährung e.V. (DGE), Postfach 930201, 60457 Frankfurt (Tel.: 069/9768030; Fax: 97680399).
Deutscher Diabetiker-Bund e.V., Danziger Weg 1, 58511 Lüdenscheid (Tel.: 02351/989153).
Deutscher Landfrauenverband e.V. (DLV), Godesberger Allee 142-148, 53175 Bonn (Tel.: 0228/378051-2).
Gesellschaft für Gesundheitsberatung e.V. (GGB), Taunusblick 1, 56112 Lahnstein (Tel.: 0262/4441).
Verband Deutscher Diätassistenten e.V., Bismarckstr. 96, 40210 Düsseldorf (Tel.: 0211/1621775; Fax: 357389).
Verband für Unabhängige Gesundheitsberatung e.V. - Deutschland (UGB), Keplerstr. 1, 35390 Gießen (Tel.: 0641/77785; Fax: 78568).
Vereinigung Getreide-, Markt- und Ernährungsforschung e.V., Kronprinzenstr. 51, 53173 Bonn (Tel.: 0228/355010; Fax: 356972).
Weight Watchers (Deutschland) GmbH, Uhlandstr. 9, 40237 Düsseldorf (Tel.: 0211/96860; Fax: 672273).
→ *Gesundheitserziehung und -beratung*, → *Gesundheitsförderung*

„Ernährungsbericht"

der Deutschen Gesellschaft für Ernährung e.V. (DGE), Postfach 930201, 60457 Frankfurt (Tel.: 069/976803-0; Fax: 97680399), erscheint im mehrjährigen Abstand im Auftrag verschiedener Bundesministerien. Er enthält eine Dokumentation der → *Ernährung* und aktueller Ernährungsprobleme.
→ *Ernährungsaufklärung und -beratung*

Ernährungshygiene

→ *Lebensmittelhygiene*

Ernährungsmedizin

ist das Teilgebiet der Medizin, das sich v.a. mit den Aspekten der richtigen → *Ernährung* (→ *Diät*) und der → *Ernährungsaufklärung und -beratung* befaßt.

Ernährungspolitik

ist ein Teil der → *Gesundheitspolitik* und befaßt sich mit einer vernünftigen → *Ernährung*, der → *Ernährungsaufklärung und -beratung* sowie dem Umsetzen der Kenntnisse in verwandten Bereichen, wie etwa der Landwirtschaft.
Das Bundesinstitut für gesundheitlichen Verbraucherschutz und Veterinärmedizin, Thielstr. 88-92, 14195 Berlin (Tel.: 030/-8412-0 bzw. 3000 + 3001; Fax: 8412-3374), hat auf diesem Gebiet v.a. wissenschaftlich-administrative Aufgaben zu erfüllen, die von der allgemeinen Analytik und toxikologischen Beurteilung der Bestandteile der → *Lebensmittel* bis hin zur Quantifizierung ernährungsbedingter → *Risikofaktoren* durch epidemiologische Studien und Umsetzung von Ernährungsinterventionen auf dem Gebiet der → *Gesundheitsvorsorge* reichen.
→ *Epidemiologie*

Ernährungswissenschaft

→ *Ernährung*, → *Ernährungsmedizin*

Erosion

ist die Abtragung der Erdoberfläche durch Wasser und Wind; v.a. durch Wegschwemmen und Wegwehen. Zur Eindämmung von Wasser- und Winderosion sind zahlreiche Gegenmaßnahmen möglich (z.B. Verhinderung der Waldabholzung bzw. Wiederaufforstung, Anbau von Mischkulturen).
→ *Umweltschutz*

Erprobungsregelungen

Die Krankenkassen können neue Leistungen, Maßnahmen und Verfahren, auch als Modellvorhaben, nach dem SGB V erproben, um die → *Gesetzliche Krankenversicherung (GKV)* weiterzuentwickeln.
Ziel ist dabei, Anreize für eine kostengünstige Leistungserstellung und eine sparsame Inanspruchnahme von Leistungen zu schaffen.

Als Erprobungsregelungen können z.B. Maßnahmen zur → *Gesundheitsförderung* und → *medizinischen Rehabilitation* in Betracht kommen.

Erwerbsunfähigkeit (EU)

ist ein v.a. in der → *Gesetzlichen Rentenversicherung (GRV)* verwandter Begriff. EU liegt bei Versicherten vor, die wegen Krankheit und/oder Behinderung auf nicht absehbare Zeit außerstande sind, eine Erwerbstätigkeit in gewisser Regelmäßigkeit auszuüben oder Arbeitsentgelt oder Arbeitseinkommen zu erzielen, das 1/7 der monatlichen Bezugsgröße übersteigt. Erwerbsunfähig ist nicht, wer eine selbständige Tätigkeit ausübt. → *Arbeitsunfähigkeit (AU)*, → *Berufsunfähigkeit (BU)*

Erziehungsurlaub
→ *Mutterschaftshilfe*

„Europäische Charta Umwelt und Gesundheit"

ist am 8.12.1989 auf der Konferenz „Umwelt und Gesundheit" des Regionalbüros für Europa der Weltgesundheitsorganisation (WHO) von 29 europäischen Staaten verabschiedet worden.
Hierin heißt es u.a.:
Für Gesundheit und Wohlergehen ist eine saubere und harmonische Umwelt erforderlich, in der alle physischen, psychologischen, sozialen und ästhetischen Faktoren den richtigen Stellenwert erhalten. Die Umwelt soll als Grundlage für bessere Lebensbedingungen und gesteigertes Wohlbefinden angesehen werden. Der bevorzugte Ansatz sollte darin bestehen, den Grundsatz „Vorbeugen ist besser als heilen" zu fördern.
Die Charta erscheint geeignet mitzuhelfen, die regionale WHO-Strategie → *„Gesundheit für alle bis zum Jahr 2000"* in die Wirklichkeit umzusetzen.
→ *Umweltschutz*, → *Umweltschutzrecht*

„Europa gegen den Krebs"

ist ein Kodex zur Bekämpfung von → *Krebs*.
Die 10 Regeln zur → *Krebsbekämpfung* in Kurzform:
- Bestimmte Krebskrankheiten können vermieden werden.
1. Rauchen Sie nicht! Raucher sollten dies so schnell wie möglich befolgen und schon gar nicht in Anwesenheit anderer rauchen.
2. Verringern Sie Ihren Alkoholkonsum: Bier, Wein, Spirituosen.
3. Vermeiden Sie starke Sonnenbestrahlung.
4. Beachten Sie die Sicherheitsvorschriften für Ihren Arbeitsplatz, wenn Sie dort krebserregende Stoffe herstellen, handhaben oder gebrauchen.
- Ihr allgemeiner Gesundheitszustand wird durch die folgenden zwei Empfehlungen gefördert, die auch das Risiko mancher Krebskrankheiten vermindern:
5. Essen Sie häufig frisches Obst und Gemüse sowie Getreideprodukte mit hohem Fasergehalt.
6. Vermeiden Sie Übergewicht, und begrenzen Sie die Aufnahme fettreicher Nahrungsmittel.
- Mehr Krebskrankheiten werden geheilt, wenn sie früh erkannt werden.
7. Gehen Sie zum Arzt, wenn Sie eine ungewöhnliche Veränderung bemerken, eine Veränderung an einem Hautmal oder eine abnorme Blutung.
8. Gehen Sie zum Arzt, wenn Sie andauernde Beschwerden haben, wie chronischen Husten oder Heiserkeit, dauerhafte Auffälligkeiten bei der Verdauung, oder einen ungeklärten Gewichtsverlust bemerken.
- Für Frauen:
9. Gehen Sie regelmäßig zur gynäkologischen Vorsorgeuntersuchung.
10. Untersuchen Sie regelmäßig Ihre Brüste, wenn Sie über 40 sind, gehen Sie, wenn möglich, in regelmäßigen Abständen zur Mammographie.
Der Kodex soll dazu beitragen, die Zahl der Krebstoten in Europa bis zum Jahr 2000 um 15% zu senken.

Exhumierung

(Ausgrabung) bedeutet das Entnehmen einer → *Leiche* (oder von Leichenteilen) aus einer Grabstätte. Das Nähere regeln die → *Bestattungsgesetze (BestG)*.

Exitus

→ *Tod*

F

Faserstoffe

→ *Ballaststoffe*

Fast Food

ist eine Bezeichnung für den schnellen Imbiß (z.B. „Hamburger"). Regelmäßiger „Fast-Food-Konsum" kann nicht als Form einer gesunden → *Ernährung* angesehen werden.

FdH

(„Friß die Hälfte") ist eine vermeintliche Erfolgsformel zur Gewichtsreduktion.
Sinnvoller ist aber die Alternative: FdR („Friß das Richtige"; z.B. Vollwert-Mischkost).
→ *Ernährung*

Fett

ist bei der → *Ernährung* ein konzentrierter Energielieferant. Fette sind Gemische aus Neutralfetten (Triglyceride), die aus Fettsäuren und Glycerin bestehen.
Fettsäuren sind Bausteine der Nahrungsfette. Man unterscheidet gesättigte und ungesättigte lebensnotwendige Fettsäuren.
Linolsäure ist eine lebensnotwendige mehrfach ungesättigte Fettsäure. Vom Körper kann die Linolsäure nicht selbst hergestellt werden; deshalb muß Linolsäure mit der Nahrung zugeführt werden. Besonders reich an Linolsäure sind z.B. Distelöl, Sonnenblumen- und Maiskeimöl.
→ *Cholesterin*, → *Ernährung*,
→ *Fettstoffwechselstörungen*

Fettstoffwechselstörungen

(Hyperlipidämie) sind durch eine pathologische Erhöhung der Blutfettwerte (v.a. → *Cholesterin* und Triglyceride) gekennzeichnet und stellen einen → *Risikofaktor* dar (z.B. im Zusammenhang mit → *Herz-Kreislaufkrankheiten*).
Als normal gelten Triglyceridkonzentrationen unter 150 mg/dl und Cholesterinspiegel unter 200 mg/dl.
Cholesterinwerte zwischen 200-250 mg/dl liegen im Warnbereich; Werte über 250 mg/dl liegen im Risikobereich.
Bei Fettstoffwechselstörungen ist ggf. eine Umstellung der → *Ernährung* angezeigt. Das Ziel: Senkung der erhöhten Blutfettwerte, v.a. dann, wenn weitere Risikofaktoren vorliegen.
→ *Fett*

Fitness

bedeutet gute körperliche Verfassung (→ *Gesundheit*). Fitness ist von verschiedenen Faktoren abhängig und daher kaum meßbar. Fitness ist u.a. zu fördern durch → *Sport* bzw. → *Bewegungstherapie*.
Angebote zur Verbesserung der Fitness machen u.a. die Krankenkassen, Gesundheits-Fitnesscenter, die Vereine im Deutschen Sportbund (DSB) und die Sporttherapeuten.

Fixen

ist das Injizieren („schießen") von Heroin durch einen → *Fixer*. Der „goldene Schuß" oder Todesschuß ist eine Überdosis von → *Drogen*, die oft zum Tod führt.
→ *Drogenabhängigkeit*

Fixer

ist ein Konsument von → *Drogen*, der regelmäßig Heroin in die Vene injiziert (→ *Fixen*). Der Fixer ist durch seine → *Drogenabhängigkeit* ständig mit der Beschaffung von „Stoff" befaßt. Fixer infizieren sich häufig mit → *HIV*; sie gehören daher zu den → *AIDS*-Risikogruppen.

Fluglärm
→ *Lärm*, → *Lärmhygiene*

Formaldehyd
ist ein farbloses, stechend riechendes Gas. Es wird europaweit als krebsverdächtiger → *Schadstoff* (z.B. infolge Einatmen von Formaldehyd-Dämpfen) eingestuft und unterliegt strengster Kennzeichnungspflicht nach der → *Gefahrstoffverordnung (GefStoffV)*.

Friedhof
→ *Begräbnisplatz*

Früherkennungsuntersuchungen
→ *Früherkennung von Krankheiten*

Früherkennung von Krankheiten
ist ein Teil der → *Präventivmedizin* und umfaßt zur Ergänzung von → *Gesundheitsförderung* und → *Krankheitsverhütung* Maßnahmen, die der möglichst frühzeitigen Erkennung bereits vorhandener oder sich entwickelnder Krankheiten dienen.
Die in der → *Gesetzlichen Krankenversicherung (GKV)* vorgesehenen Gesundheitsuntersuchungen und Kinderuntersuchungen werden als bedeutsam eingestuft; sie werden aber viel zu wenig in Anspruch genommen. Bei den auch als Vorsorgeuntersuchungen bezeichneten Früherkennungsmaßnahmen handelt es sich um folgende Leistungen:
• Versicherte, die das 35. Lebensjahr vollendet haben, haben jedes 2. Jahr Anspruch auf eine ärztliche Gesundheitsuntersuchung zur Früherkennung von Krankheiten, v.a. zur Früherkennung von → *Herz-Kreislaufkrankheiten*, Nierenkrankheiten sowie der → *Zuckerkrankheit* („Check-up").
• Versicherte haben einmal jährlich Anspruch auf eine Untersuchung zur Früherkennung von → *Krebs*; Frauen frühestens vom Beginn des 20. Lebensjahres an, Männer vom Beginn des 45. Lebensjahres an.
• Versicherte Kinder haben bis zur Vollendung des 6. Lebensjahres Anspruch auf Untersuchungen zur Früherkennung von Krankheiten, die ihre körperliche oder geistige Entwicklung in nicht geringfügigem Maße gefährden. Das Untersuchungsprogramm umfaßt 9 Einzeluntersuchungen.
• Mutterschaftsvorsorgeleistungen im Rahmen der → *Mutterschaftshilfe* beinhalten ärztliche Betreuung während der Schwangerschaft und nach der Entbindung. Risikoschwangerschaften/-geburten sollen rechtzeitig erkannt und behandelt werden.
Das Nähere über Art und Umfang der Gesundheitsuntersuchungen ergibt sich aus Richtlinien des Bundesausschusses der Ärzte und Krankenkassen. In diesen Richtlinien können abweichende Altersgrenzen und Häufigkeit der Untersuchungen bestimmt werden.
Der „Check-up" für die Gesundheit soll - soweit möglich - im Zusammenhang mit einer Untersuchung zur Früherkennung von Krebs angeboten werden. Die ärztlichen Maßnahmen zur Früherkennung von Krankheiten sollen mögliche Gefahren für die Gesundheit der Anspruchsberechtigten dadurch abwenden, daß aufgefundene Verdachtsfälle eingehend diagnostiziert, erkannte Krankheiten rechtzeitig einer Behandlung zugeführt und Änderungen gesundheitsschädigender Verhaltensweisen frühzeitig bewirkt werden. V.a. den → *Zivilisationskrankheiten* soll entgegen gewirkt werden.
→ *Verhaltensmedizin*, → *Risikofaktoren*

Fungizide
→ *Pestizide*

G

Ganzheitsmedizin

ist das Gebiet der → *Medizin*, das Zeichen der → *Krankheit* an einzelnen Organen als Störung des körperlichen Gesamtzustandes des Menschen begreift und daher den ganzen Körper in die → *Krankenbehandlung* einbezieht. Ganzheitliche Therapien stehen v.a. in der → *Naturheilkunde* (als → *Naturheilverfahren*) im Vordergrund. In der Schulmedizin wird die Ganzheitsmedizin überwiegend als psychosomatische Medizin (Psychosomatik) bezeichnet. → *Kur*, → *Kurortmedizin*

Gefahrstoffe

(früher Gifte), sind nach der → *Gefahrstoffverordnung (GefStoffV)* Stoffe oder Zubereitungen, die sehr giftig, giftig, minder giftig, ätzend, reizend, explosionsgefährlich, brandfördernd, hochentzündlich, leichtentzündlich, entzündlich, krebserzeugend, fruchtschädigend, erbgutverändernd sind oder sonstige chronisch schädigende Eigenschaften besitzen sowie explosionsfähige Stoffe und Zubereitungen (→ *Schadstoffe*). Den einzelnen Gefahrstoffen sind Gefahrensymbole zugeordnet.

Gefahrstoffverordnung (GefStoffV)

ist eine aufgrund des → *Chemikaliengesetzes (ChemG)* erlassene Vorschrift. Sie hat das früher landesrechtlich geregelte Giftrecht abgelöst und verfolgt den Zweck, durch besondere Regelungen über das Inverkehrbringen von → *Gefahrstoffen* und Zubereitungen und über den Umgang mit Gefahrstoffen einschließlich ihrer Aufbewahrung, Lagerung und Vernichtung den Menschen vor arbeitsbedingten und sonstigen Gefahren für die Gesundheit und die Umwelt vor stoffbedingten Schädigungen zu schützen, soweit nicht in anderen Rechtsvorschriften besondere Regelungen getroffen sind. Die GefStoffV enthält bedeutsame Regelungen für den → *Arbeitsschutz*. So sind z.B. die Arbeitgeber verpflichtet, die Arbeitnehmer zu schützen, die mit Gefahrstoffen umgehen. Arbeitgeber, die Gefahrstoffe verwenden, müssen stets prüfen, ob weniger gefährliche Stoffe verwendet werden können. Die Beschäftigten sind über alle Risiken und über die zu treffenden Schutzmaßnahmen beim Umgang mit Gefahrstoffen ausführlich zu informieren. Ggf. muß → *Schutzkleidung* gestellt werden. Zur Hilfeleistung bei Vergiftungsfällen stehen in der BRD zahlreiche → *Vergiftungsinformationszentralen* zur Verfügung. → *Arbeitsschutzrecht*, → *Giftinformationsverordnung*, → *Schadstoffe*

Gehirnschlag

→ *Schlaganfall*

Gelbfieberimpfstationen

→ *Impfkalender für Fernreisen*, → *Internationale Gesundheitsvorschriften (IGV)*

Gemeingefährliche Krankheiten

ist eine eher veraltete Bezeichnung für Krankheiten, die sich als Allgemeinbedrohung darstellen. Heute stehen die Bezeichnungen → *Geschlechtskrankheiten*, → *Infektionskrankheiten* bzw. → *übertragbare Krankheiten* im Vordergrund. → *Bundesseuchengesetz (BSeuchG)*, → *Geschlechtskrankheitengesetz (GesGKr)*

Gentechnik

(ugs. auch Gentechnologie) ist als Teilgebiet der → *Biologie* eine (neue) wissenschaftliche Methode, die die Analyse und verändernde Eingriffe in

die Erbinformation (Gene; Gesamtheit der Gene = Genom) lebender Zellen ermöglicht.
Gentechnik ist mit Chancen und Risiken verbunden. Ihr Hauptanwendungsgebiet ist die Biotechnologie.
Der Gentechnik kommt auch in der Medizin Bedeutung zu: Sie ermöglicht neue Erkenntnisse über Entstehung und Verlauf von Krankheiten, neue Ansätze bzw. Möglichkeiten von Diagnostik und Therapie und die Produktion neuer Arzneimittel (z.B. Impfstoffe gegen Hepatitis B, Insulin, Wachstumshormone).

Gerätebeauftragter

soll den Betreiber → *medizinisch-technischer Geräte* bei der Umsetzung der Pflichten aus der → *Medizingeräteverordnung (MedGV)* unterstützen, ohne dabei aber gleichzeitig die Verantwortung zu übernehmen.
Die Funktion des Gerätebeauftragten ist nicht in der MedGV festgeschrieben, sondern hat sich vielmehr in der Praxis als sinnvoll herausgestellt.

Gerätesicherheitsgesetz (GSiG)

bestimmt, daß technische Arbeitsmittel nur in den Verkehr gebracht oder ausgestellt werden dürfen, wenn von ihnen bei bestimmungsgemäßer Verwendung keinerlei Gefahren für Leben und Gesundheit für Benutzer oder Dritte ausgehen.
Das GSiG war bis 1994 Ermächtigungsgrundlage für die → *Medizingeräteverordnung (MedGV)*. Ab dem 1.1.1995 ist insoweit das → *Medizinproduktegesetz (MPG)* die Ermächtigungsgrundlage.

Geräteverantwortlicher

ist im Sinne der → *Medizingeräteverordnung (MedGV)* die für den Betrieb → *medizinisch-technischer Geräte* verantwortliche Person.
Es obliegt dem Direktionsrecht des Gerätebetreibers, die Wahrnehmung der Betreiberpflichten aus der MedGV an einen Geräteverantwortlichen zu delegieren. Zu seiner Unterstützung benennt man gleichzeitig einen oder mehrere → *Gerätebeauftragte*.

Geschlechtskrankheiten

sind → *Infektionskrankheiten*, die überwiegend durch Geschlechtsverkehr übertragen werden. Nach dem → *Geschlechtskrankheitengesetz (GesGKr)* gehören zu den Geschlechtskrankheiten i.e.S.: Syphilis (Lues), Tripper (Gonorrhö), weicher Schanker (Ulcus molle) und venerische Lymphknotenentzündung (Lymphogranulomatosis inguinalis).
Die gebotenen Maßnahmen der Seuchenhygiene werden vom → *Öffentlichen Gesundheitsdienst (ÖGesD)* veranlaßt bzw. durchgeführt.
Die Weltgesundheitsorganisation (WHO) ordnet dem Begriff der „sexuell übertragbaren Krankheiten" weitere Krankheiten zu; z.B. Trichomoniasis, Candidiasis (Soor), Virushepatitis und → *AIDS*.

Geschlechtskrankheitengesetz (GesGKr)

ist dem → *Seuchenrecht* zuzuordnen und befaßt sich (mit einigen Durchführungsverordnungen) mit der → *Gesundheitsvorsorge* sowie der Diagnostik und Therapie von → *Geschlechtskrankheiten*. Eine wichtige Aufgabe ist dabei die → *Gesundheitserziehung und -aufklärung*: Die Bevölkerung soll über das Wesen und die Gefahren der Geschlechtskrankheiten sowie die Sicherstellung einer vorbeugenden und nachgehenden Gesundheitshilfe in Beratungsstellen für Geschlechtskrankheiten informiert werden.
Die Wahrnehmung der Aufgaben nach dem GesGKr obliegt v.a. dem → *Öffentlichen Gesundheitsdienst (ÖGesD)*. Dabei ist eine Zusammenarbeit mit anderen Institutionen im Gesundheitswesen (GesW), z.B. den Sozialleistungsträgern, oder den Verbänden der Freien Wohlfahrtspflege (FW), anzustreben.

Das GesGKr sieht zur Bekämpfung der Geschlechtskrankheiten u.a. folgende Regelungen vor:

- Geschlechtskranke und Krankheitsverdächtige müssen sich unverzüglich von einem in der BRD approbierten oder zugelassenen Arzt untersuchen und bis zur Beseitigung der Ansteckungsgefahr behandeln lassen und sich den notwendigen Nachuntersuchungen unterziehen.

- Entzieht sich ein Geschlechtskranker oder eine krankheitsverdächtige Person der ordnungsgemäßen Durchführung der Krankenbehandlung oder ist eine besondere Maßnahme zur Verhütung der Anstekkung erforderlich, so kann eine Unterbringung in einem Krankenhaus veranlaßt werden.

- Geschlechtskranke sowie Personen, die dringend verdächtigt sind, geschlechtskrank zu sein und Geschlechtskrankheiten weiterzuverbreiten (Prostituierte), haben auf Verlangen, ggf. auch wiederholt, ein Gesundheitszeugnis eines Arztes vorzulegen.

- Eine geschlechtskranke Frau darf keine fremden Kinder stillen oder ihre Milch abgeben.

- Geschlechtskranke und Personen, die an Syphilis gelitten haben, dürfen kein Blut spenden.

- Eine Frau, die ein fremdes Kind stillen will, muß ein ärztliches Zeugnis über das Freisein von Geschlechtskrankheiten beibringen.

- Bei der Untersuchung und Behandlung von Geschlechtskranken ist nach den Erkenntnissen der Schulmedizin vorzugehen. Über die Behandlung sind genaue Aufzeichnungen zu machen. Der Arzt muß den Kranken über die Art seiner Krankheit, die Gefahr von Infektionen, die dem Kranken auferlegten Pflichten und die Folgen ihrer Nichterfüllung durch Aushändigung

und Erläuterung eines amtlichen Merkblattes unterrichten (= Aufklärungspflicht). Der Arzt hat die mutmaßliche Infektionsquelle und die Personen zu ermitteln, auf die der Kranke die Geschlechtskrankheit übertragen haben könnte.

- In bestimmten Fällen ist der Arzt zur namentlichen Meldung eines Geschlechtskranken an das Gesundheitsamt verpflichtet.

Im übrigen besteht für alle anderen Fälle eine eingeschränkte Meldepflicht (Name und Anschrift des Erkrankten dürfen nicht angegeben werden) zur Durchführung einer Bundesstatistik.

- Die Befolgung der Vorschriften des GesGKr kann mit Zwangsmitteln durchgesetzt werden.

- Zuwiderhandlungen gegen das GesGKr sind entweder Ordnungswidrigkeiten (z.B. Unterlassung einer vorgeschriebenen Meldung durch den Arzt) oder Straftaten (z.B. verbotene Blutspende) und können entsprechend geahndet werden.

Gesetzliche Krankenversicherung (GKV)

ist der älteste Zweig der → *Sozialversicherung (Soz.Vers.)* und hat u.a. auf der Grundlage des SGB V die Gesundheit der Krankenversicherten zu erhalten, wiederherzustellen oder ihren Gesundheitszustand zu bessern. Den Versicherten ist eine gewisse → *Eigenverantwortung* für ihre Gesundheit übertragen: Sie sollen durch eine → *gesunde Lebensführung*, durch frühzeitiges Beteiligen an Maßnahmen der → *Gesundheitsvorsorge* sowie durch aktive Mitwirkung an Krankenbehandlung und Rehabilitation dazu beitragen, den Eintritt von → *Krankheit* und → *Behinderung* zu vermeiden oder ihre Folgen zu überwinden.

Die Krankenkassen als Träger der GKV haben den Versicherten dabei durch Aufklärung, Beratung und Leistung zu helfen und auf gesunde Lebensführung hinzuwirken (als sog. persönliche Dienstleistungen).

Den Versicherten stehen im Geltungsbereich des SGB V unter Beachtung des Gebots der Eigenverantwortung für ihre Gesundheit u.a. folgende Leistungen zu: Maßnahmen zur → *Gesundheitsförderung*, → *Krankheitsverhütung* und → *Früherkennung von Krankheiten*, → *Krankenbehandlung*, → *Rehabilitation*, → *Mutterschaftshilfe* und Leistungen aufgrund von → *Erprobungsregelungen*.

Die Leistungen der GKV werden entweder als Sachleistung und/oder als Geldleistung (Kostenerstattung) zur Verfügung gestellt; sie müssen ausreichend, zweckmäßig und wirtschaftlich sein. Sie dürfen das Maß des Notwendigen nicht überschreiten. Heilmethoden, Arzneimittel bzw. Heilmittel der besonderen Therapierichtungen sind damit aber nicht von der Leistungsgewährung ausgeschlossen. Der besonderen Wirkungsweise der Mittel und Methoden der → *Naturheilkunde* (→ *Naturheilverfahren*) und der Vielfalt der therapeutischen Ansätze sind unter Beachtung des Wirtschaftlichkeitsgebots und der Qualitätssicherung Rechnung zu tragen.

Die Leistungen der GKV werden den Versicherten einmal durch die vertragsärztliche Versorgung, zum anderen durch Krankenhäuser, Apotheker und sonstige Leistungserbringer zur Verfügung gestellt. Die Versicherten sind in einem gewissen Umfang zu Zuzahlungen (Selbstbeteiligung) verpflichtet.

→ *Gesundheitsversorgung*

Gesetzliche Pflegeversicherung (GPV)

ist der jüngste eigenständige Zweig der → *Sozialversicherung (Soz. Vers)* und hat auf der Grundlage des SGB XI die Aufgabe, Pflegebedürftigen Hilfe zu leisten, die wegen der Schwere der → *Pflegebedürftigkeit* auf solidarische Unterstützung angewiesen sind. In den Schutz der GPV sind alle einbezogen, die in der → *Gesetzlichen Krankenversicherung (GKV)* versichert sind. Wer gegen Krankheit bei der PKV versichert ist, muß eine private Pflegeversicherung abschließen.

Träger der GPV sind die Pflegekassen; ihre Aufgaben werden von den Krankenkassen wahrgenommen. Die Ausgaben der GPV werden durch Beiträge der Mitglieder und der Arbeitgeber finanziert.

Die Leistungen der GPV sollen den Pflegebedürftigen helfen, trotz ihres Hilfebedarfs ein möglichst selbständiges und selbstbestimmtes Leben zu führen, das der Würde des Menschen entspricht. Die GPV soll mit ihren Leistungen vorrangig die häusliche Pflege und die Pflegebereitschaft der Angehörigen und Nachbarn unterstützen, damit die Pflegebedürftigen möglichst lange in ihrer häuslichen Umgebung bleiben können. Die Leistungen der GPV sind Dienst-, Sach- und Geldleistungen für den Bedarf an Grundpflege und hauswirtschaftlicher Versorgung sowie Kostenerstattung, soweit das SGB XI dies vorsieht. Art und Umfang der Leistungen richten sich nach der Schwere der Pflegebedürftigkeit und danach, ob häusliche, teilstationäre oder vollstationäre Pflege in Anspruch genommen wird. → *Gesundheitsvorsorge* und → *Rehabilitation* haben immer Vorrang, um den Eintritt von Pflegebedürftigkeit zu vermeiden.

→ *Gesundheitsversorgung*

Gesetzliche Rentenversicherung (GRV)

ist ein wichtiger Zweig der → *Sozialversicherung (Soz.Vers.)*; sie wird von verschiedenen Einrichtungen getragen.

Die GRV hat v.a. auf der Grundlage des SGB VI die Hauptaufgabe, die Versicherten und ihre Familien bei →

Erwerbsunfähigkeit (EU), → *Berufsunfähigkeit (BU)*, Alter und Tod durch die Gewährung von Renten zu sichern und in bestimmten Fällen medizinische, berufsfördernde, ergänzende und sonstige Leistungen zur → *Rehabilitation* zu erbringen. Der GRV sind damit bedeutsame Aufgaben in der → *Gesundheitsversorgung* übertragen.

Die GRV erbringt Leistungen zur Rehabilitation, um den Auswirkungen einer Krankheit oder einer körperlichen, geistigen oder seelischen Behinderung auf die Erwerbsfähigkeit der Versicherten entgegenzuwirken oder sie zu überwinden und dadurch Beeinträchtigungen der Erwerbsfähigkeit der Versicherten oder ihr vorzeitiges Ausscheiden aus dem Erwerbsleben zu verhindern oder sie möglichst dauerhaft in das Erwerbsleben wiedereinzugliedern. Rehabilitationsleistungen haben Vorrang vor Rentenleistungen und können erbracht werden, wenn bestimmte persönliche und versicherungsrechtliche Voraussetzungen erfüllt sind.

Gesetzliche Unfallversicherung (GUV)

ist ein Zweig der → *Sozialversicherung (Soz.Vers.)* und hat auf der Grundlage der RVO folgende Aufgaben: → *Arbeitsunfälle* (einschließlich sog. Schülerunfälle) und → *Berufskrankheiten* verhüten, vor Gefahren der Gesundheit am Arbeitsplatz bewahren, Verletzte/Erkrankte gesundheitlich wiederherzustellen und sie beruflich wieder einzugliedern (= umfassende → *Rehabilitation*), und durch Geldleistungen sozial absichern. Dabei gilt der Grundsatz: Schadensverhütung ist besser als Unfallentschädigung, und Rehabilitation des Unfallverletzten ist einer dauernden Unfallrentenleistung vorzuziehen. Diese Sozialrechtsvorstellung gebietet, vorrangig für eine wirksame → *Unfallver-*

hütung, u.a. durch Herausgabe von → *Unfallverhütungsvorschriften (UVV)*, und eine qualifizierte Erste Hilfe zu sorgen. Die GUV ist in zahlreiche Unfallversicherungträger, v.a. die Berufsgenossenschaften (BG), gegliedert.

Die BG haben ein vielfach gefächertes, engmaschiges Sicherungsnetz geschaffen, das den Unfallverletzten auffangen soll. Ziel ist es dabei, den Verletzten auf dem schnellsten Wege zu einem Unfallarzt bringen zu lassen, um so einen optimalen Heilerfolg sicherzustellen. Die BG haben deshalb verschiedene Heilverfahren entwickelt.

→ *Gesundheitsversorgung*

Gesunde Lebensführung

kann darin gesehen werden, das individuelle Verhalten und die Lebensbedingungen in → *Eigenverantwortung* auf Dauer so zu gestalten, daß die → *Gesundheit* erhalten und → *Krankheit* sowie → *Behinderung* weitgehend vermieden werden kann. „Lebenslange Gesundheit ist kein Geschenk, sondern das Resultat täglichen Bemühens".

Es gibt Anhaltspunkte dafür, daß zahlreiche Gesundheitsbeeinträchtigungen auf gesundheitsschädliches Verhalten (→ *Risikofaktoren*) zurückzuführen sind.

Die Gesundheitsausgaben, die durch solche Gesundheitsbeeinträchtigungen (mit)verursacht werden, sind beträchtlich. Allein die Ausgaben, die auf falscher → *Ernährung* beruhen, werden mit einem Anteil von rd. 30% an allen Krankheitskosten geschätzt.

Eine gesunde Lebensführung muß sowohl die Beseitigung der Ursachen gesundheitsschädigender Lebens-, Arbeits- und Umweltbedingungen als auch die Beeinflussung individuellen Gesundheitsverhaltens zum Ziele haben. „Gesund-bleiben" und „Gesund-werden" ist lern- und trainierbar und wichtiges Anliegen der → *Verhaltensmedizin.*

Die Versicherten in der → *Gesetzlichen Krankenversicherung (GKV)* sind durch das SGB V ausdrücklich aufgefordert, durch eine gesundheitsbewußte Lebensführung, durch frühzeitige Beteiligung an Maßnahmen zur → *Gesundheitsvorsorge* sowie durch aktive Mitwirkung an → *Krankenbehandlung* und → *Rehabilitation* dazu beizutragen, den Eintritt von Krankheit und Behinderung zu vermeiden oder ihre Folgen zu überwinden (→ *Gesundheitssicherung*). Die Krankenkassen haben den Versicherten dabei durch Aufklärung, Beratung und Leistung zu helfen und auf gesunde Lebensverhältnisse hinzuwirken.
→ *Gesundheitserziehung und -aufklärung*

Gesundheit

ist ein komplexer Begriff, eine exakte Definition erscheint kaum möglich.

Die Satzung der Weltgesundheitsorganisation (WHO) definiert Gesundheit wie folgt: „Gesundheit ist der Zustand des vollkommenen körperlichen, seelischen und sozialen Wohlbefindens und nicht nur das Fehlen von Krankheit und Gebrechen".

Die WHO erläutert damit Gesundheit nicht als erreichbaren Zustand, sondern eher als ideelles Ziel, dem näherzukommen anzustreben ist. Die WHO-Strategie „Gesundheit für alle" bzw. → *„Gesundheit für alle bis zum Jahre 2.000"* hat den Gesundheitsbegriff etwas relativiert.

Im alltäglichen Sprachgebrauch pflegt man unter Gesundheit das Fehlen von → *Krankheit* zu verstehen. Dabei wird aber übersehen, daß Gesundheit nicht einfach das Gegenteil von Krankheit ist. Eine Krankheit kann subjektiv beschwerdefrei verlaufen, der eigentlich Kranke fühlt sich eher gesund und ist voll leistungsfähig. Andererseits kann jemand körperlich und geistig „normal" funktionieren, aber sich gleichwohl krank fühlen. Hier gibt es ein weites Feld fließender Übergänge, eine „graue Zone" zwischen Gesundheit und Krankheit. Auf die subjektive Befindlichkeit kommt es an!

Gesundheit kann so gesehen als die Fähigkeit verstanden werden, mit den Schwierigkeiten des Lebens fertig zu werden, d.h. auf Störungen angemessen zu reagieren bzw. diese Störungen zu beseitigen oder zu kompensieren.

Gesundheit kann so als positives, dynamisches und ganzheitliches Phänomen angesehen werden.

Ungeachtet der Versuche, Gesundheit allseits befriedigend zu definieren, muß bedacht werden, daß Gesundheit bzw. Krankheit nicht nur durch naturwissenschaftliche Befunde und subjektive Empfindungen, sondern auch durch Gesetze und Einstellungen gesellschaftlicher Gruppen und den dazwischen ablaufenden Wechselbeziehungen bestimmt werden. Die Gesundheit ist individueller Besitz, aber auch ein soziales Gut. Daher muß die → *Gesundheitspolitik* die Voraussetzungen schaffen, Gesundheit zu fördern, zu erhalten und wieder herzustellen (→ *Gesundheitssicherung*).
→ *Gesunde Lebensführung*, → *Fitness*, → *Gesundheitserziehung und -aufklärung*, → *Gesundheitsförderung*

„Gesundheit für alle bis zum Jahr 2.000"

ist eine Strategie der Weltgesundheitsorganisation (WHO); sie hat ihren Ursprung in einem Beschluß der 30. Weltgesundheitsversammlung (1977).
1978 wurde auf einer internationalen WHO/UNICEF-Konferenz in Alma Ata der Gedanke „Gesundheit für alle" aufgegriffen und unterstrichen.

Schließlich wurde 1981 die globale Strategie „Gesundheit für alle" von der Weltgesundheitsversammlung als Programm verkündet. Die Zielsetzung dieser Strategie wird darin gesehen, in den kommenden Jahrzehnten weltweit einen solchen Gesundheitszustand zu erreichen, der es allen Menschen erlaubt, ein sozial und wirtschaftlich produktives Leben zu führen. Besonderer Wert wird dabei auf die Errichtung und den Ausbau solcher Gesundheitssysteme gelegt, die der primären Gesundheitsversorgung (Primary Health Care - PHC) dienen, d.h. den jeweiligen nationalen gesundheitspolitischen Bedürfnissen angepaßt sind. Gefördert werden in diesem Zusammenhang u.a. die Verbesserung der → Ernährung und eine hygienisch einwandfreie Trinkwasserversorgung (→ Trinkwasserhygiene) sowie die Ausstattung aller Länder mit rd. 250 für existentiell notwendig befundenen Arzneimitteln.

Die Verwirklichung des großangelegten Konzepts setzt im Verständnis der WHO jedoch in vielen Ländern nicht nur Reformen im Gesundheitswesen (GesW) sondern auch auf politischem, wirtschaftlichem und sozialem Gebiet voraus (= Entwicklungshilfe). Die in der Region Europa zusammengeschlossenen Mitgliedsstaaten der WHO reagierten 1980 auf das WHO-Programm mit der Formulierung einer gemeinsamen gesundheitspolitischen Strategie für Europa, die sie „Gesundheit für alle bis zum Jahr 2.000" nannten. Sie soll dazu führen, die Umweltvoraussetzungen und Lebensbedingungen der Menschen bis zum Jahr 2.000 zu verbessern und damit die Chancen auf Gesundheit zu erhöhen. Die WHO-Strategie für Europa wurde 1984 in Form von 38 Regionalzielen vorgelegt. Sie wurde 1986 im Bundesgesundheitsrat (BGR) beraten. Dabei wurde nachdrücklich befürwortet, daß der Schwerpunkt der Aktivitäten auf der Förderung der → Gesundheitsvorsorge liegen soll.

Allgemein wird davon ausgegangen, daß die Strategie der WHO und die Regionalziele auch den Interessen und Anliegen der → Gesundheitspolitik der BRD entsprechen. Deshalb hat sich auch die Bundesregierung in ihrer Antwort auf die Große Anfrage zur „Leistungsfähigkeit des Gesundheitswesens und Qualität der gesundheitlichen Versorgung der Bevölkerung" grundsätzlich zu dem Ziel der Strategie der WHO bekannt. In der Bundestags-Drucksache 10/3374 heißt es u.a.:

„Dieses Ziel bedeutet nicht, daß alle Menschen im Jahr 2.000 im Sinne der WHO-Gesundheitsdefinition gesund sein werden. Für die Bundesregierung geht es bei dieser Zielsetzung vielmehr darum, im Rahmen der sozialen, gesellschaftlichen und ökonomischen Bedingungen und der gegebenen Finanzierungsmöglichkeiten für alle Menschen den bestmöglichen erreichbaren Gesundheitszustand anzustreben. Die WHO-Strategie kann daher nur die Funktion eines hochwertigen Richtungsweisers haben."

Die Strategie ist also kein fertiges Konzept. Sie will vielmehr anregen, im Sinne einer längerfristigen Perspektive in der Gesundheitspolitik ergebnisorientierte Ziele aufzustellen.

→ Gesunde Lebensführung, → Gesundheit, → Gesundheitsförderung, → Umwelthygiene, → Umweltschutz

Gesundheitliche Volksbelehrung

ist eine veraltete Bezeichnung für die → Gesundheitserziehung und -aufklärung durch den → Öffentlichen Gesundheitsdienst (ÖGesD).

Gesundheitsamt (GA)

→ Öffentlicher Gesundheitsdienst (ÖGesD)

Gesundheitsbefragung

→ health surveys

Gesundheitsberatung

ist als Teilaspekt der → *Gesundheits-bildung* die Gesamtheit aller Maßnahmen, mit denen sich Ärzte/Zahnärzte zur → *Gesundheitsförderung* an ihre Patienten wenden.
Gesundheitsberatung findet v.a. im themenzentrierten Einzelgespräch zwischen Arzt/Zahnarzt und Patient statt. Man spricht von der 1. Ebene der → *Verhaltensmedizin.* Findet die Gesundheitsberatung in einer Gruppe statt, so spricht man von der 2. Ebene der Verhaltensmedizin.
Das Zentralinstitut (ZI) für die kassenärztliche Versorgung in der BRD, Herbert-Lewin-Str. 5, 50931 Köln (Tel.: 0221/40050; Fax: 408055), hat im Rahmen eines Modellversuchs „Gesundheitsberatung durch Ärzte" Merkblätter für Patienten entwickelt, die sich auf → *Risikofaktoren* der → *Herz-Kreislauf-krankheiten* beziehen. Die Merkblätter verfolgen das Prinzip, kurz die wichtigsten Vorteile für eine → *gesunde Lebensführung* zu begründen, und legen den Schwerpunkt auf praktische Tips, wie die gesundheitsschädlichen Gewohnheiten geändert werden können.
Neben Ärzten/Zahnärzten sind auch andere Gesundheitsberufe (z.B. Gesundheitsberater) im Rahmen vielfältiger Initiativen mit Fragen der Gesundheitsförderung befaßt. So z. B. in der → *Gesundheitserziehung und -aufklärung* und → *kommunalen Gesundheitsförderung.*

Gesundheitsberichterstattung

→ *Öffentlicher Gesundheitsdienst (ÖGesD)*

Gesundheitsbildung

hat das Ziel, eine → *gesunde Lebensführung* zu gewährleisten, → *Risikofaktoren* zu bewältigen und mit Beeinträchtigungen leben zu lernen.
Die Motivation zu einer Lebensweise, die der persönlichen → *Gesundheit* dient, steht im Mittelpunkt der Gesundheitsbildung. Sie ist im Rahmen der → *Gesundheitsvorsorge* ein bedeutsamer Teil der Medizin (neben der kurativen Medizin und der Rehabilitation). Gesundheitsbildung ist auch die umfassende Bezeichnung für → *Gesundheitserziehung und -aufklärung* und → *Gesundheitsberatung.*
→ *Verhaltensmedizin*

Gesundheitserziehung und Gesundheitsaufklärung

ist als Teilaspekt der → *Gesundheits-bildung* die Gesamtheit der Bildungs- und Erziehungseinflüsse und -maßnahmen, die über eine Auseinandersetzung mit individuellem und kollektivem Verhalten des Menschen zur Förderung, Erhaltung bzw. Wiederherstellung seiner → *Gesundheit* beiträgt.
Gesundheitserziehung und -aufklärung vollzieht sich im persönlichen Umgang mit anderen. Der Persönlichkeit des Erziehers bzw. der Bezugsperson, z. B. in Familie, Schule, Gesundheitswesen (GesW), Betrieb und Verein, kommt dabei eine große Bedeutung zu. Gesundheitserziehung und -aufklärung wird in der BRD durch ein differenziertes System mit einer Vielzahl von Behörden des Öffentlichen Gesundheitsdienstes (ÖGesD) und nichtstaatlichen Trägerorganisationen gewährleistet.
Es wird als notwendig erachtet, daß Gesundheitserziehung und -aufklärung beim Säugling beginnt, im Kindergarten und in der Schule systematisch intensiviert wird, damit sie im Erwachsenenalter Teil der → *gesunden Lebensführung* und Lebenshaltung geworden ist.
Eine effektive Gesundheitserziehung und -aufklärung findet statt, wenn die gewünschte Verhaltensweise als Ziel feststeht (z.B. Gewichtsreduktion), die Maßnahmen geeignet sind, das erstrebte Ziel zu erreichen und die als geeignet erkannten Maßnahmen ge-

zielt, zweckvoll bzw.planmäßig zum Einsatz gebracht werden. Dabei müssen jedoch folgende Gesichtspunkte beachtet werden: Die gestellten Forderungen müssen zumutbar sein. Die Praktizierbarkeit muß gewährleistet sein; die persönliche Sphäre des Einzelnen muß also einbezogen sein. Die gegebenen Informationen müssen wahr und nachprüfbar sein. Die Informationen müssen verständlich sein. Es muß auf den Wissensstand bzw. die Vorbildung des Zuhörers eingegangen werden. Sachverhalte sind verstehbar darzustellen. Man muß sich mit Gegenargumenten auseinandersetzen. Der gesundheitliche Gewinn der gebotenen Maßnahmen - und nicht so sehr die gesundheitliche Schädigung - sollte im Vordergrund stehen. Gesundheitserziehung und -aufklärung wird v.a. durch das gegebene Vorbild gefördert.

Die moderne Gesundheitserziehung und -aufklärung muß die sozialen Bedingungen ebenso berücksichtigen wie die sozial-gruppenspezifischen Interessen und individuellen Verhaltensmotive. Es ist erforderlich zu berücksichtigen, daß die Menschen immer älter werden, die Bedeutung von Arbeit und Freizeit nachhaltigen Veränderungen unterworfen ist, die Durchlässigkeit der nationalen Grenzen (neue) Gefahren gewaltigen Ausmaßes mit sich bringt.

In der BRD gibt es ein breit gefächertes Angebot von Broschüren, Filmen, Plakaten und Ausstellungen sowie von Kurs- und Beratungsprogrammen; z.B.: Gesundheitsförderung in Schwangerschaft, Geburt, Säuglings- und Kleinkinderalter, schulische Gesundheitserziehung, Abbau von → *Risikofaktoren*, Unterstützung von chronisch Kranken und Behinderten und ihrer Angehörigen. Neben diesen Standardgeboten für die Bürger gibt es eine Reihe von aktuellen Schwerpunktaktionen (z.B. Drogenberatung). Anlaufadressen u.a.:

Allgemeine Deutsche Patienten Organisation e.V. (A.D.P.O.), Postfach 940295, 6000 Frankfurt/Main (Tel.: 069/787810).

Arbeitsgemeinschaft Gesundheit und Umwelt e.V., Godesberger Allee 54, 53175 Bonn (Tel.: 0228/81040; Fax: 8104155).

Arbeitsgemeinschaft Influenza (AGI), Schuhmarkt 4, 35037 Marburg (Tel.: 06421/12022; Fax: 22910).

Bundesarbeitsgemeinschaft für Verbraucherfragen im Gesundheitswesen e.V: (BAVG), Waxensteinstr. 26b, 82319 Starnberg (Tel.: 08151/8798; Fax: 21915).

Bundesinstitut für gesundheitlichen Verbraucherschutz und Veterinärmedizin, Thielstr 88-92, 14195 Berlin (Tel.: 030/8412-0 bzw. 3000 +3001; Fax: 8412-3374).

Bundesminister für Gesundheit (BMG), Am Propsthof 78a, 53121 Bonn (Tel.: 0288/941-0; Fax: 941-4900).

Bundesvereinigung für Gesundheit e.V. (BfGe), Heilsbachstr. 30, 53123 Bonn (Tel.: 0228/987270; Fax: 6420024).

Partner der BfGe auf Länderebene sind: Hamburgische Landesvereinigung für Gesundheitsförderung e.V. (HLG), Fuhlsbüttler Str. 401, 22309 Hamburg (Tel.: 040/6322220; Fax: 6325848).

Hessische Arbeitsgemeinschaft für Gesundheitserziehung (HAGE), Heinrich-Heine-Str. 44, 35039 Marburg (Tel.: 06421/6007-0; Fax: 600711).

Landesarbeitsgemeinschaft für Gesundheitsförderung Brandenburg e.V., Boberstr. 3, 14513 Teltow (Tel.: 03328/452737; Fax: 452738).

Landes-Arbeitsgemeinschaft für Gesundheitsförderung Saarland e.V. (LAGS), Talstr. 30, 66119 Saarbrücken (Tel.: 0681/5847093/94; Fax: 58482/01).

Landesverein für Gesundheitspflege Niedersachsen e.V., Fenskeweg 2, 30165 Hannover (Tel.: 0511/3500052; Fax: 3505595).

Landesvereinigung für Gesundheitsförderung e.V. Mecklenburg-Vorpommern (LVG), Anne-Frank-Str. 29, 19061 Schwerin (Tel.: 0385/341081/82; Fax: 341082)

Landesvereinigung für Gesundheitsförderung Sachsen-Anhalt e.V., Schillerstr. 54, 39108 Magdeburg (Tel.: 0391/35040).

Landesvereinigung für Gesundheitsförderung e.V. in Schleswig-Holstein, Flämische Str. 6-10, 24103 Kiel (Tel.: 0431/94294 u. 93859; Fax: 94871).

Landesvereinigung für Gesundheitsförderung und Gesundheitserziehung Thüringen e.V., Baudertplatz 4, 99423 Weimar (Tel.: 03643/59223).

Landeszentrale für Gesundheitsbildung in Bayern e.V. (LZG), Rotkreuzplatz 2a, 80634 München (Tel.: 089/163303; Fax: 169384).

Landeszentrale für Gesundheitsförderung in Rheinland-Pfalz e.V. (LZG), Karmeliterplatz 3, 55116 Mainz (Tel.: 06131/233711-2; Fax: 221167).

Sächsische Landesvereinigung für Gesundheitsförderung e.V. (SLFG), Lingnerplatz 1, 01069 Dresden (Tel.: 0351/4846348, -349, -849; Fax: 4846596).

Als Landesinstitutionen nehmen u.a. folgende zwei Einrichtungen Aufgaben der Gesundheitserziehung und -aufklärung wahr:

1) NRW: Institut für Dokumentation und Information, Sozialmedizin und öffentliches Gesundheitswesen (idis), Westerfeldstr. 35-37, 33611 Bielefeld (Tel.: 0521/86035; Fax: 870050).

2) Baden-Württemberg: Landesgesundheitsamt (LGA) Baden-Württemberg, Wiederholdstr. 15, 70174 Stuttgart (Tel.: 0711/2023-1; Fax: 2023-242).

Bundeszentrale für gesundheitliche Aufklärung (BZgA), Ostmerheimer Str. 200, 51109 Köln (Tel.: 0221/8992-1; Fax: 338783).

Deutscher Verein für Gesundheitspflege e.V. (DVG), Senefelderstr. 15, 73760 Ostfildern (Tel: 0711/413075; Fax: 415094).

Deutsches Grünes Kreuz e.V. (DGK), Schuhmarkt 4, 35037 Marburg (Tel.: 06421/2930; Fax: 22910).

Deutsches Hygiene-Museum, Lingnerplatz 1, 01069 Dresden (Tel.: 0351/4846-0; Fax: 4955162).

Deutsche Zentrale für Volksgesundheitspflege (DVZ), Münchener Str. 48, 60329 Frankfurt (Tel.: 069/235761; Fax: 235762).

Stiftung Warentest, Lützowplatz 11-13, 10785 Berlin (Tel.: 030/2631-0; Fax: 2631-380).

Gesundheitsförderung

(„Health Promotion") so wird in der Ottawa-Charta der Weltgesundheitsorganisation (WHO) von 1986 definiert,

„zielt auf einen Prozeß, allen Menschen ein höheres Maß an Selbstbestimmung über ihre → Gesundheit zu ermöglichen und sie damit zur Stärkung ihrer Gesundheit zu befähigen. Um ein umfassendes körperliches, seelisches und soziales Wohlbefinden zu erlangen, ist es notwendig, daß sowohl als auch Gruppen ihre Bedürfnisse befriedigen, ihre Wünsche und Hoffnungen wahrnehmen und verwirklichen sowie ihre Umwelt meistern bzw. verändern können. In diesem Sinne ist die Gesundheit als ein wesentlicher Bestandteil des alltäglichen Lebens zu verstehen und nicht als vorrangiges Lebensziel. Gesundheit steht für ein politisches Konzept, das in gleicher Weise die Bedeutung sozialer und individueller Ressourcen für die Gesundheit betont wie die körperlichen Fähigkeiten. Die Verantwortung für Gesundheitsförderung liegt deshalb nicht nur beim Gesundheitssektor, sondern bei allen Politikbereichen und zielt über die Entwicklung gesünderer Lebensweisen hinaus auf die Förderung von umfassendem Wohlbefinden hin."

Gesundheitsförderung umfaßt alle Aktivitäten, die darauf gerichtet sind, die Gesundheit nicht lediglich zu schützen und zu bewahren, sondern zu stärken. Gesundheitsförderung ist damit die neben → Gesundheitsvorsorge am weitesten in die Zukunft gerichtete Form der → Gesundheitssicherung. Gesundheitsförderung aktiviert die Bevölkerung insgesamt im Rahmen ihres alltäglichen Lebens v.a. auf Gemeindeebene (→ Kommunale Gesundheitsförderung); sie richtet sich nicht schwerpunktmäßig an bestimmte Risikogruppen. Gesundheitsförderung will damit jeden Einzelnen zu einer → gesunden Lebensführung motivieren; sie ist damit wichtiger Bestandteil von → Hygiene und → Präventivmedizin.

„Öffentliche Gesundheitsförderung" umfaßt Aktivitäten der Gesundheitsförderung jenseits der Ebenen von Selbst- und Laienhilfe. Die Krankenkassen sind im System der sozialen Sicherung besonders verpflichtet, Leistungen zur Gesundheitsförderung zu erbringen. Sie haben die Krankenversicherten über → *Risikofaktoren* und → *Krankheitsverhütung* aufzuklären und darüber zu beraten, wie Gefährdungen vermieden und Krankheiten verhütet werden können. Sie sollen den Ursachen von Gesundheitsgefährdungen und Gesundheitsschäden nachgehen und auf ihre Beseitigung hinwirken (§§ 1 und 20 SGB V). Zur Erhaltung und Förderung der Gesundheit können die Krankenkassen in ihren Satzungen Ermessensleistungen vorsehen (z.B. → *Ernährungsberatung und -aufklärung)*. Dabei wird von den Krankenkassen eine enge Zusammenarbeit mit den verschiedenen Institutionen der → *Gesundheitserziehung und -aufklärung* erwartet. Die Krankenkassen sollen auch die Tätigkeit von → *Selbsthilfegruppen* in ihre Konzepte einbeziehen und diese Gruppen unterstützen. Die Gesundheitsförderung der Krankenkassen hat sich auf folgende Handlungsfelder zu beziehen: Verhaltensbedingte Erkrankungen, arbeitsbedingte Erkrankungen und umweltbedingte Erkrankungen.

Die Pflichten anderer Stellen, z.B. der → *Gesetzlichen Unfallversicherung (GUV)* oder des → *Öffentlichen Gesundheitsdienstes (ÖGesD)*, bleiben jedoch unberührt.

Die Stellungnahme der Bundesärztekammer zur „Gesundheitsförderung als Aufgabe der Heilberufe" ist im Anhang vollständig abgedruckt.

Anlaufadressen für Maßnahmen der Gesundheitsförderung:

Hamburger Informationsstelle für Prävention (HIP), Humboldtstr. 56, 22083 Hamburg (Tel.: 040/225097).

Kneipp Bund e.V., Bundesverband für Gesundheitsförderung, Adolf-Scholz-Allee 6-8,

86825 Bad Wörishofen (Tel.: 08247/3002-0; Fax: 3002-99).

Niedersächsische Akademie für Gesundheitsförderung e.V., Kleestr. 1, 30625 Hannover (Tel: 0511/558581); Fax: 558581).

→ *Gesundheitsberatung*

Gesundheitsfürsorge

→ *Gesundheitshilfe*

Gesundheitshilfe

ist eine Hilfe, die die → *Präventivmedizin* für den Einzelnen und die Gesundheit der Bevölkerung erbringt. Gesundheitshilfe wird auch als Oberbegriff für → *Gesundheitsvorsorge* (Gesundheitspflege) und Gesundheitsfürsorge (des Gesundheitsamtes) verstanden.

Gesundheitshilfe wird von einer Vielzahl von Trägern angeboten, z.B. dem Öffentlichen Gesundheitsdienst (ÖGesD), den Sozialleistungsträgern sowie den Verbänden der Freien Wohlfahrtspflege (FW).

Gesundheitsinformationen

werden in vielfältiger Weise angeboten; u.a. von den Institutionen, die sich mit der → *Gesundheitserziehung und -aufklärung* befassen.

Verschiedene Beratungsangebote sind in einer Schrift „Wer informiert über Gesundheits- und Umweltschutz?" beschrieben, herausgegeben vom früheren Bundesgesundheitsamt (BGA).

Über „Gesundheitsliteratur" informiert die Stiftung Lesen, Fischtorplatz 23, 55116 Mainz (Tel.: 06131/28890-0; Fax: 230333). Die Stiftung hat in Kooperation mit dem Zweiten Deutschen Fernsehen (ZDF) einige Faltblätter mit Lesetips herausgegeben (z.B. „Gesunde Ernährung", „Leben mit Behinderten", „Kinderernährung", „Depressionen/ Angst").

Umfängliches Adressenmaterial bietet das „Presse-Taschenbuch für Naturwissenschaft und Medizin". Boehringer Mannheim GmbH (Kroll-Verlag, Aubachstr. 17a, 82229 Seefeld).

Gesundheitslehre
→ *Hygiene*

Gesundheitsliteratur
→ *Gesundheitsinformationen*

Gesundheitspflege
→ *Gesundheitssicherung*, → *Gesundheitsvorsorge*

Gesundheitspolitik
hat zum Ziel, die → *Gesundheit* der Bürger zu erhalten, zu fördern und im Krankheitsfall wiederherzustellen. Gesünder leben, länger leben und aktiver leben zu können, dies für jeden einzelnen Bürger bestmöglich zu gewährleisten, gleichzeitig aber das Gesundheitswesen (GesW) finanzierbar zu halten, ist die Herausforderung, vor der die Gesundheitspolitik heute und auch in Zukunft steht.
→ *Hygiene*, → *Umweltpolitik*

Gesundheitsreisen
sind Angebote der → *Kurorte* und des Deutschen Bäderverbandes e.V. für all diejenigen, die etwas für ihre → *Gesundheit* tun wollen, auch wenn dafür nur 1 oder 2 Wochen zur Verfügung stehen. Gesundheitsreisen sind, sinnvoll genutzt, ein Beitrag zur → *Gesundheitsförderung*.

Gesundheitsschutz
ist der Schutz der Gesamtbevölkerung und des einzelnen Bürgers vor Schädigungen der → *Gesundheit* durch die Gesellschaft bzw. die Umwelt.
„Öffentlicher Gesundheitsschutz" umfaßt entsprechende Gesundheitsaktivitäten jenseits der Ebene von Selbst- und Laienhilfe (→ *Selbsthilfegruppen*).
→ *Hygiene*

Gesundheitssicherung
umfaßt die Gesamtheit der Aktivitäten, die darauf gerichtet sind, → *Gesundheit* zu fördern, zu erhalten und wiederherzustellen. Bekannte Ursachen späterer gesundheitlicher Störungen (→ *Risikofaktoren*) sollen beseitigt oder so beeinflußt werden, daß gesundheitsriskante Verhaltensweisen oder Fehlentwicklungen gar nicht entstehen.
„Öffentliche Gesundheitssicherung" sind entsprechende Aktivitäten jenseits der Ebene von Selbst- und Laienhilfe (→ *Selbsthilfegruppen*).
„Öffentliche Gesundheitsleistungen" sind einzelne Maßnahmen und Aktivitäten im gesamten Rahmen der „öffentlichen Gesundheitssicherung".
„Gesundheitssicherung" schließt ein:
→ *Gesundheitsbildung*, → *Gesundheitsförderung*, → *Gesundheitsvorsorge*, → *Krankenbehandlung* und → *Rehabilitation*.
→ *Gesundheitsversorgung*

Gesundheitssport
(ugs. auch Breitensport) ist der → *Sport*, der ausschließlich oder überwiegend der → *Gesundheit* dient.
→ *Bewegungstherapie*, → *Koronarsport*

Gesundheitstage
sind Aktionen im Rahmen der → *Gesundheitsförderung* (→ *Kommunale Gesundheitsförderung*).

Gesundheitsuntersuchung
→ *Früherkennung von Krankheiten*

Gesundheitsversorgung
besteht in der Gewährung einer angemessenen medizinischen Versorgung für jeden Bürger und damit für die Gesamtbevölkerung (→ *Gesundheitssicherung*).

Die 5 tragenden Säulen der Gesundheitsversorgung sind

1. die ambulante Gesundheitsversorgung (als vertragsärztliche Versorgung bzw. Primärversorgung durch den Hausarzt), ergänzt durch den Notfall- und Rettungsdienst,
2. die stationäre Behandlung (in Krankenhäusern und Vorsorge- und Rehabilitationseinrichtungen),
3. der Öffentliche Gesundheitsdienst (ÖGesD), schwerpunktmäßig wahrgenommen durch die Gesundheitsämter),
4. die arbeitsmedizinische Vorsorge und
5. die Selbsthilfe, v.a. organisiert durch die Selbsthilfeorganisationen.

Die Gesundheitsversorgung schließt umfassende Maßnahmen der → *Gesundheitsförderung* mit ein.
→ *Altersstruktur der Bevölkerung,* → *Sozialversicherung (Soz. Vers.)*

Gesundheitsvorsorge

(Gesundheitspflege) umfaßt als große und wichtige Gemeinschaftsaufgabe alle Aktivitäten, die darauf gerichtet sind, → *Gesundheit* vorgreifend, präventiv zu fördern und zu sichern (→ *Gesundheitssicherung*); sie umfaßt alle Krankheiten.
„Öffentliche Gesundheitsvorsorge" umfaßt entsprechende Aktivitäten jenseits der Ebene von Selbst- und Laienhilfe (→ *Selbsthilfegruppen*).
Die → *Gesetzliche Krankenversicherung (GKV)* bietet umfängliche Leistungen zur Gesundheitsvorsorge, z.B.: → *Früherkennung von Krankheiten,* → *Gesundheitsförderung* und → *Krankheitsverhütung.*
Anlaufadresse:
Stiftung für das behinderte Kind zur Förderung von Vorsorge, Früherkennung und Frühbehandlung, Gartenstr. 179, 60596 Frankfurt (Tel.: 069/637109; Fax: 636976).

Gesundheitswesen (GesW)

i.e.S. umfaßt die Gesamtheit der Einrichtungen, Personen, Berufe, Sachmittel, normativen Regelungen und Maßnahmen, die in erster Linie das Ziel verfolgen, die → *Gesundheit* der Bevölkerung zu fördern, zu erhalten, herzustellen oder wiederherzustellen (→ *Gesundheitssicherung*).
Das GesW i.w.S. schließt jene Leistungen mit ein, die im Rahmen der Selbsthilfe bzw. des Laiensystems erbracht werden (→ *Selbsthilfegruppen,* → *Selbsthilfeorganisationen*).
Der Begriff „Gesundheitswesen -GesW-" (i.e.S.) wird meist gleichgesetzt mit „Öffentliches Gesundheitswesen - ÖGesW-". „Öffentlich" ist in diesem Zusammenhang kein Gegensatz zu „privat", sondern meint den Bereich, in dem sich Aufgaben ergeben, denen der Einzelne nicht gewachsen ist.
„ÖGesW" umfaßt so gesehen alle Bereiche des GesW, die dem Staat und den kommunalen Gebietskörperschaften zuzurechnen sind und alle Einrichtungen bzw. Körperschaften und Anstalten des öffentlichen Rechts, die mit der Gesundheitssicherung zu tun haben (→ *Öffentlicher Gesundheitsdienst - ÖGesD-*).
→ *Sozialhygiene*

Gesundheitswissenschaften

sind von den mit Gesundheit, Krankheit und Behinderung befaßten Wissenschaften diejenigen Disziplinen, die sich nicht dem Behandeln von Krankheiten, sondern mit der → *Gesundheitsförderung* (= Health Promotion) und dem Schutz der Gesundheit befassen (einschließlich „Öffentliche Gesundheit").
→ *Gesundheitswesen (GesW)*

Gewässerschutz

→ *Trinkwasserhygiene*

Gewerbeaufsicht

hat die Aufgabe, die Einhaltung des → *Arbeitsschutzrechts* in den Betrieben zu überwachen. Sie obliegt den Gewerbeaufsichtsämtern (in NRW den Staatlichen Ämtern für Arbeitsschutz und den Umweltämtern) und den Berufsgenossenschaften (BG).

Gewerbehygiene

ist eine ältere Bezeichnung für → *Arbeitshygiene*.

Gewerbeordnung (GewO)

→ *Arbeitsschutzrecht*

Gicht

(Hyperuricämie) gehört zu den durch falsche → *Ernährung* verursachten Störungen des → *Stoffwechsels*.
Die Krankheit äußert sich u.a. in einem erhöhten Harnsäurespiegel im Blut und kann zu Gelenkversteifungen und sog. Gichtknoten führen.
Folgende Harnsäurewerte (in mg %) liegen im Risikobereich (in Klammern Normbereich/Warnbereich): Bei Männer über 8,0 (unter 7,0/7,0-8,0) und bei Frauen über 7,5 (unter 6,5/6,5-7,5).
→ *Purine*

Gift

→ *Gefahrstoffe*, → *Schadstoffe*

Giftinformationsverordnung

ist eine aufgrund des → *Chemikaliengesetzes (ChemG)* erlassene Vorschrift und befaßt sich mit der den Ärzten nach dem ChemG übertragenen Meldepflicht. Danach ist jeder Arzt verpflichtet, dem Bundesinstitut für gesundheitlichen Verbraucherschutz und Veterinärmedizin, Thielstr. 88 - 92, 14195 Berlin (Tel.: 030/ 84120; Fax: 84123374), solche Krankheiten zu melden, die auf akute oder chronische Einwirkungen zurückgehen oder bei denen ein solcher Zusammenhang vermutet wird. Gemeldet werden müssen der Stoff oder die Zubereitung, die aufgetretenen Symptome und Daten zum Alter und Geschlecht des Patienten.
Ziel der Meldepflicht ist es, schneller und umfassender Daten gesundheitlicher Risiken von → *Gefahrstoffen* zu erhalten, um daraus Schritte für einen verbesserten gesundheitlichen Verbraucherschutz abzuleiten.

Giftmüll

→ *Giftinformationsverordnung*,
→ *Sonderabfälle*

Giftnotrufzentralen

→ *Vergiftungsinformationszentralen*

Grundwasser

ist unterirdisches → *Wasser* in den Hohlräumen von grundwasserführenden Gesteinsschichten. Grundwasser ist i.d.R. das beste → *Trinkwasser*.

Gruppenmedizin

→ *Epidemiologie*

Gruppenprophylaxe

→ *Krankheitsverhütung*, → *Öffentlicher Gesundheitsdienst (ÖGesD)*

H

Händedesinfektion

kommt neben spezifischen Maßnahmen der → *Desinfektion* zur Vermeidung von → *(Krankenhaus) infektionen* entscheidende Bedeutung zu. Sie ist generell notwendig vor und nach infektionsgefährdenden Tätigkeiten sowie vor und nach der Manipulation am Venenkatheder, Blasenkatheter, Tracheostoma, Infusionsbesteck, vor/nach dem Verbandswechsel sowie nach dem Entleeren eines Urinbeutels.

Die chirurgische Händedesinfektion soll eine höchstmögliche Keimreduktion der in den Hautschichten von Hand und Unterarmen angesiedelten Keimen als Vorbedingung für eine Operation bewirken. Bloßes Händewaschen genügt z.B. beim Betreten/Verlassen der Krankenstation, nach dem Toilettenbesuch, vor dem Essen, nach der Untersuchung eines nichtinfizierten Patienten, nach dem Bettenmachen sowie nach Husten, Niesen und Schneuzen. Nach den → *Unfallverhütungsvorschriften (UVV)* sind dem im Gesundheitswesen (GesW) beschäftigten Personal im erforderlichem Umfange Direktspender mit hautschonenden Waschmitteln, Händedesinfektionsmittel und geeignete Hautpflegemittel sowie Einmal-Handschuhe zur Verfügung zu stellen.

Hafenärztlicher Dienst
nimmt Aufgaben der → *Seuchenhygiene* nach den → *Internationalen Gesundheitsvorschriften (IGV)* wahr.

Hausmüll
→ *Abfälle*

Health Promotion
→ *Gesundheitsförderung*

Health surveys
(Gesundheitsbefragung) ist eine Methode zur Erfassung des subjektiven Gesundheitszustandes, der Morbidität, des Gesundheitsverhaltens sowie der Inanspruchnahme von medizinischen Dienstleistungen.

Healthy city
(gesunde Stadt) → *Kommunale Gesundheitsförderung*

Heben von Patienten
→ *Unfallverhütungsvorschriften (UVV)*

Heilbehandlung
→ *Krankenbehandlung*

Heilquelle
→ *Kurorte*

Heilverfahren
→ *medizinische Rehabilitation*

Heilwasser
wird aus natürlichen oder künstlich erschlossenen Quellen an die Oberfläche befördert und aufgrund seiner chemischen Zusammensetzung, seiner physikalischen Eigenschaften oder nach den Erfahrungen für Heilzwecke eingesetzt. Heilwasser ist ein → *Arzneimittel* und unterliegt dem Arzneimittelgesetz (AMG).

Herbizide
→ *Pestizide*

Herzgruppen
→ *Herz-Kreislauf-Telefon*, → *Koronarsport*

Herzinfarkt
(Myokardinfarkt) ist der durch mangelhafte Durchblutung mehr oder weniger ausgedehnte Untergang von Gewebe des Herzens. Je nach Lokalisation wird von einem Vorderwandinfarkt, Hinterwandinfarkt oder Seitenwandinfarkt gesprochen. Meistens empfindet der Betroffene sehr starke Schmerzen, die mit Übelkeit, Schweißausbruch und weiteren Krankheitszeichen einhergehen. Ursache des Herzinfarkts ist i.d.R. eine Arteriosklerose.
In der BRD erleiden jährlich etwa 200.000 Menschen einen Herzinfarkt. 80.000 Menschen sterben am Herzinfarkt - davon sind mehr als 3.000 noch keine 40 Jahre alt. 120.000 Herzinfarkte werden jährlich überlebt - mit zumeist guten Prognosen.

Ein Herzinfarkt erfordert in jedem Fall die Hilfe eines Arztes. Eine Alarmierung des Rettungsdienstes ist oft nicht zu vermeiden. Tritt vor Eintreffen des Arztes bzw. des Rettungsdienstes Bewußtlosigkeit auf, muß Erste Hilfe geleistet werden (Herzmassage und Atemspende). In der nachfolgenden Therapie und → *Rehabilitation* muß es v.a. darum gehen, → *Risikofaktoren* soweit wie möglich auszuschließen. → *Sport* (→ *Koronarsport*), richtige → *Ernährung* sowie die Vermeidung von → *Streß* sollen einen hohen Stellenwert eingeräumt bekommen.

→ *Herz-Kreislaufkrankheiten*, → *Rauchen*, → *Zivilisationskrankheiten*

Herz-Kreislaufkrankheiten

treten v.a. in Erscheinung als koronare Herzkrankheit, zerebrale Durchblutungsstörung und pheriphere arterielle Verschlußkrankheit.

Dem Krankheitsbild der koronaren Herzkrankheit werden der Herzschmerz mit Vernichtungsgefühl (Angina pectoris), der → *Herzinfarkt* und die Herzschwäche (Herzinsuffizienz) zugeordnet. Die zerebrale Durchblutungsstörung präsentiert sich in erster Linie als → *Schlaganfall*. Die Ursache für eine Herz-Kreislaufkrankheit ist i.d.R. eine Arteriosklerose („Arterienverkalkung"): Wandveränderungen der Blutgefäße führen zu Elastizitätsverlust, Verhärtung und Lumeneinengung. Die Folgen sind Störungen von Blutdruck und Blutfluß in den versorgten Organen (Durchblutungsstörungen - Ischämien). Die Arteriosklerose wird begünstigt durch eine mögliche erbliche Disposition (Physiosklerose) und eine Reihe von → *Risikofaktoren* (Pathosklerose). Mehrere Risikofaktoren können sich potenzieren! Risikofaktoren für Herz-Kreislaufkrankheiten sind Rauchen, Bluthochdruck, Fettstoffwechselstörungen, Zuckerkrankheit, Bewegungsmangel,

Streß und psychosoziale Faktoren (sog. Typ A), Übergewicht, Alkoholabhängigkeit, erhöhter Harnsäuregehalt des Blutes (Hyperurikämie), Hormone (Einnahme der „Pille") und Magnesiummangel.

Die Daten über den Verlauf der Erkrankungshäufigkeit (→ *Morbidität*) und der Sterblichkeit (→ *Mortalität*) an Herz-Kreislaufkrankheiten sind in fast allen Ländern unzureichend. Diese unbefriedigende Situation war der Grund für die Entstehung des internationalen „Monica-Projekts" („Monitorung of trends at determinants in cardiovascular" = Beobachtung des Verlaufs und der Determinanten von Herz-Kreislaufkrankheiten) der Weltgesundheitsorganisation (WHO). Ziel des Projekts ist es, eine verläßliche Datenbank zu schaffen, die die „standardisierten Daten" der über 40 Monica-Zentren in aller Welt zusammenfaßt.

Es gehört aber heute zum gesicherten Wissen, daß die Herz-Kreislaufkrankheiten durch eine → *gesunde Lebensführung* und geeignete medizinische Maßnahmen zu verhindern oder abzuschwächen sind. Wie bei den übrigen → *Zivilisationskrankheiten* ist es Aufgabe der → *Präventivmedizin*, den vielfältigen Risikofaktoren der Herz-Kreislaufkrankheiten entgegenzutreten. Welche vorbeugenden Maßnahmen am besten vor Herz-Kreislaufkrankheiten schützen, wird in nationalen und internationalen Studien untersucht. Bislang vorliegende Ergebnisse zeigen, daß es mit den Methoden zur Änderung des Risikoverhaltens in der Bevölkerung, wie sie in den Studien angewendet worden sind, möglich ist, das Risikofaktorenprofil in der Bevölkerung nachhaltig zu verbessern. → *Gesundheitserziehung* und *-aufklärung* und → *Gesundheitsförderung* sind besonders gefordert.

Anlaufadressen sind u.a.:
Deutsche Gesellschaft für kardiologische Prävention und Rehabilitation e.V. (DGPR), Rizzastr. 34, 56068 Koblenz (Tel.: 0261/309231 + 309233; Fax: 309232).
Deutsche Herzstiftung e.V., Wolfsgangstr. 20, 60322 Frankfurt (Tel.: 069/9551280;

Fax: 95512813), mit angeschlossener Kinderherzliga.
→ *Herz-Kreislauf-Telefon*, → *Todesursache*

Herz-Kreislauf-Telefon

besteht in Heidelberg unter der Nr.: 06221/474800. Das Telefon steht montags bis freitags von 9.00 Uhr bis 17.00 Uhr für die gesamte Bevölkerung zur Verfügung und bietet v.a. Auskünfte über → *Herz-Kreislaufkrankheiten*, → *Risikofaktoren* und Chancen der → *Früherkennung von Krankheiten*. Anonymität ist gewährleistet.
Die Gesprächspartner am Telefon kommen aus verschiedenen Gesundheitsberufen und sind i.d.R. keine Ärzte. Schwierige Fragen werden an Experten weitergeleitet; bei Wiederanruf erfolgt dann eine Beantwortung unter einer Chiffre.
Im übrigen werden Hinweise zu Broschüren bzw. Informationsmaterial gegeben und Adressen von Ansprechpartnern in Krankenhäusern, Koronarsportgruppen und Selbsthilfegruppen zur Verfügung gestellt.

Hirntod
→ *Tod*

HIV
(engl.: human immunodeficiency virus) ist die Abkürzung für menschliche Immunschwächeviren; es sind die Erreger von → *AIDS*.
Ob sich nach einer HIV-Infektion Antikörper gebildet haben (i.d.R. 6-8 Wochen nach der Infektion), kann durch den → *HIV-Test* ermittelt werden.
→ *Laborberichtsverordnung*

HIV-Antikörpertest
→ *HIV-Test*

HIV-Infektion
→ *AIDS*, → *HIV*, → *HIV-Antikörpertest*

HIV-Test
dient dem Nachweis von Antikörpern gegen das → *HIV*.
Zunächst wird ein Routinetest durchgeführt (z.B. „ELISA"), der sich durch eine einfache Durchführung und ein rasches Ergebnis auszeichnet. Fällt dieser Test fraglich oder positiv aus, muß das Testergebnis durch ein genaueres und aufwendigeres Testverfahren, den Bestätigungstest (z.B. Western-Blot-Test), überprüft werden. Fällt dieser Bestätigungstest positiv aus, ist die HIV-Infektion der untersuchten Blutprobe gesichert. HIV-Tests können durchgeführt werden in den Gesundheitsämtern, Krankenhäusern und bei den niedergelassenen Ärzten.
→ *AIDS*

Homöostase
(griechisch „gleichbleibender Zustand") charakterisiert das Gleichgewicht zwischen Organismus und Umwelt (→ *Gesundheit*).
Ist das Gleichgewicht gestört bzw. fehlt die Fähigkeit der aktiven Anpassung, ist → *Krankheit* die Folge.

Hospitalinfektion
→ *Infektion*, → *Krankenhausinfektion*

Hospitalismus
→ *Krankenhausinfektion*

Hygiene
(abgeleitet vom Namen der griechischen Göttin der Gesundheit „Hygieia") ist die Lehre von der Verhütung der → *Krankheiten* und der Erhaltung und Festigung der → *Gesundheit* (= Gesundheitslehre).
Als Begründer der neuzeitlichen Hygiene wird der Arzt und Apotheker von Pettenkofer angesehen. Er erhielt 1865 den ersten Lehrstuhl für Hygiene in der Welt.
„Die Kunst zu heilen kann viele Leiden lindern, doch schöner ist die Kunst, die es versteht, die Krankheit am Entstehen schon zu hindern" (Max von Pettenkofer).
Die Hygiene befaßt sich mit den belebten und unbelebten Faktoren der

→ *Umwelt*, die auf die Gesundheit in fördernder oder schädigender Weise einwirken (→ *Risikofaktoren*). Sie untersucht diese Faktoren vor Ort und im Laboratorium, klärt ihre Wirkungsweise auf und bewertet sie aus der Sicht des Arztes. Sie entwickelt Grundsätze für den → *Gesundheitsschutz* und erarbeitet vorbeugende Maßnahmen für die Allgemeinheit und den Einzelnen. Hierzu bedient sie sich einer Vielzahl wissenschaftlicher Methoden aus den Gebieten der Medizin, der Naturwissenschaften und Technik. Hygiene kann als übergeordneter Begriff der → *Gesundheitsvorsorge* (primäre → *Präventivmedizin*) verstanden werden. Die Hygiene ist Bestandteil der → *Krankenbehandlung* und steht in enger Beziehung zur → *Gesundheitspolitik*.

Grundbereiche der Hygiene sind die → *Umwelthygiene*, die → *Sozialhygiene* und die → *Individualhygiene* (Psychohygiene). In der Praxis ist aber eine Trennung dieser Grundbereiche nicht immer möglich. Daher werden den Grundbereichen sog. Arbeitsbereiche gegenübergestellt, in denen die verschiedenen Teilbereiche miteinander verknüpft werden; z.B. die → *Arbeitshygiene* und die → *Krankenhaushygiene*.

Der Begriff „Hygiene" wird über den wissenschaftlichen Rahmen hinaus oft als Synonym für Sauberkeit verwandt.

Hygieneplan

ist ein Maßnahmenkatalog, der Regeln für die zu beachtende → *Hygiene* (→ *Krankenhaushygiene*) enthält. Nach den für das Gesundheitswesen (GesW) geltenden → *Unfallverhütungsvorschriften (UVV)* ist ein Hygieneplan zwingend erforderlich. Darin hat der Arbeitgeber für die einzelnen Arbeitsbereiche entsprechend der Infektionsgefährdung Maßnahmen zur → *Desinfektion*, Reinigung und → *Sterilisation* sowie zur Ver- und Ent-

sorgung schriftlich festzulegen und ihre Durchführung zu überwachen.

Die „Richtlinie für Krankenhaushygiene und Infektionsprävention" (einschließlich Anlagen) enthält weitergehende Hinweise.

Hygieneverordnungen der Länder

sind aufgrund des → *Bundesseuchengesetzes (BSeuchG)* erlassene Verordnungen zur Verhütung von → *übertragbaren Krankheiten*. Sie gelten v.a. für berufs- oder gewerbsmäßige Tätigkeiten im Friseurhandwerk, in der Kosmetik und Fußpflege sowie für das Tätowieren, Ohrlochstechen und in der Akupunktur, soweit bei ihnen Erreger einer durch Blut übertragbaren Krankheit im Sinne des BSeuchG übertragen werden können (z.B. Erreger von AIDS oder Virushepatitis B). Wer Tätigkeiten im Sinne der Hygieneverordnungen ausübt, ist zur sorgfältigen Beachtung der allgemein anerkannten Regeln der → *Hygiene* verpflichtet. Wer Eingriffe durchführt, die eine Verletzung der Haut vorsehen, muß vorher seine Hände und die zu behandelnde Hautfläche desinfizieren (→ *Händedesinfektion*).

Geräte, die bei diesen Tätigkeiten mehrfach verwendet werden und deren Verwendung mit Verletzungen der Haut verbunden ist oder dazu führen kann (z.B. Manikür- und Pediküregeräte, Scheren), sind nach jeder Anwendung sorgfältig zu desinfizieren und zu reinigen.
→ *Desinfektion*

I

Idealgewicht
→ *Normalgewicht*

Immissionen
→ *Arbeitshygiene*, → *Lufthygiene*

Immissionsschutz
→ *Bundesimmissionsschutzgesetz (BImSchG)*, → *Lufthygiene*, → *Umweltschutz*

Immunisierung
→ *Immunprophylaxe*, → *Unfallverhütungsvorschriften (UVV)*

Immunität
ist die Unempfindlichkeit des Makroorganismus (z.B. Mensch) gegen einen → *Krankheitserreger*.
→ *Immunprophylaxe*, → *Immunsystem*, → *Resistenz*

Immunprophylaxe
ist die gezielte Unterstützung des menschlichen → *Immunsystems* in seiner Auseinandersetzung mit → *Krankheitserregern* und deren Produkten.
Es werden zwei Möglichkeiten der Immunisierung unterschieden: Aktive Immunisierung mit einem Impfstoff (Antigene) und passive Immunisierung durch Gabe eines Immunglobulins. Bei der passiven Immunisierung werden dem Körper bereits fertige Antikörper zugeführt, so daß die Schutzwirkung sofort einsetzen kann. Bei der → *Schutzimpfung* hingegen wird die Immunisierung erst allmählich aufgebaut, hält dafür aber länger an.
→ *Resistenz*, → *Unfallverhütungsvorschriften (UVV)*

Immunschwächekrankheit
→ *AIDS*

Immunsystem
ist ein aus mehreren Organen (z.B. Thymusdrüse, Lymphknoten) bestehendes System, das den Körper in die Lage versetzt, eine → *Infektion* abzuwehren, und das ihn befähigt, zwi-

schen eigenem und fremdem Gewebe zu unterscheiden.
Die Schwächung der normalen Infektabwehr des Körpers (angeboren oder erworben) bezeichnet man als Immundefekt.
→ *AIDS*, → *Immunprophylaxe*, → *Resistenz*

Impfbuch
dient der amtlichen Bescheinigung von → *Schutzimpfungen* und entspricht einem bundeseinheitlichen Muster. Der impfende Arzt hat jede Schutzimpfung in das Impfbuch einzutragen (ggf. genügt auch die Ausstellung einer Impfbescheinigung). Das Impfbuch wird für die erste Eintragung von der zuständigen Behörde des Öffentlichen Gesundheitsdienstes (ÖGesD) unentgeltlich abgegeben.
→ *Impfwesen*

Impfempfehlungen
→ *Impfwesen*, → *Impfkalender für Fernreisen*

Impfkalender
→ *Impfkalender für Fernreisen*, → *Impfplan*, → *Impfwesen*

Impfkalender für Fernreisen
Maßnahmen der → *Gesundheitssicherung* können bei Auslandsreisen in unterschiedlicher Weise sinnvoll sein. Bei Reisen in entfernte Gebiete (z.B. Tropen) sind bestimmte → *Schutzimpfungen* oft unerläßlich.
Über Impfempfehlungen bei Fernreisen informiert ein „Impfkalender für Fernreisen". Für weitergehende Informationen stehen u.a. die Tropenmedizinischen Institute zur Verfügung.
→ *Impfwesen*

Impfpflicht
→ *Impfwesen*

Impfplan

stellt eine Richtschnur für die günstige Reihenfolge der im Einzelfall möglichen oder erforderlichen → *Schutzimpfungen* dar. Eine solche Koordinierung des Impfprogramms wird auch als Impfkalender bezeichnet.
→ *Impfwesen*, → *Impfkalender für Fernreisen*

Impfschaden

→ *Impfwesen*, → *Schutzimpfung*

Impfung

→ *Impfwesen*, → *Schutzimpfung*

Impfwesen

umfaßt alle Angebote und Maßnahmen im Zusammenhang mit → *Schutzimpfungen*. Sie gehören zu den wirksamsten Instrumentarien der → *Gesundheitssicherung*.
Die Schutzimpfungen lassen sich wie folgt unterscheiden: Standard-Impfungen, die jeder haben sollte (z.B. Poliomyelitis, Tetanus, Diphtherie, Masern, Mumps, Röteln), Sonderimpfungen bei besonderer individueller Situation und Indikation (z.B. Tuberkulose, Tollwut, Grippe, Hepatitis B) und Reise-Impfungen (z.B. Gelbfieber, Cholera, Typhus).
In der BRD gibt es keine Impfpflicht (mehr); nur Schutzimpfungen anzubieten ist Pflicht. Das → *Bundesseuchengesetz (BSeuchG)* ermächtigt die zuständigen Behörden, durch Verordnung Schutzimpfungen für bedrohte Teile der Bevölkerung anzuordnen, wenn eine übertragbare Krankheit in bösartiger Form auftritt oder mit ihrer epidemischen Verbreitung (→ *Epidemie*) zu rechnen ist. Damit ist Vorsorge getroffen, daß in „Notfällen" das Instrumentarium der Impfpflicht als Möglichkeit der Krankheitsbekämpfung bzw. -verhütung zur Verfügung steht.
Statt staatlichen Zwang anzuwenden, erwartet man heute eher Vertrauen und Bereitschaft der Bürger zu freiwilliger und verantwortungsmäßiger Einordnung. Es werden daher von verschiedenen Seiten Impfungen empfohlen, denen man sich im eigenen oder im Interesse der Allgemeinheit unterziehen sollte.
Die empfohlenen Schutzimpfungen werden entweder in öffentlichen Impfterminen der Gesundheitsämter oder von den Ärzten durchgeführt.
Die Impfempfehlung einer Behörde des Öffentlichen Gesundheitsdienstes (ÖGesD) stellt aber nicht nur den Rat dar, sich gegen eine bestimmte Krankheit impfen zu lassen, sie ist auch gleichzeitig die Zusage des Staates, bei einem Impfschaden für die Folgen aufzukommen.
Schutzimpfungen sollten auf der Grundlage eines → *Impfplanes* vorgenommen werden.
Manche Impfungen des Kindesalters sollten in späteren Lebensjahren aufgefrischt oder bislang versäumte Impfungen nachgeholt werden, andere können bei besonderen epidemischen Ereignissen oder Risiken in Betracht kommen. Einige Impfungen sind bei Reisen in bestimmte Gebiete aufgrund der → *Internationalen Gesundheitsvorschriften (IGV)* erforderlich oder zum individuellen Schutz empfehlenswert.
Die Entscheidung über Art und Umfang der Impfungen obliegt dem Arzt unter Abwägung von Indikation und Kontraindikation. Dabei besteht folgende Zielvorstellung: Soviel impfen wie nötig, so wenig wie möglich.
Impfungen werden in einem → *Impfbuch* eingetragen.
Anlaufadressen (neben den Krankenkassen und Behörden des ÖGesD):
Deutsches Grünes Kreuz e.V. (DGK), Schuhmarkt 4, 35037 Marburg (Tel.: 06421/2930; Fax: 22910).
Ständige Impfkommission (STIKO) beim Robert Koch-Institut - Bundesinstitut für Infektionskrankheiten und nicht übertragbare Krankheiten -, Nordufer 20, 13353 Berlin (Tel.: 030/45472286).
→ *Impfkalender für Fernreisen*

Individualhygiene

ist das Teilgebiet der → *Hygiene*, das sich mit den Einwirkungen aus den verschiedenen Bereichen der → *Umwelt* auf den Einzelnen befaßt, soweit diese für die Erhaltung seiner Gesundheit und die Förderung seiner Leistungsfähigkeit von Bedeutung sind. Hierzu gehören z.b.: → *gesunde Lebensführung*, → *Immunprophylaxe* (→ *Schutzimpfungen*), Umsetzung von Informationen der → *Gesundheitserziehung und -aufklärung* zum Abbau von → *Risikofaktoren* und Körperpflege.

Schließlich gehört auch die psychische Situation des Einzelnen und die Erhaltung seiner seelischen Gesundheit zur Individualhygiene. Insoweit spricht man von der Psychohygiene.

Neben den Einflüssen aus der belebten Umwelt und dem sozialen Umfeld werden auch andere Schadensfaktoren wirksam, wie innere Unausgeglichenheit, Lebensangst, Kontaktschwierigkeiten, Reizüberlastungen oder psychische Überlastungen (→ *Streß*). Diese häufigen Krankheitsursachen werden noch zu wenig beachtet.

→ *Früherkennung von Krankheiten*,
→ *Kränkung*

Individualmedizin
→ *Epidemiologie*

Individualprophylaxe
→ *Individualhygiene*, → *Krankheitsverhütung*

Infektiöser Hospitalismus
→ *Krankenhausinfektion*

Infektion
(Ansteckung) ist das Eindringen von → *Krankheitserregern* in einen Organismus, in dem sie sich vermehren und zu einer Krankheit (→ *Infektionskrankheit*) führen können.

Die Voraussetzung für eine Infektion ist eine komplette Infektionskette (= Infektionsquelle, Übertragungsweg, empfindliches Individuum). Jede Unterbrechung der Infektionskette (z.B. durch → *Händedesinfektion*) führt zur Verhinderung der Infektion. Maßnahmen der Verhütung und Bekämpfung von Infektionskrankheiten (→ *Seuchenrecht*) müssen daher auf eine Unterbrechung der Infektionskette abzielen.

→ *Inkubationszeit*, → *Kolonisation*,
→ *Kontamination*,
→ *Krankenhausinfektion*

Infektionsepidemiologie
→ *Epidemiologie*

Infektionskette
→ *Infektion*

Infektionskrankheiten
(→ *Seuchen*) sind → *Krankheiten*, die auf einer → *Infektion* (Ansteckung) mit → *Krankheitserregern* beruhen. Infektionskrankheiten werden als → *übertragbare Krankheiten* bzw. → *Geschlechtskrankheiten* differenziert.

Nach dem → *Bundesseuchengesetz (BSeuchG)* und dem → *Geschlechtskrankheitengesetz (GesGKr)* sind die Infektionskrankheiten überwiegend meldepflichtig.

In der BRD haben Infektionskrankheiten als → *Todesursache* kaum noch Bedeutung. Dennoch dürfen diese Krankheiten nicht unterschätzt werden.

Für die Ärzte stehen zahlreiche Nationale Referenzzentren als Anprechpartner zur Verfügung, wenn es darum geht, Zweifelsfragen abzuklären. Referenzzentren können beim Robert Koch-Institut -Bundesinstitut für Infektionskrankheiten und nicht übertragbare Krankheiten-, Nordufer 20, 13353 Berlin (Tel.: 030/45472286), erfragt werden.

Inkubationszeit

ist die Zeit zwischen → *Infektion* und Beginn der → *Krankheit* (Auftreten von Symptomen) bei → *Infektionskrankheiten.*
Beispiele für Inkubationszeiten:
Staphylokokken-Enterotoxikose:
  wenige Stunden,
Salmonellose (Enteritis): Stunden bis Tage,
Tetanus: Stunden bis 21 Tage,
Influenza: 1 bis 3 Tage,
Keuchhusten: 7 bis 21 Tage,
Masern: 9 bis 14 Tage.

Insektizide

→ *Pestizide*

Internationale Gesundheitsvorschriften (IGV)

sind Regelungen der Weltgesundheitsorganisation (WHO); sie sind mit verschiedenen Ausführungsvorschriften in der BRD geltendes → *Seuchenrecht.* Die IGV haben zum Ziel, ein Höchstmaß an Schutz gegen die Ausbreitung von → *Infektionskrankheiten* über Ländergrenzen hinweg bei einem Mindestmaß an Störung des internationalen Verkehrs zu gewährleisten. Die IGV finden Anwendung für Personen und Fahrzeuge (Flugzeuge, Schiffe, Fahrzeuge des Schienen- und Straßenverkehrs), die sich auf internationaler Reise befinden, d.h. über die Grenzen eines Landes in ein Nachbarland oder in mehrere andere Länder gelangen. Die IGV enthalten neben Begriffserläuterungen Bestimmungen über die gegenseitige Unterrichtung und Meldung von Infektionskrankheiten an die WHO, Bestimmungen über die Einrichtungen von Sanitätsflughäfen und von Häfen mit hafenärztlichem Dienst, die Aufzählung der zulässigen gesundheitlichen Maßnahmen und Verfahren bei der Abreise und bei der Ankunft von Schiffen und Luftfahrzeugen sowie die Darstellung der für die einzelnen Krankheiten anzuwendenden Maßnahmen (z.B. Forderung eines Impfnachweises bei der Einreise). Die IGV betreffen in erster Linie Cholera, Gelbfieber und Pest. Fleckfieber, Rückfallfieber, Influenza, Poliomyelitis und Malaria sollen in das Melde- und Überwachungssystem erst dann einbezogen werden, wenn sie in außergewöhnlicher Form oder Häufigkeit auftreten. Die Auswertung der Meldungen von Infektionskrankheiten und deren Zusammenstellung zur „Weltseuchenlage" erfolgt in einer besonderen Abteilung der WHO in Genf.
Das Ergebnis wird wöchentlich als „Weekly Epidemiological Record" veröffentlicht. Der Öffentliche Gesundheitsdienst (ÖGesD) kann sich auch täglich durch Inanspruchnahme einer besonderen Fernschreibanlage der WHO mit automatischer Anfragebeantwortung über die „Weltseuchenlage" informieren lassen. Jährlich erscheint eine Aufstellung der von einzelnen Ländern bei der Einreise geforderten Impfnachweise sowie ein besonderes Verzeichnis der Gelbfieberimpfstationen. Vom Regionalbüro der WHO in Kopenhagen wird ein Verzeichnis der wichtigsten See- und Lufthäfen mit Anschriften und Fernsprechnummern der hafen- und flughafenärztlichen Dienste veröffentlicht. Die Mitgliedsländer der WHO sind verpflichtet, alle Reisenden über die Impfvorschriften und über plötzlich auftretende Gesundheitsgefahren in den Reiseländern zu informieren. Diese Informationen werden v.a. von den Reisebüros sowie den Schiffs- und Fluggesellschaften erteilt. Bricht in einem Mitgliedsland eine Krankheit aus, die eine ernsthafte Gefahr für die Nachbarländer oder für die internationale Gesundheit bedeutet, kann die WHO mit Zustimmung der zuständigen Regierung eine Sachverständigengruppe mit der Untersuchung des Krankheitsausbruchs beauftragen.

→ Impfwesen, → Impfkalender für Fernreisen

Intervention
→ Präventivmedizin

Intoxikation
(= Vergiftung) → Toxikologie

Inversionswetterlage
→ Smog

Inzidenz
ist in der → Epidemiologie ein Parameter für die Erkrankungshäufigkeit, also die Zahl der in einem Berichtszeitraum an einer bestimmten Krankheit erstmals erkrankten Personen, bezogen auf 1.000, 10.000 oder 100.000 der Bevölkerung. Die Inzidenz einer Krankheit kann dabei nach Altersklassen, Geschlecht, Beruf usw. aufgeschlüsselt werden.

Isolierung
→ Absonderung

J

Jogging
(= Laufen als Ausdauertraining) → Sport

Joule
ist eine Maßeinheit für den Energiegehalt der Nahrung. Auch die Energie, die der Körper zur Verrichtung von Arbeit benötigt, wird in Joule gemessen (1 Kilojoule = 1 kJ bzw. 1000 Joule).
Joule sollte die ältere Maßeinheit → Kalorie ersetzen.
→ Ernährung

Jugendarbeitsschutz
→ Arbeitsschutzrecht, → Jugendarbeitsschutzgesetz (JASchG)

Jugendarbeitsschutzgesetz (JASchG)
dient dem Schutz von Kindern und Jugendlichen, die aufgrund ihrer noch nicht abgeschlossenen körperlichen und geistigen Entwicklung bei der Beschäftigung im Arbeits- und Berufsleben sowie der Ausbildung besonderen Gefahren, v.a. für die → Gesundheit, ausgesetzt sind.
Das JArbSchG enthält Regelungen über den → Arbeitsschutz von Kindern und Jugendlichen. Von einigen Sonderregelungen abgesehen, ist die Beschäftigung von Kindern und die Beschäftigung von Jugendlichen unter 15 Jahren verboten. Im allgemeinen dürfen Jugendliche nicht mehr als 8 Stunden täglich und nicht mehr als 40 Stunden wöchentlich beschäftigt werden. Nach Beendigung der täglichen Arbeitszeit dürfen Jugendliche nicht vor Ablauf einer ununterbrochenen Freizeit von mindestens 12 Stunden beschäftigt werden. Eine Beschäftigung von Jugendlichen darf im allgemeinen nur in der Zeit von 6-20 Uhr erfolgen. Eine Beschäftigung an Samstagen bzw. Sonn- und Feiertagen ist, von Sonderregelungen für Krankenhäuser abgesehen, unzulässig. Jugendliche dürfen nicht mit Arbeiten, die ihre körperlichen Kräfte übersteigen, beschäftigt werden. Der Arbeitgeber ist verpflichtet, für die Erhaltung von Gesundheit und Arbeitskraft der Jugendlichen zu sorgen und auf Gesundheits- und Unfallgefahren aufmerksam zu machen. Durch ärztliche Untersuchungen (vor Beginn der Berufstätigkeit und Nachuntersuchung nach 12 Monaten) ist die gesundheitliche Betreuung der Jugendlichen zu vervollständigen (→ arbeitsmedizinische Vorsorge). Über die ärztlichen

Untersuchungen sind Bescheinigungen auszustellen; sie sind ggf. dem Gewerbeaufsichtsamt (→ *Gewerbeaufsicht*) vorzulegen.
→ *Arbeitsschutzrecht*

Jugendzahnpflege
→ *Öffentlicher Gesundheitsdienst (ÖGesD)*

K

Kalorie
drückt wie → *Joule* den Energiegehalt der Nahrung aus (1 Kilokalorie = 1 kcal bzw. 1000 Kalorien).
Diese ältere Einheit wurde vor einiger Zeit durch die Einheit Joule ersetzt; die Änderung konnte sich aber nur teilweise durchsetzen. Die Umrechnung erfolgt recht einfach: 1 kcal = 4,2 kJ; 1 kJ = 0,239 kcal.
→ *Ernährung*, → *Leere Kalorien*

Karies
ist eine Gesundheitsstörung der Zähne und gehört zu den → *Zivilisationskrankheiten.*
Rund 98% der Bevölkerung der westlichen Industrienationen ist von Karies betroffen.
V.a. Zucker und Auszugsmehle wirken schädigend auf den Zahnbelag und ermöglichen das Eindringen von Bakterien in den Zahn: Zahnzerstörung ist die Folge.
Wirksames Mittel gegen Zahnkaries ist neben Mundhygiene das Meiden von gesüßten Speisen und Getränken.
→ *Ernährung*

Kinderkur
→ *Kur*, → *medizinische Rehabilitation*

Kinderuntersuchungen
→ *Früherkennung von Krankheiten*

Kläranlagen
dienen der Behandlung von → *Abwasser* vor der Einleitung in ein Gewässer (Vorfluter). Kläranlagen sind erforderlich, wenn die Selbstreinigungskräfte der Gewässer überfordert sind. Sie sind damit ein wichtiges Instrumentarium der → *Abwasserhygiene* bzw. → *Abwasserbeseitigung.*

Klärschlamm
→ *Abfallbeseitigungsgesetz (AbfG)*,
→ *Abwasserbeseitigung*

Klimaforschung
ist der Teil der → *Umweltforschung*, der sich mit dem Abbau der stratosphärischen → *Ozonschicht* und einer möglichen bevorstehenden Klimaänderung aufgrund ansteigender Temperaturen (Treibhauseffekt) befaßt. Die Klimaforschung hat in der Forschungsförderungspolitik hohe Priorität. → *Lufthygiene*

Kneippheilbad
→ *Kurorte*

Kneippkurorte
→ *Kurorte*

Körpergewicht
→ *Normalgewicht*

Körperpflege
umfaßt Maßnahmen, die der Erhaltung der → *Gesundheit* dienlich sind (z.B. Hand-, Fuß-, Nagel- und Hautpflege, Gymnastik).
Verschiedene Gesundheitsberufe befassen sich mit der Körperpflege, so u.a. die Kosmetiker, medizinischen Fußpfleger und Orthopädieschuhmacher. Körperpflege wird auch in der Krankenpflege von den Angehörigen der Pflegeberufe durchgeführt.
→ *Hygieneverordnungen der Länder*

Kohlendioxid
→ *Luft*

Kohlenhydrate
kommen in Form von Zucker (als Trauben-, Frucht- oder Haushaltszucker), Stärke und → *Ballaststoffen* vor. Stärke ist das wichtigste pflanzliche Kohlenhydrat. Hauptquellen sind Getreideprodukte und Kartoffeln. Während der Verdauung wird die Stärke in Traubenzucker (Glucose) aufgespalten. Der Traubenzucker wird dann vom Blut aufgenommen, in die Körperzellen transportiert und dort als Energie verbrannt.
→ *Ernährung*

Kohortenstudien
sind Untersuchungen einer bestimmten Gruppe der Bevölkerung im zeitlichen Ablauf über die Entwicklung oder Veränderung von Merkmalen. Solche Studien sind in der → *Epidemiologie* üblich.
→ *Prospektive Studien*

Kolonisation
ist die physiologische Besiedlung der äußeren Oberfläche des Organismus, d.h. von Haut und Schleimhaut, mit Mikroorganismen (→ *Krankheitserreger*).
→ *Infektion*, → *Kontamination*

Kommunale Gesundheitsförderung
umfaßt die Gesamtheit aller kommunalen Aktivitäten von Ärzten, Bürgern Gruppen und sonstigen Institutionen für die → *Gesundheitsförderung* der gesamten Bevölkerung auf der Basis des Gesamtprogramms → *„Gesundheit für alle bis zum Jahre 2.000"* der Weltgesundheitsorganisation (WHO). Verschiedene Studien und gesundheitspolitische bzw. gesundheitserzie-

herische Programmentwicklungen, v.a. der WHO, führten dazu, die Gemeinde/Stadtebene als geeignete Basis für eine umfassende → *Gesundheitssicherung* (wieder) zu entdecken.
„Eine gesunde Stadt verbessert kontinuierlich die physischen und sozialen Lebensbedingungen und fördert die Entfaltung gemeinschaftlicher Aktions- und Unterstützungsformen; beides mit dem Ziel, die Menschen zur wechselseitigen Unterstützung in allen Lebenslagen zu befähigen und ihnen damit die maximale Entfaltung ihrer Anlagen zu ermöglichen"(Symposion der WHO über „Healthy Cities" in Lissabon, 1986).
Diese Konzeption kommunaler Gesundheitsförderung wird durch das „Gesunde Städte-Projekt" vorangetrieben. Dieses Projekt geht auf eine Initiative des Europäischen Regionalbüros der WHO zurück, die die Kommunen anregen und unterstützen will, Lebensbedingungen gesundheitsfördernder zu gestalten.
In dem 1989 gegründeten „Gesunde Städte-Netzwerk" haben sich in der BRD 32 Städte und Kreise (Stand: Oktober 1992) zusammengeschlossen, um dieses Ziel langfristig umzusetzen (Sekretariat: Behörde für Arbeit, Gesundheit und Soziales der Freien und Hansestadt Hamburg, Tesdorpfstr. 8, 20148 Hamburg).
Die herausragenden Ziele des Netzwerkes sind:
„Voraussetzung für die optimale Entfaltung und Selbstbestimmung der Bürgerinnen und Bürger ist ihre Gesundheit. Sie ist nicht nur ein grundlegendes Bürgerrecht, sondern zugleich auch eine Grundlage für die soziale und ökonomische Fortentwicklung einer Kommune. Gesundheit in Städten, Kreisen und Gemeinden zielt nicht nur auf die Abwesenheit von Krankheit, sondern auch auf die Erreichung eines Zustandes des physischen, psychischen und sozialen Wohlbefindens seiner Bürgerinnen und Bürger, der es ihnen erlaubt, ein sozial und wirtschaftlich produktives Leben zu führen. Grundvoraussetzungen für die Gesundheit der Bürgerinnen und Bürger sind deshalb Sicherheit und soziale Gerechtigkeit, ein gesundes Nahrungsangebot, angemessene Wohnverhältnisse, Arbeit und ein ausrei-

chendes Einkommen, eine gesundheitsgerechte Umwelt, Mitverantwortung und eine sinnvolle Rolle in der kommunalen Gemeinschaft" (Quelle: Sekretariat „Gesunde-Städte-Netzwerk").

Zu den wichtigsten Aktionsstrategien für „Gesunde-Städte-Projekt"-initiativen gehören die Entwicklung einer gesundheitsfördernden kommunalen Gesamtpolitik, die Schaffung von gesundheitsförderlichen kommunalen Lebens-, Arbeits- und Umweltbedingungen, die Unterstützung gesundheitsbezogener Gemeinschaftsaktionen, die Stärkung der Entscheidungs- und Handlungskompetenz der Bürgerinnen und Bürger im Umgang mit Gesundheit, Krankheit und Behinderung und die Neuorientierung der kommunalen Gesundheitsdienste, über die medizinisch-kurativen Betreuungsleistungen hinaus, hin zu einer stärkeren Ausrichtung auf die Förderung der Gesundheit. All diese Strategien sind eng miteinander verknüpft und müssen als Einheit gesehen werden.

Kommunale Prävention
→ *Kommunale Gesundheitsförderung*

Kompostierung
→ *Abfallbeseitigung*

Konservierung
umfaßt Maßnahmen, die darauf abzielen, die Verwendungsfähigkeit unterschiedlicher Produkte (z.B. → *Lebensmittel*) über einen längeren Zeitraum unverändert zu erhalten.
Für die Konservierung stehen physikalische und chemische Verfahren zur Verfügung (z.B. Bestrahlung, Kühlen, Pasteurisieren, Pökeln, Räuchern, Sterilisieren, Tiefgefrieren, Trocknung, Verwendung von Konservierungsstoffen).

Kontamination
ist die Verunreinigung von Räumen, Wasser, Gegenständen oder Personen durch Mikroorganismen (→ *Krankheitserreger*), → *Schadstoffe* oder radioaktive Stoffe.
→ *Infektion*, → *Kolonisation*

Koronarsport
ist → *Sport*(therapie) in Form von → *Bewegungstherapie*, Entspannungsübungen und Gruppengesprächen mit dem Ziel, die Folgen von → *Herz-Kreislaufkrankheiten* (z.B. → *Herzinfarkt*) so gut wie möglich zu kompensieren und/oder → *Risikofaktoren* soweit wie möglich auszuschließen.
Der Koronarsport ist rechtlich dem → *Behindertensport* zuzuordnen. Er findet v.a. in sog. Herzgruppen statt. Die Betreuung in ambulanten Herzgruppen ist der tertiären Prävention (→ *Präventivmedizin*) bzw. der → *medizinischen Rehabilitation* zuzuordnen. Es bestehen etwa 2.000 solcher Herzgruppen.
Der Sport in einer Herzgruppe wird i.d.R. vom Arzt verordnet und findet unter ärztlicher Überwachung statt. Die Übungsleiter bedürfen einer besonderen Ausbildung. Im übrigen ist eine Notfallausrüstung für Zwischenfälle erforderlich.
Anlaufstellen für Informationen sind neben dem → *Herz-Kreislauf-Telefon* u.a.:
Deutscher Behindertensportverband e.V. (DBS), Sportschule Wedau, Friedrich-Alfred-Str. 10, 47055 Duisburg (Tel.: 0203/7381620; Fax: 7381628).
Deutsche Gesellschaft für Prävention und Rehabilitation von Herz-Kreislauferkrankungen e.V. (DGPR), Rizzastr. 34, 56068 Koblenz (Tel.: 0261/309231 + 309233; Fax: 309232).

Kosmetische Mittel
sind Stoffe oder Zubereitungen aus Stoffen, die dazu bestimmt sind, äußerlich am Menschen oder in seiner Mundhöhle zur Reinigung, Pflege oder zur Beeinflussung des Aussehens

oder des Körpergeruchs oder zur Vermittlung von Geruchseindrücken angewendet zu werden. Sind solche Stoffe allerdings überwiegend dazu bestimmt, Krankheiten zu lindern oder zu beseitigen, handelt es sich um Arzneimittel. Kosmetische Mittel unterliegen dem → *Lebensmittelrecht.*

Kostempfehlung
→ *Diät,* → *Ernährung*

Kränkung
(z.B. Beleidigung oder Mißachtung) ist eine der möglichen Ursachen für eine → *Krankheit.* Angriffsort der Kränkung ist die Psyche, nicht der Körper. Über die Psyche erreicht die Kränkung den ganzen Körper. Kränkung greift so stets nach dem ganzen Menschen, nach Seele und Körper.
Für die Folgewirkungen einer Kränkung kennt der Volksmund viele Umschreibungen (z.B. „auf den Magen geschlagen", „Nackenschläge", oder „gebrochenes Herz"). Die Zusammenhänge zwischen Ursache (Kränkung) und Wirkung (Gesundheitsstörung) zu erkennen, stellt hohe Anforderungen an die Diagnostik des Arztes. Bedeutsam sind dabei das Arztgespräch und die → *Compliance.*
→ *Individualhygiene,* → *Psychosomatische Krankheiten*

Kräuterheilkunde
→ *Pflanzenheilkunde*

Krankenbehandlung
(Heilbehandlung) ist die zusammenfassende Bezeichnung für die Leistungen, die notwendig sind, um eine → *Krankheit* zu erkennen, zu heilen, ihre Verschlimmerung zu verhüten oder Krankheitsbeschwerden zu lindern (Heilkunde, Zahnheilkunde).
Die Krankenbehandlung umfaßt in der → *Gesetzlichen Krankenversicherung (GKV)* u.a. Maßnahmen der → *Ge-*sundheitsförderung und der → *medizinischen Rehabilitation.*

Krankenhausabfälle
sind solche → *Abfälle,* deren Art der Beseitigung in erster Linie durch Anforderungen der → *Abfallhygiene* bestimmt wird. Die → *Unfallverhütungsvorschriften (UVV)* enthalten Hinweise, wie Krankenhausabfälle zu behandeln sind. So muß z.b. infektiöser Abfall vor dem Transport desinfiziert oder sicher umschlossen und deutlich gekennzeichnet werden.

Krankenhausaufsicht
obliegt dem → *Öffentlichen Gesundheitsdienst (ÖGesD),* v.a. den Gesundheitsämtern. Diese sollen die Krankenhäuser jährlich einmal, abwechselnd im Sommer und im Winter, unter Hinzuziehung von Vertretern der Krankenhausbetriebsleitung besichtigen. Werden im Rahmen dieser Beaufsichtigung Mängel (z.B. Hygienemängel) festgestellt, so wird deren Beseitigung verlangt und durchgesetzt.
→ *Krankenhaushygiene*

Krankenhaushygiene
ist das Teilgebiet der → *Hygiene,* das sich mit der Feststellung und Untersuchung aller im Krankenhaus auftretenden Ursachen für eine Schädigung der Gesundheit von Patienten und Personal befaßt. Für die Krankenhaushygiene hat die Erkennung, Verhütung und Bekämpfung von → *Krankenhausinfektionen* entscheidende Bedeutung. Daneben haben aber auch die Anliegen von → *Umwelthygiene,* → *Umweltschutz,* → *Sozialhygiene* und → *Psychohygiene* Bedeutung.
Die Anforderungen an die Krankenhaushygiene sind in einer Vielzahl von Vorschriften (z.B. → *Bundesseuchengesetz -BSeuchG-,* → *Krankenhaushygiene-Verordnungen,* →

Abfallbeseitigungsgesetz -AbfG-, → *Unfall-verhütungsvorschriften -UVV-*) und der „Richtlinie für Krankenhaushygiene und Infektionsprävention" der Kommission für Krankenhaushygiene und Infektionsprävention des Robert Koch-Instituts näher beschrieben.

Die „Richtlinie für Krankenhaushygiene und Infektionsprävention" gliedert sich in folgende Abschnitte:

1. Definition der Krankenhausinfektion.
2. Rechtliche Grundlagen.
3. Erkennung von Krankenhausinfektionen.
4. Verhütung und Bekämpfung von Krankenhausinfektionen durch funktionell-bauliche Maßnahmen.
5. Verhütung und Bekämpfung von Krankenhausinfektionen durch betrieblich-organisatorische Maßnahmen.
6. Verhütung und Bekämpfung von Krankenhausinfektionen durch hygienische Maßnahmen in Versorgungs- und technischen Bereichen.
7. Durchführung der Sterilisation und Desinfektion.

Die in den einzelnen Abschnitten genannten Hygieneanforderungen sind in gesonderten Anlagen beschrieben, z.B.: Anforderungen der Krankenhaushygiene an Händewaschen und Händedesinfektion, an Schutzkleidung, bei Injektionen und Punktionen, bei Infusionstherapie und Katheterisierung von Gefäßen, bei der Katheterisierung der Harnblase, bei Intubation, Tracheotomie, Beatmung und Inhalation, an Wundverband und Verbandwechsel und in der operativen Medizin.

Nach der Richtlinie und den Anlagen sind den Bediensteten des Krankenhauses in unterschiedlicher Weise Aufgaben im Rahmen der Krankenhaushygiene zugedacht:

Der Leitende Arzt ist verantwortlich für die Krankenhaushygiene im Gesamtbereich des Krankenhauses. Er veranlaßt die Aus- und Fortbildung der Ärzte und des sonstigen Personals auf den Gebieten der Krankenhaushygiene.

Der Verwaltungsleiter sorgt im Einvernehmen mit dem Leitenden Arzt für die notwendigen personellen und sachlichen Voraussetzungen, die für die Durchführung der krankenhaus-hygienischen Maßnahmen erforderlich sind.

Die Krankenhausärzte und die Angehörigen der Krankenpflegeberufe sind in ihren Tätigkeitsbereichen für die Beachtung der Grundsätze der Asepsis, Desinfektion und Sterilisation verantwortlich. Neben den notwendigen Anordnungen sind Kontrollen der Einhaltung und der Abgrenzung zwischen unterschiedlich infektionsgefährdeten Bereichen erforderlich.

Jedes Krankenhaus hat im übrigen einen Krankenhaushygieniker zur Beratung hinzuzuziehen. Er hat die Ärzte des Krankenhauses in allen Fragen der Krankenhaushygiene zu beraten und Maßnahmen zur Erkennung, Verhütung und Bekämpfung von Krankenhausinfektionen vorzuschlagen und durchzuführen.

Darüber hinaus hat jedes Krankenhaus einen oder mehrere Hygienebeauftragte zu bestimmen. Hygienebeauftragte müssen erfahrene Ärzte sein; sie sind für die Krankenhaushygiene in dem ihnen zugewiesenen Krankenhausbereich zuständig.

Die Leitende Pflegekraft hat die Durchführung der krankenhaushygienischen Aufgaben in den Tätigkeitsbereichen der Krankenpflege einschließlich Kinderkrankenpflege zu unterstützen und zu kontrollieren.

Im übrigen sind in jedem Krankenhaus Hygienefachschwestern/-pfleger mit folgenden Aufgaben zu beschäftigen: Zusammenarbeit mit dem Krankenhaushygieniker bzw. den Hygienebeauftragten bei der Überwachung der Krankenhaushygiene und krankenhaushygienischen Maßnahmen, Aufdeckung von Krankenhausinfektionen durch regelmäßige Besuche auf Stationen und Einsicht in alle wesentlichen klinischen und mikrobiologischen Unterlagen, Unterrichtung der Ärzte und Pflegepersonen der entsprechenden Bereiche über Verdachtsfälle, Aufzeichnung der Daten bezüglich Krankenhausinfektionen, Mitwirkung bei epidemiologischen Untersuchungen und bei Bekämpfungsmaßnahmen und Schulung des Personals mit praktischen Anleitungen.

Der Krankenhausdesinfektor hat weisungsgemäß die Desinfektions- und Sterilisationsmaßnahmen sowie die Maßnahmen zur Bekämpfung tierischer Schädlinge durchzuführen oder deren Durchführung durch Fachkräfte zu veranlassen.

Der Technische Leiter (Krankenhausbetriebsingenieur) ist für die ständige Betriebsbereitschaft der technischen Einrichtungen im gesamten Krankenhausbereich verantwortlich. Er hat termingerecht die aus hygienischer Sicht notwendigen Kontroll- und Wartungsarbeiten an technischen Einrichtungen, z.B. Klimaanlagen, zu veranlassen.

Der Krankenhausapotheker soll in die Aufgaben der Verhütung und Bekämpfung von Krankenhausinfektionen mit einbezogen werden.

Eine besondere Hygiene-Kommission hat den Leitenden Arzt des Krankenhauses bei der Krankenhaushygiene zu beraten und zu unterstützen. Die Kommission analysiert die hygienischen Verhältnisse und Krankenhausinfektionen und legt die erforderlichen Verhütungs- und Bekämpfungsmaßnahmen unter Einbeziehung therapeutischer Maßnahmen fest. Sie regelt die Kontrolle der Hygiene in den Ver- und Entsorgungsbereichen. Die Kommission wirkt im übrigen bei planerischen und organisatorischen Maßnahmen mit. Die Hygiene-Kommission soll vom Leitenden Arzt in regelmäßigen Abständen und bei Bedarf einberufen werden. Der Hygiene-Kommission sollen folgende Personen angehören: Leitender Arzt als Vorsitzender, Verwaltungsleiter, Krankenhaushygieniker, Hygienebeauftragte, Leitende Pflegekraft, Hygienefachschwestern/-pfleger, Kranken-

hausdesinfektor und Technischer Leiter.

Die Überwachung der hygienischen Verhältnisse in den Krankenhäusern und die Überprüfung der infektionsprophylaktischen Maßnahmen sind Aufgabe des → *Öffentlichen Gesundheitsdienstes (ÖGesD)*.
Anlaufadressen u.a.:
Forum Krankenhaus Hygiene e.V., Weststr. 6, 41471 Neuss (Tel.: 02131/85656).
Robert Koch-Institut - Bundesinstitut für Infektionskrankheiten und nicht übertragbare Krankheiten -, Norderfer 20, 13353 Berlin (Tel.: 030/45472286).
→ *Hygieneplan*, → *Krankenhausaufsicht*

Krankenhaushygiene-Verordnungen

sind aufgrund der Landeskrankenhausgesetze (LKG) erlassene Vorschriften. Sie befassen sich für den jeweiligen Zuständigkeitsbereich mit den gebotenen Anforderungen an die → *Krankenhaushygiene*.
Nach der Krankenhaushygiene-Verordnung für das Land NRW sind die Krankenhausträger verpflichtet, die organisatorischen und personellen Voraussetzungen für die Einhaltung der Grundsätze der Asepsis und der Antisepsis im Krankenhaus sicherzustellen und für die Durchführung der notwendigen hygienischen Maßnahmen zu sorgen. Dazu gehören die Bildung einer Hygienekommission, die Beratung durch einen Krankenhaushygieniker, die Bestellung eines Hygienebeauftragten und die Beschäftigung von Hygienefachkräften.

Krankenhausinfektion

(oder nosokomiale Infektion, infektiöser Hospitalismus, Hospitalinfektion) ist jede durch → *Krankheitserreger* hervorgerufene → *Infektion*, die im ursächlichen Zusammenhang mit einer Krankenhausbehandlung steht, unabhängig davon, ob Krankheitssymptome bestehen oder nicht.
Wenn solche Infektionen mit einheitlichem Erregertyp in zeitlichem, örtli-

chem und ursächlichem Zusammenhang mit einer Krankenhausbehandlung nicht nur vereinzelt auftreten, liegt eine epidemische Krankenhausinfektion vor (→ *Epidemie*).

Krankenhausinfektionen, deren Häufigkeit von Krankenhaus zu Krankenhaus in Abhängigkeit vom jeweiligen Fachgebiet, der Ausstattung und des Hygienestandards schwankt, können bis zu 10% der Patienten betreffen und deren Verweildauer im Krankenhaus z.T. erheblich verlängern.

Nach verschiedenen Hochrechnungen werden die Krankenhausinfektionen in der BRD mit 700.000 - 1.000.000/Jahr angegeben. Die jährlichen Todesfälle im Zusammenhang mit Krankenhausinfektionen werden in unterschiedlicher Höhe geschätzt (40.000 - 75.000).

Die Krankenhausinfektionen lassen sich nach groben Schätzungen wie folgt verteilen:
50% Harnwegsinfektionen,
25% postoperative Wundinfektionen,
20% Atemwegsinfektionen und
5% sonstige Infektionen.

Krankenhausinfektionen sind ein jahrhundertealtes Problem, aber auch eine Folge des medizinischen Fortschritts (Antibiotikaresistenz, Apparatemedizin). Keime können sich auf vielen verborgenen Wegen über das Instrumentarium, die Raumluft, Wäsche, Lebensmittel, aber auch durch das Personal verbreiten. Hauptgefahrenquellen sind alle invasiven Maßnahmen (z.B. Katheder, Tubus, Endoskop, offene Wunden).

Wegen der großen Belastung durch Krankenhausinfektionen für Patienten, Krankenhäuser und Sozialleistungsträger sind umfassende Maßnahmen zur Verhütung und Bekämpfung von Krankenhausinfektionen erforderlich.

Im Landeskrankenhausgesetz (LKG) NRW heißt es: „Das Krankenhaus ist verpflichtet, alle erforderlichen Maßnahmen zur Erkennung, Verhütung und Bekämpfung von Krankenhausinfektionen zu treffen".

Infektartbezogene Maßnahmen zur Verhütung von Krankenhausinfektionen sind z.B. Hygiene bei Blasenkatheterisierung und Urindrainage, Operationssaalhygiene, Hygiene bei Atemluftbefeuchtung und Beatmung sowie Hygiene bei der Infusionstherapie. Neben gezielten Hygienemaßnahmen kommt der → *Händedesinfektion* eine große Bedeutung zu.

Sämtliche Maßnahmen müssen so getroffen werden, daß ein Optimum an → *Krankenhaushygiene* erreicht wird. Verschiedene gesetzliche Vorschriften (→ *Bundesseuchengesetz - BSeuchG-*) und Richtlinien zeigen auf, wie bei der Erkennung, Verhütung und Bekämpfung von Krankenhausinfektionen im einzelnen vorgegangen werden kann.

Leitsatz der Hygiene: **„Hygiene ist teuer, keine Hygiene ist aber noch wesentlich teurer."**

Krankenpflege

ist ugs. die Gesamtheit aller Maßnahmen, die zur Pflege und Betreuung bei → *Krankheit* und → *Behinderung* erforderlich sind.

Mit Blick auf ihre Bedeutung für eine → *gesunde Lebensführung* werden in der Krankenpflege auch Maßnahmen der → *Gesundheitserziehung und -aufklärung* erwartet.

In § 4 Krankenpflegegesetz (KPflG) ist u.a. zum Ausdruck gebracht, daß die Ausbildung gerichtet sein soll auf „die Anregung und Anleitung zu gesundheitsförderndem Verhalten."

Krankenstand

→ *Prävalenz*

Krankheit

(griechisch nosos, pathos; lateinisch morbus) ist vereinfacht ausgedrückt eine Störung der → *Gesundheit* (→ *Homöostase*).

Während man in der Medizin unter Krankheit i.d.R. eine bestimmte Krankheit, z.B. → *Herzinfarkt*, → *Zuckerkrankheit*, versteht, werden im Sozialrecht (SGB) unterschiedliche Inhalte des Krankheitsbegriffs vorausgesetzt. Es besteht ein enger Zusammenhang zwischen Krankheitsbegriff und Aufgaben des jeweiligen Sozialleistungsträgers.

In der → *Gesetzlichen Krankenversicherung (GKV)* versteht man unter Krankheit einen regelwidrigen Körper- oder Geisteszustand, der Behandlungsbedürftigkeit und/oder → *Arbeitsunfähigkeit (AU)* zur Folge hat. Es brauchen keine Beschwerden oder Schmerzen vorhanden zu sein. Die Ursache der Krankheit ist, wenn sich daraus nicht die Zuständigkeit eines anderen Sozialleistungsträgers ableiten läßt, unbeachtlich.

→ *Bundesseuchengesetz (BSeuchG)*

Krankheitserreger

(Keime) sind Mikroorganismen (z.B. Bakterien, Viren, Pilze, Parasiten), die durch Eindringen in einen Makroorganismus (z.B. Mensch) zu einer → *Infektionskrankheit* führen können. Maßnahmen der Verringerung bzw. vollständigen Vernichtung von Krankheitserregern sind die → *Desinfektion* und → *Sterilisation*.

Das Arbeiten und der Verkehr mit Krankheitserregern ist nach dem → *Bundesseuchengesetz (BSeuchG)* erlaubnispflichtig.

→ *Pathogenität*, → *Salmonellen*, → *Sanitation*, → *Virulenz*

Krankheitsfrüherkennung

→ *Früherkennung von Krankheiten*

Krankheitsverhütung

ist Teil der → *Präventivmedizin* und geht mit konkreten Leistungsangeboten über die → *Gesundheitserziehung und -aufklärung* hinaus.

In der → *Gesetzlichen Krankenversicherung (GKV)* haben die Krankenkassen folgende Leistungen zur Krankheitsverhütung zu erbringen: Verhütung von Zahnerkrankungen, Medizinische Vorsorgeleistungen sowie → *Schutzimpfungen*.

Bei den Leistungen zur Verhütung von Zahnerkrankungen werden die Gruppen- und Individualprophylaxe unterschieden (§§ 21 und 22 Sozialgesetzbuch -SGB- V):

Als Gruppenprophylaxe haben die Krankenkassen Maßnahmen zur Verhütung von Zahnerkrankungen ihrer Versicherten, die das 12. Lebensjahr noch nicht vollendet haben, zu fördern und sich an den Kosten der Durchführung, v.a. in Kindergärten und Schulen, zu beteiligen. Die Maßnahmen sollen sich auf → *Ernährungsberatung und -aufklärung*, Zahnschmelzhärtung und Mundhygiene erstrecken. Versicherte, die das 12., aber noch nicht das 20. Lebensjahr vollendet haben, können sich einmal in jedem Kalenderhalbjahr zahnärztlich untersuchen lassen (= Individualprophylaxe).

Eigene Bemühungen der Versicherten zur Gesunderhaltung der Zähne sollen nach Vollendung des 20. Lebensjahres eine mindestens einmalige zahnärztliche Untersuchung im Kalenderjahr einschließen. Maßnahmen der Individualprophylaxe führen zu einer um 10 bzw. 15 Prozentpunkte höheren Kostenerstattung beim Zahnersatz.

Medizinische Vorsorgeleistungen umfassen ärztliche Behandlung einschließlich Arzneimittel-, Heilmittel- und Hilfsmittelversorgung, wenn diese notwendig sind, eine Schwächung der Gesundheit, die in absehbarer Zeit voraussichtlich zu einer Krankheit führen würde, zu beseitigen, einer Gefährdung der gesundheitlichen Entwicklung eines Kindes entgegenzuwirken oder Pflegebedürftigkeit zu vermeiden. Reichen diese ambulanten Vorsorgeleistungen nicht aus, kann die Krankenkasse aus medizinischen Gründen erforderliche Maßnahmen in Form einer ambulanten *Vorsorgekur* oder Behandlung mit Unterkunft und Verpflegung in einer Vorsorge- und Rehabilitationseinrichtung erbringen. Die Satzung der Krankenkasse kann zu den übrigen Kosten einer ambulanten Vorsorgekur einen Zuschuß von bis zu 15 DM täglich vorsehen. Versicherte, die eine stationäre Behandlung in einer Vorsorgeeinrichtung in Anspruch nehmen und das 18. Lebensjahr vollendet haben, zahlen 12 DM (neue Länder: 9 DM) je Kalendertag an die Einrichtung. Die Zuzahlung wird an die Krankenkasse weitergeleitet. Vorsorgekur oder Unterbringung in einer Vorsorgeeinrichtung sollen für längstens 4 Wochen erbracht werden; sie können nicht vor Ablauf von 3 Jahren nach Durchführung solcher oder ähnlicher Leistungen erbracht werden. Zu den medizinischen Vorsorgeleistungen gehören auch Vorsorgekuren für Mütter (→ *Müttergenesungskuren*). Die Satzung der Krankenkasse kann vorsehen, daß die Kosten der Kur übernommen werden oder dazu ein Zuschuß gezahlt wird. Die Gewährung einer ambulanten Vorsorgekur oder einer stationären Vorsorgemaßnahme erfolgt auf Antrag des Versicherten mit einer ärztlichen Begründung. Vor ihrer Bewilligung muß eine Begutachtung durch den Medizinischen Dienst (MDK) erfolgen.

Die Leistungen der Krankheitsverhütung sind in ihrer Zielsetzung und Ausführung weitgehend deckungsgleich mit den Maßnahmen der → *medizinischen Rehabilitation*.

→ *Kur*, → *Öffentlicher Gesundheitsdienst (ÖGesD)*, → *Rehabilitation*

Krebs

sind viele verschiedene → *Krankheiten* unter einem Namen. Meist versteht man unter Krebs eine bösartige Geschwulst, die durch ungeregeltes Wachstum veränderter Zellen entsteht. Wenn der Krebs nicht frühzeitig entdeckt und behandelt wird, können Metastasen entstehen. Ohne rechtzeitige Behandlung führt Krebs meistens zum Tode. Knapp über 20% aller Sterbefälle sind Krebstote (→ *Todesursache*). Für die Entstehung von Krebs sind neben Strahlung, Chemikalien und Viren körpereigene Einflüsse entscheidend. Vieles ist über die Ursachen und die Entwicklung von Krebs noch ungeklärt.

„Krebs vermeiden ist besser als Krebs heilen" sollte als Grundsatz gelten. Es spricht vieles dafür, daß etwa 80% aller Krebsfälle auf die Lebensweise des Menschen zurückzuführen sind (z.B. → *Rauchen*, falsche → *Ernährung*, → *Streß*). Krebsverhütung durch → *gesunde Lebensführung* sollte oberste Handlungsmaxime sein. Die Zahl jährlich an Krebs Erkrankter dürfte im vereinten Deutschland deutlich über 300.000 betragen (im Statistischen Taschenbuch 1992 des BMG ist bezogen auf 1990 -alte Bundesländer- eine Schätzzahl von 268.000 angegeben). Genauere Zahlen werden wohl erst dann zur Verfügung stehen, wenn ausreichend bevölkerungsbezogene Krebsregister eingerichtet sind.

Da Krebs lange Zeit unsichtbar bleibt, sollten regelmäßig Vorsorgeuntersuchungen durchgeführt werden. Die anerkannten Behandlungsmethoden sind bei Krebs der chirurgische Eingriff und die Strahlentherapie (=„Stahl und Strahl"). In vielen Fällen kommt eine Chemotherapie (= Behandlung mit Arzneimitteln) hinzu. Es können auch biologische Wege zur Krebsabwehr beschritten werden.

Die zur → *Krebsbekämpfung* entwickelten Aktionen sind vielfältig. In der Strategie der WHO → *„Gesundheit für alle bis zum Jahre 2000"* heißt es im Abschnitt „Höhere Lebenserwartung" u.a.: „Bis zum Jahr 2.000 sollte die Sterblichkeit infolge von Krebskrankheiten in der Region um 15% verringert werden."

Die Europäische Union (EU) hat durch ein 1985 beschlossenes und auf 10 Jahre angelegtes Aktionsprogramm → *„Europa gegen den Krebs"* zum Kampf gegen den Krebs aufgerufen und einen Kodex vorgelegt. In der BRD schließlich sind nahezu alle Institutionen der → *Gesundheitserzie-hung und -aufklärung* mit unterschiedlichen Schwerpunkten bemüht, eine gesunde Lebensführung zur Vermeidung von Krebsrisiken anzumahnen.

Allgemeine Anlaufadressen:
Arbeitsgemeinschaft für Krebsbekämpfung der Träger der GKV und GRV im Lande NRW, Universitätsstr. 140, 44799 Bochum (Tel.: 0234/3048924; Fax: 3048929).

Gesellschaft für Biologische Krebsabwehr e.V. (GfBK), Hauptstr. 27, 69117 Heidelberg (Tel.: 06221/161525; Fax: 183322).

Deutsche Krebsgesellschaft e.V., Paul-Ehrlich-Str. 41, 60596 Frankfurt (Tel.: 069/6300960; Fax: 639130).

Deutsche Krebshilfe e.V., Thomas-Mann-Str. 40, 53111 Bonn (Tel.: 0228/729900; Fax: 7299011); mit einem Informations- und Beratungsdienst (Tel.: 0228/7299072).

Deutsche Leukämie-Forschungshilfe - Aktion für krebskranke Kinder e.V., Joachimstr. 20, 53113 Bonn (Tel.: 0228/221833; Fax: 218646).

Deutsches Krebsforschungszentrum (DKFZ), Im Neuenheimer Feld 280, 69120 Heidelberg (Tel: 06221/420; Fax: 422995); mit dem Krebsinformationsdienst (KID). Der Informationsdienst von KID steht montags bis freitags von 8 - 20 Uhr unter der Tel.-Nr. 06221/410121 zur Verfügung.

Frauenselbsthilfe nach Krebs e.V., B 6, 10/11, 68159 Mannheim (Tel.: 0621/24434; Fax: 154877).

Krebsbekämpfung

umfaßt alle Bemühungen von öffentlicher und privater Seite zur Bekämpfung von → *Krebs*. Krebsbekämpfung muß als eine Gemeinschaftsaufgabe angesehen werden.

Unerläßliche Voraussetzung für eine effektive Krebsbekämpfung ist die Bereitstellung verläßlicher Angaben über die Krebserkrankungen durch bevölkerungsbezogene Krebsregister.

In der BRD besteht seit 1979 ein „Gesamtprogramm zur Krebsbekämpfung". Durch Koordination und Kooperation aller Organisationen und Institutionen, die einen Beitrag leisten

können, soll die bestmögliche Nutzung des vorhandenen Wissens und der gegebenen Möglichkeiten der unmittelbaren Krebsbekämpfung erreicht werden, wobei die erforderlichen Aktionen zur → *Krebsforschung* eingeschlossen sind.

Das Programm selbst verwaltet keine Mittel zur Finanzierung irgendwelcher Maßnahmen, sondern verfügt lediglich über eine Organisationsstelle („Gesamtprogramm zur Krebsbekämpfung", Am Propsthof 78a, 53121 Bonn). Die Federführung des Programms liegt beim Bundesminister für Gesundheit (BMG). In Mehrjahresabständen wird über den Stand der Arbeiten im Rahmen einer „Großen Konferenz" berichtet. Das „Gesamtprogramm zur Krebsbekämpfung" steht nicht in Konkurrenz zu anderen ähnlichen Aktionen, sondern kooperiert in vielfältiger Weise im Rahmen der gemeinsamen Zielsetzung. So ist die BRD auch ein starker Partner im europäischen Programm → *„Europa gegen den Krebs".*

Im Auftrag der Kommission der Europäischen Union (EU) und aufgrund von Empfehlungen des Ausschusses der Krebsforscher ist die krebsspezifische Ausbildung auf allen Ausbildungsstufen der Gesundheitsberufe überprüft worden. Das Ergebnis dieser Überprüfung war, daß eine Verbesserung der Ausbildung dringend geboten ist. Die Kommission hat daher am 8.11.1989 „Empfehlungen über die Ausbildung des Gesundheitspersonals in Krebsfragen" herausgebracht (Amtsblatt der EG v. 27.11.89 Nr. L 346/1). V.a. für die ärztliche, zahnärztliche und krankenpflegerische Tätigkeit werden entscheidende Verbesserungen in der Aus-, Fort- und Weiterbildung gefordert. Eine Empfehlung lautet:
„Die entscheidende Rolle des praktischen Arztes in der Prävention und der Früherkennung von Krebs solle anerkannt und in jeder Beziehung ausgebaut werden."
→ *Früherkennung von Krankheiten*

Krebsforschung

ist Teil der Gesundheitsforschung und erstreckt sich auf ausgewählte Felder in mehreren großen Bereichen: Grundlagenforschung, Diagnostik und Früherkennung, Therapie sowie Re-

habilitation und Nachsorge. Die bisherigen Forschungsanstrengungen haben bereits zur Verbesserung der Diagnostik und Therapie von → *Krebs* beigetragen. Viele Krebserkrankungen sind heilbar, wenn sie früh erkannt werden. Eine Reihe von Krebserkrankungen können vermieden werden. Vorbeugung und Früherkennung müssen daher an erster Stelle der → *Krebsbekämpfung* stehen. Dabei hat die Krebsinformation zentrale Bedeutung.
→ *Früherkennung von Krankheiten*

Krebsfrüherkennung
→ *Früherkennung von Krankheiten*,
→ *Krebs*

Krebsregister
→ *Krebs*, → *Krebsbekämpfung*

Krebsvorsorgeuntersuchungen
→ *Früherkennung von Krankheiten*,
→ *Krebs*

Krematorium
→ *Bestattung*, → *Bestattungsgesetze (BestG)*

Kündigungsschutz
→ *Kündigungsschutzgesetz (KSchG)*,
→ *Mutterschutzgesetz (MSchG)*,
→ *Schwerbehindertengesetz (SchwbG)*

Kündigungsschutzgesetz (KSchG)
hat als Teil des → *Arbeitsschutzrechts* zum Ziel, den Arbeitnehmer gegen Nachteile der Kündigung seines Arbeitsverhältnisses zu schützen. Die Kündigung eines Arbeitnehmers ist dann unwirksam, wenn sie sozial ungerechtfertigt ist (z.B. bei einer Krankheit für kurze Zeit ohne betriebliche Folgen).
→ *Mutterschutzgesetz (MSchG)*,
→ *Schwerbehindertengesetz (SchwbG)*

Kur
ist die Bezeichnung für differenzierte therapeutische Angebote der → *Kurortmedizin*, mit denen Funktions- und Regulationsstörungen vor oder nach Eintritt einer → *Krankheit* oder → *Behinderung* durch die Behandlungsprinzipien einer Reiz-Reaktionstherapie gebessert oder beseitigt werden können. Die Kur ergänzt durch spezielle Therapieverfahren des Funktions- und Regulationstrainings die → *Krankenbehandlung*. Sie geht von einem ganzheitlichen Therapiekonzept aus. Neben Untersuchung und Diagnostik stehen die Anregung, Verordnung und Überwachung einer komplexen Therapie mit balneologischen, hydrotherapeutischen und physikalischen, klimatologischen und diätetischen Maßnahmen im Vordergrund. Gleichzeitig gehören dazu die Strukturierung und Organisation der Kur unter besonderer Berücksichtigung kurbegleitender Maßnahmen im Sinne einer → *Gesundheitserziehung und -aufklärung* und spezieller indikationsbezogener gesundheitsfördernder Maßnahmen. Die Kur hat in der → *medizinischen Rehabilitation* große Bedeutung.
→ *Ganzheitsmedizin*, → *gesunde Lebensführung*

Kurorte
sind solche Orte bzw. Ortsteile, die besondere natürliche Gegebenheiten (z.B. natürliche Heilmittel des Bodens, des Meeres und des Klimas), zweckentsprechende Einrichtungen (z.B. Trink- und Wandelhalle mit Kurpark, Kurmittelhaus, Einrichtungen der Bewegungstherapie) und einen artgemäßen Kurortcharakter (z.B. gepflegtes Ortsbild, Badeärzte, kurmäßige Unterkunft und Verpflegung, Unterhaltung und Betreuung der Kurgäste) für → *Kuren* aufweisen.
Kurorte bedürfen einer Anerkennung unter Verleihung einer Artbezeichnung wie z.B. „Heilbad", „Heilklimatischer Kurort", „Heil-

quelle", „Kneippheilbad", „Kneippkurort", „Luftkurort", „Seebad" und „Seeheilbad". Die Feststellung unter Bekanntgabe der wissenschaftlich anerkannten Heilanzeigen und Gegenanzeigen ist eine der Voraussetzungen für die Artbezeichnung.
Der Deutsche Bäderverband e.V., Schumannstr. 111, 53113 Bonn (Tel.: 0228/-26201020; Fax: 215524), fördert das gesamte deutsche Bäderwesen.
→ Badewasserhygiene

Kurortmedizin

ist der Teil der → Medizin (Heilkunde), bei der die Anwendung spezieller ortsgebundener Kurmittel des → Kurortes durch einen Badearzt im Vordergrund steht. Bei der Kurortmedizin unterscheidet man zwischen allgemeinen und speziellen Therapien.
Die allgemeine Therapie zielt auf eine Entfaltung der natürlichen Ordnungskräfte im Organismus ab und ist die Grundlage für das weitere ärztliche Handeln. Die spezielle Therapie richtet sich nach dem einzelnen Kurort und der jeweiligen Indikation (z.B. Balneo- und Hydrotherapie, Klimatherapie, Diättherapie).
Maßnahmen der → Gesundheitsförderung ergänzen die Therapien nach den individuellen Gegebenheiten.
→ Ganzheitsmedizin

L

Laborberichtspflicht
→ AIDS, → Laborberichtsverordnung

Laborberichtsverordnung
beruht auf einer Ermächtigung im → Bundesseuchengesetz (BSeuchG) und regelt die nicht personenbezogene Meldung von Infektionen mit → HIV an das Robert Koch-Institut - Bundesinstitut für Infektionskrankheiten und nicht übertragbare Krankheiten -, Nordufer 20, 13353 Berlin (Tel.: 030/45472286).
→ AIDS

Lärm
läßt sich als akustisch aufnehmbare Schallereignisse bezeichnen, wenn sie subjektiv als lästig und störend empfunden werden oder wenn objektivierbare Schäden der → Gesundheit festgestellt werden können. Objektivierbare Lärmwirkungen werden in einer Lärmstufenskala in Dezibel (dB), der Maßeinheit für den Schalldruck, erfaßt. Lärm kann u.a. nach Arbeitslärm und Umweltlärm (Straßen-, Flug-, Schienen- und Schiffsverkehrslärm, Gewerbe- und Baulärm sowie Freizeitlärm) unterschieden werden. Bezogen auf die Höhe der Belastung kommt dem Arbeitslärm eine besondere Bedeutung zu.
Wird der Organismus lang anhaltend und übermäßig durch Schallreize beansprucht, können Gesundheitsschäden auftreten. Lärm kann als Stressor (→ Risikofaktor) eingestuft werden; er kann zu Krankheiten führen, die auch bei sonstigem → Streß entstehen können (z.B. → Herz-Kreislaufkrankheiten).
Die → Lärmhygiene befaßt sich mit der Eindämmung des Lärms und zeigt geeignete Schutzmaßnahmen auf.

Lärmbekämpfung
→ Lärmhygiene

Lärmhygiene
befaßt sich mit den von → Lärm ausgehenden Störungen der → Gesundheit und zeigt geeignete Eindämmungs- und Schutzmaßnahmen auf.
Die Bedeutung der Lärmhygiene läßt sich allein damit erklären, daß in der BRD mehr als 20 Mio. Einwohner über Beeinträchtigungen ihres Wohlbefindens durch Lärm klagen. In Großstädten liegt der Prozentsatz sogar bei 50%.
Die Grundlagen der Lärmbekämpfung sind in einer Vielzahl von Vorschriften festgelegt. Der Schutz der Nachbarschaft vor schädlichen Immissionen

von gewerblichen Anlagen, zu denen auch die Lärmimmissionen gehören, ist im → *Bundesimmissionsschutzgesetz (BImSchG)* geregelt. Die Umsetzung erfolgt in einer Verwaltungsvorschrift, der „Technischen Anleitung zum Schutz gegen Lärm (TA Lärm)". Für nicht genehmigungspflichtige Anlagen gilt eine VDI-Richtlinie. Fluglärm soll aufgrund des Fluglärmgesetzes in Grenzen gehalten werden (z.B. Einrichtung von Lärmschutzzonen mit baulichen Auflagen). Die Einführung eines generellen Verbots von Nachtflügen wird gefordert. Grundlagen zur Bekämpfung des Arbeitslärms ist das → *Arbeitsschutzrecht* (→ *Arbeitsstättenverordnung* - *ArbStättV*-, Unfallverhütungsvorschrift -UVV- „Lärm"). Danach hat jeder Arbeitgeber dafür zu sorgen, daß -nach dem Stande der Technik- auf die Arbeitnehmer kein vermeidbarer Lärm einwirkt. Ggf. sind passive Schallschutzmaßnahmen zu ergreifen (Gehörschutz; z.B. Gehörgangsstöpsel, Gehörschutzkapseln, Schallschutzhelme).

Umfangreiche passive Schallschutzmaßnahmen sind in letzter Zeit zum Schutz vor Straßenverkehrslärm getroffen worden. Hierzu zählen z.B. der Bau von Schallschutzwänden oder -wällen und der Einbau von Schallschutzfenster in Gebäuden.

Lärmschutz

(Schallschutz) → *Lärm*, → *Lärmhygiene*

Landschaftsschutz

→ *Umweltschutz*

Lauf-Treff

ist ein erfolgreiches Programm des Deutschen Sportbundes (DSB), Otto-Fleck-Schneise 12, 60528 Frankfurt (Tel.: 069/67000; Fax: 674906), und des Deutschen Leichtathletikverbandes, Julius-Reiber-Str. 19, 64293 Darmstadt (Tel.: 06151/88090; Fax: 880934).

Der Lauf-Treff bietet die Möglichkeit, kostenlos und regelmäßig zu einem festgesetzten Zeitpunkt und Treffpunkt in unterschiedlichen Leistungsgruppen unter Anleitung ein Ausdauertraining zu absolvieren.

→ *Sport*

Lautstärke

ist das Maß für die Stärke einer Empfindung für → *Lärm* in einem bestimmten Frequenzgebiet. Die Maßeinheit ist Dezibel (dB).

→ *Lärmhygiene*

Lebenserwartung

eines Menschen läßt sich anhand statistischer Prognosen (→ *demographische Daten*) bestimmen. Die voraussichtliche mittlere Lebenserwartung kann für Neugeborene und für jedes andere Lebensalter errechnet werden. Sie gibt an, wieviele Jahre ein Mensch eines bestimmten Alters wahrscheinlich noch leben wird. Die mittlere Lebenserwartung eines Neugeborenen hat seit der Jahrhundertwende ständig zugenommen. Die Altersstruktur der Bevölkerung hat sich dadurch geändert und wird sich in Zukunft weiter verändern.

Die mittlere Lebenserwartung der Männer in der BRD wurde für 1989 mit 72,7 (gegenüber 69,9 im Jahre 1980), die der Frauen mit 79,2 (gegenüber 76,6 im Jahre 1980) angegeben.

Starke Unterschiede in der Lebenserwartung bei der Geburt gibt es zwischen den Industrieländern und den Entwicklungsländern.

Lebensmittel

sind nach dem → *Lebensmittelrecht* Stoffe, die dazu bestimmt sind, in unverändertem, zubereitetem oder verarbeitetem Zustand von Menschen verzehrt zu werden; ausgenommen sind Stoffe, die überwiegend dazu bestimmt sind, zu anderen Zwecken als zur Ernährung oder zum Genuß verzehrt zu werden. Die Lebensmittel unterliegen der → *Lebensmittelüberwachung (LMÜ)*. Bei den Lebensmitteln unterscheidet man nach Nahrungsmitteln und Genußmitteln: Nahrungsmittel dienen als pflanzliche oder tierische Produkte der menschlichen → *Ernährung*. Genußmittel sind Stoffe, die eine anregende Wirkung auf den Menschen ausüben, aber keinen oder fast keinen Nährwert besitzen (z.B. Kaffee, Tee und Tabak).

Auch → *Alkohol* gehört zu den Genußmitteln; er besitzt jedoch neben der anregenden Wirkung einen recht hohen Nährwert (Energiegehalt) und könnte auch zu den Nahrungsmitteln gezählt werden.

Genußmittel können, wenn sie ihrer Wirkung wegen in größeren Mengen genommen werden, körperliche und seelische Schäden verursachen (z.B. → *Alkoholabhängigkeit*).
→ *Diät*, → *Diätetische Lebensmittel*, → *Lebensmittelhygiene*, → *Verbraucherschutz*

Lebensmittelhygiene

(Ernährungshygiene) ist ein Teilgebiet der → *Umwelthygiene* und will sicherstellen, daß die → *Lebensmittel* den menschlichen Bedürfnissen entsprechen und so beschaffen sind, daß die → *Gesundheit* nicht gefährdet wird. Es geht v.a. darum, Gesundheitsschädigungen (z.B. Lebensmittelvergiftungen) durch fehlerhafte → *Ernährung* auszuschließen. Die Faktoren im einzelnen zu erfassen, ist Aufgabe der Lebensmittelhygiene; sie wird in Abhängigkeit von der Herkunft der Lebensmittel vom Tierarzt (bei tierischen Produkten), vom Lebensmittelchemiker (bei pflanzlichen Produkten) und vom Arzt/Hygieniker (für Lebensmittel nicht-tierischer Herkunft) wahrgenommen.

Die Lebensmittelhygiene beginnt bei der Herstellung der Lebensmittel und reicht über die Verarbeitung, Haltbarmachung, Lagerung und den Vertrieb bis zum Verzehr der Speisen. Besondere Aufmerksamkeit wird der → *Konservierung* mittels physikalischer und chemischer Verfahren und den sog. Fremd- und Schadstoffen in Lebensmitteln (z.B. Nitrate) gewidmet. Wichtige Grundlage für die zu stellenden Anforderungen ist das → *Lebensmittelrecht*.
→ *Lebensmittelüberwachung (LMÜ)*,
→ *Verbraucherschutz*

Lebensmittelrecht

umfaßt nahezu 200 Gesetze (z.B. Milchgesetz, Weingesetz, Fleischhygienegesetz), Verordnungen (z.B. Verordnung über diätetische Lebensmittel, Lebensmittelkennzeichnungs-Verordnung) und sonstige Vorschriften. Das „Grundgesetz" des Lebensmittelrechts ist das Lebensmittel- und Bedarfsgegenständegesetz (LMBG). Die wesentlichen Ziele des LMBG sind der Schutz des Verbrauchers vor möglichen Schäden der → *Gesundheit* sowie vor Irreführung und Täuschung. Verstöße gegen lebensmittelrechtliche Vorschriften sind mit Bußgeld und Strafe bedroht. Es ist Aufgabe der amtlichen → *Lebensmittelüberwachung (LMÜ)*, durch Kontrollen und Untersuchungen den Verbraucher vor den Stoffen zu schützen, die seine Gesundheit bedrohen oder schädigen könnten. Die LMÜ ist deshalb ein Kernstück des gesundheitlichen → *Verbraucherschutzes*.

Lebensmittelüberwachung (LMÜ)

hat die Aufgabe, die Einhaltung und Beachtung der Vorschriften des → *Lebensmittelrechts* zu kontrollieren und damit eine ausreichende → *Lebens-mittelhygiene* zu gewährleisten. Zahlreiche Personen, z.B. die Lebensmittelkontrolleure, wirken dabei mit.

Der Vollzug der LMÜ ist in den Ländern der BRD nicht ganz einheitlich geregelt; verschiedene Dienststellen (= Lebensmittelüberwachungsämter) sind mit der LMÜ befaßt (z.B. Chemische und Lebensmitteluntersuchungsämter, Gesundheitsämter, Medizinaluntersuchungsämter, Veterinäruntersuchungsämter). Der Schwerpunkt der LMÜ liegt bei den Kreisen und kreisfreien Städten.

Die LMÜ kontrolliert Herstellungs- und Handelsbetriebe und überprüft, ob die geltenden Vorschriften beachtet worden sind und ob die Hersteller und Händler ihre Beschäftigten ausreichend unterweisen und beaufsichtigen. Im Vordergrund steht die Kontrolle der hygienischen Verhältnisse. Die LMÜ entnimmt ferner Warenproben zur weiteren chemischen, bakteriologischen, medizinischen oder anderweitigen wissenschaftlichen Untersuchung und leitet sie den jeweils zuständigen Ämtern zu. Der LMÜ obliegt auch die Sicherstellung der hygienischen Anforderungen an die Gewinnung und Abfüllung von Mineralwasser und andere abgepackte Wässer.

Liegen in einem Betrieb erkennbare Mißstände vor, veranlaßt die zuständige Behörde der LMÜ die notwendigen Maßnahmen. Ist eine unmittelbare Gefahr für die Gesundheit gegeben, können Waren beschlagnahmt und vernichtet werden. Auch die Schließung eines Betriebes kann angeordnet werden, wenn gravierende hygienische Mängel festgestellt werden. Verstöße gegen die Vorschriften des Lebensmittelrechts können entweder mit Bußgeld oder Strafe geahndet werden.

Seit 1995 werden in der BRD bestimmte Lebensmittel systematisch untersucht (sog. „Monitoring"). Die Ergebnisse des Lebensmittel-Monitorings werden jährlich in einem Bericht veröffentlicht.

Neben der amtlichen LMÜ kommt auch dem Verbraucher selbst eine nicht zu unterschätzende Rolle zu: Als Käufer und Konsument kann er nämlich ebenfalls Einfluß auf die Qualität und das Angebot von Lebensmitteln nehmen. Seine ständige Forderung nach gesundheitlich unbedenklichen Lebensmitteln wird auf die Dauer ihre Wirkung nicht verfehlen. Im übrigen kann der Verbraucher mit Fragen und Beschwerden an die Ämter der LMÜ oder Verbraucherberatungsstellen herantreten (→ *Verbraucherschutz*).

Lebensmittelvergiftungen
→ *Lebensmittelhygiene*

Leere Kalorien
Mit den Nahrungsmitteln nimmt der Körper nicht nur Energie auf, sondern auch Vitamine, Mineralstoffe und Spurenelemente. Fehlen diese lebenswichtigen Bestandteile der → *Ernährung*, so spricht man von „leeren Kalorienspendern". Hierzu gehören v.a. der Haushaltszucker und der Alkohol.

Leiche
ist der leblose menschliche Körper, solange der natürliche Verwesungsprozeß der Weichteile nicht abgeschlossen und die Individualität und Integrität noch erkennbar ist.

Eine Leiche ist gewohnheitsrechtlich keine Sache und nicht Gegenstand eines Eigentumsrechtes. Allerdings bestehen u.U. Aneignungsrechte (bedeutsam für künstliche Körperteile, z.B. Herzschrittmacher). Die Verfügungsgewalt über die Leiche hat derjenige, in dessen „Gewahrsam" sie sich befindet. In Krankenhäusern obliegt dem Leitenden Arzt die Berechtigung des Gewahrsams.
→ *Bestattung*, → *Leichenschau*,
→ *Tod*

Leichenbeförderung
ist der Transport einer → *Leiche* vom Sterbeort zum Ort der → *Bestattung*.

Die näheren Regelungen für den Transport einer Leiche auf der Straße ergeben sich aus den → *Bestattungsgesetzen (BestG)*. Danach ist z.B. die Benutzung von Leichenwagen vorgeschrieben.

Für den Transport von Leichen mit dem Zug oder im Flugzeug gelten besondere Vorschriften. Bei einem internationalen Leichentransport sind die Vorschriften des „Internationalen Abkommens über die Leichenbeförderung" anzuwenden. Dieses Abkommen sieht die Mitführung eines Leichenpasses (nach vorgegebenem Muster) vor.

Leichenhalle

→ *Bestattung*, → *Bestattungsgesetze (BestG)*

Leichenöffnung

Neben der äußeren → *Leichenschau* gibt es die innere Leichenschau; sie wird nach den medizinischen Regeln der Sektionstechnik durch Öffnung der → *Leiche* (= Öffnung der Kopf-, Brust- und Bauchhöhle) vorgenommen. Die Leichenöffnung bezweckt in erster Linie die Feststellung der → *Todesursache* und des Zeitpunktes des Todes des Verstorbenen.

Jede Leichenöffnung stellt grundsätzlich einen Eingriff in das fortbestehende Persönlichkeitsrecht dar. Es bedarf daher einer Rechtfertigung, um eine Leichenöffnung zu ermöglichen. Aus Gründen der → *Seuchenhygiene* kann die zuständige (Ordnungs)behörde auf Anregung des → *Öffentlichen Gesundheitsdienstes (ÖGesD)* eine Leichenöffnung aufgrund des → *Bundesseuchengesetzes (BSeuchG)* anordnen mit dem Ziel festzustellen, ob der Verstorbene an einer → *übertragbaren Krankheit* erkrankt war.

Leichenöffnungen sind u.U. auch als gerichtliche Sektion, klinische Sektion oder Versicherungssektion zulässig.

Leichenpaß

→ *Leichenbeförderung*

Leichenschau

ist die äußere Untersuchung einer → *Leiche* zur Feststellung des → *Todes*, der Todesart, der → *Todesursache* und des Todeszeitpunktes durch einen Arzt. Das Ausmaß der Untersuchung richtet sich nach den Umständen des Einzelfalles.

Bei der persönlichen Untersuchung der Leiche hat der Arzt festzustellen, ob der Tod eingetreten ist, ob der Tote eines natürlichen Todes infolge einer bestimmt zu bezeichnenden Krankheit gestorben und wegen dieser Krankheit von einem Arzt behandelt worden ist oder ob Anzeichen einer gewaltsamen Todesart vorliegen (z.B. Selbsttötung), aus welcher Ursache der Tod eingetreten ist und ob Umstände vorliegen, die Maßnahmen zur Abwehr von → *übertragbaren Krankheiten* nach dem → *Bundesseuchengesetz (BSeuchG)* erfordern. Das Ergebnis der Feststellungen („letzte Diagnose") ist in die Todesbescheinigung (Leichenschauschein bzw. Totenschein nach amtlichem Vordruck) einzutragen.

→ *Bestattung*, → *Leichenöffnung*

Leichenschauschein

(Todesbescheinigung) → *Leichenschau*

Leichenwagen

→ *Bestattungsgesetze (BestG)*,
→ *Leichenbeförderung*

Letalität

ist in der → *Epidemiologie* ein Parameter für die Bestimmung der Zahl der an einer → *Krankheit* Gestorbenen im Verhältnis zu den erkrankten Personen. Die Letalität wird meist in Prozent ausgedrückt.

Leukämie

(→ *Krebs* des Blutes) ist eine Erkrankung der blutbildenden Organe, die zu einer Überproduktion von unreifen, weißen Blutkörperchen führt. Leukämie befällt in der BRD jährlich etwa 2.000 Kinder und Jugendliche. Die akute Leukämie stellt bei Kindern und Jugendlichen die zweithäufigste → *Todesursache* nach Unfällen dar. Die akute Leukämie ist in mehr als 1/3 der Fälle heilbar. Eine frühe Erkennung verbessert die Heilungschancen.

→ *Früherkennung von Krankheiten*

Light

(leicht) ist eine gesetzlich nicht geschützte Bezeichnung u.a. für → *Lebensmittel*, bei denen bestimmte Bestandteile (z.B. Fett, Zucker) reduziert und damit der Kaloriengehalt reduziert sind.

„Light-Produkte" werden v.a. von den Verbraucherverbänden nicht als der einzige Weg angesehen, sich gesund zu ernähren. Es wird aus ernährungswissenschaftlicher Sicht überwiegend als sinnvoller erachtet, sich vollwertig und abwechslungsreich statt „light" zu ernähren.

→ *Diät*, → *Ernährung*, → *Ernährungsaufklärung und -beratung*

Linolsäure

→ *Fett*

Luft

ist das die → *Atmosphäre* bildende Gasgemisch aus rund 78% Stickstoff, 21% Sauerstoff, 0,9% Edelgasen und 0,03% Kohlendioxid. Luft enthält zusätzlich noch geringe Mengen Wasserstoff und → *Ozon* (→ *Ozonschicht*).
Luft ist eine der Voraussetzungen für menschliches Leben. Veränderungen ihrer Zusammensetzung können sowohl für die → *Gesundheit* des Menschen als auch für die Gesundheit von Tier und Pflanze zu Beeinträchtigungen und Schäden führen. Solche Veränderungen können durch natürliche Verschiebungen eintreten, aber auch durch Luftverunreinigungen ausgelöst werden.
Die → *Lufthygiene* befaßt sich mit den Maßnahmen zur Luftreinhaltung.

Lufthygiene

will als Teil der → *Umwelthygiene* die von Veränderungen der → *Luft* ausgehenden Gefahren für die → *Gesundheit* von Mensch, Tier und Pflanze aufzeigen und Maßnahmen zur Luftreinhaltung zur Geltung bringen. Veränderungen der Luft können auf meteorologische Einflüsse (z.B. → *Smog*), physikalische und chemische Einflüsse (z.B. Zerstörung der → *Ozonschicht*), belebte Inhaltsstoffe (Keime) oder sonstige Luftverunreinigungen (z.B. durch Brände, Vulkanausbrüche, Schadstoffe aus Straßenverkehr, Energieerzeugung und Industrie) beruhen.
Die Veränderungen der Luft werden u.a. für die globale Klimaveränderung (Treibhauseffekt), den sauren Regen (= säurehaltige Niederschläge) und das Waldsterben (= großflächige Walderkrankungen) mitverantwortlich gemacht.
Wichtigste Grundlage für Maßnahmen gegen durch den Menschen zu verantwortender Luftverunreinigungen ist das → *Bundesimmissionsschutzgesetz (BImSchG)*.
Bei der Anwendung des BImSchG sind u.a. folgende Begriffserläuterungen von Bedeutung:

* Emissionen sind die von einer Anlage ausgehenden Luftverunreinigungen, Geräusche, Erschütterungen, Licht, Wärme, Strahlen und ähnliche Erscheinungen.
* Immissionen sind auf Menschen, Tiere und Pflanzen und den Boden, das Wasser, die Atmosphäre sowie Kultur- und sonstige Sachgüter einwirkende Luftver-

unreinigungen, Geräusche, Erschütterungen, Licht, Wärme, Strahlen und ähnliche Umwelteinwirkungen. Gelangen also Emissionen in die Umwelt und üben ihre Schadwirkung aus, spricht man von Immissionen.

- Transmission sind alle Vorgänge, in deren Verlauf sich Verteilung und Konzentration der luftverunreinigenden Stoffe in der Atmosphäre unter dem Einfluß meteorologischer, physikalischer oder chemischer Vorgänge ändern.
- Deposition bezeichnet die Absetzung von Immissionen (z.b. Ausregnung, Auswaschung) auf die unbelebte oder belebte Natur.

Für die wichtigsten Komponenten der Luftverunreinigungen sind durch die „Technische Anleitung zur Reinhaltung der Luft (TA Luft)", eine Verwaltungsvorschrift zum BImSchG, verbindliche Immissionsgrenzwerte festgelegt worden. Weitergehendere Regelungen enthalten u.a. die Störfall-Verordnung und die Smog-Verordnungen der Länder.

Für die Luftqualität in Innenräumen sind z.B. das → Rauchen, Holzschutzmittel und Farben von Bedeutung. Für bestimmte Bereiche bestehen arbeitsrechtliche bzw. dienstrechtliche Rauchverbote. Eine Ausweitung solcher Verbote wird gefordert.

→ Abfallbeseitigung, → Klimaforschung

Luftkurort
→ Kurorte

Luftverunreinigungen
→ Lufthygiene

M

MAK-Wert
bezeichnet in der → Arbeitshygiene die maximale Arbeitsplatzkonzentration eines → Gefahrstoffes, der bei einer 8-Stunden-Schicht und einer 40stündigen Arbeitswoche über das gesamte Arbeitsleben weder die → Gesundheit beeinträchtigt noch diese unangenehm belästigt.

„Malteser-Telefon"
informiert unter der Tel.-Nr. 0221/-341011 über soziale Einrichtungen und → Selbsthilfeorganisationen; v.a. → Selbsthilfegruppen.
Der Adressenspeicher umfaßt mehr als 66.000 Anschriften.

Medikamentenabhängigkeit
→ Arzneimittelabhängigkeit

Medizin
ist das große Gebiet der Wissenschaft vom gesunden und kranken Lebewesen, von Ursachen, Erscheinungen, Auswirkungen seiner → Krankheiten, ihrer Diagnostik, Therapie und Verhütung.
Man unterscheidet bei den Ebenen heilkundlicher Tätigkeit → Präventivmedizin (→ Gesundheitsvorsorge), Kurative Medizin (→ Krankenbehandlung) und Tertiäre Medizin (→ Rehabilitation und Nachsorge).
Die moderne Humanmedizin ist nach Fachdisziplinen (Gebiete) gegliedert. Man unterscheidet z.B. nach der Behandlung von jungen und alten Menschen oder bestimmten Einsatzgebieten oder -orten (z.B. → Arbeitsmedizin, → Hygiene).

Medizingeräte
→ Medizingeräteverordnung (MedGV),
→ Medizinisch-technische Geräte,
→ Medizinprodukte

Medizingeräteverordnung (MedGV)

ist eine Verordnung aufgrund des → *Medizinproduktegesetzes (MPG)*. Die MedGV ist dem → *Arbeitsschutzrecht* zuzuordnen und regelt, daß → *medizinisch-technische Geräte* nur dann in den Verkehr gebracht werden dürfen, wenn sie den Anforderungen der MedGV, den allgemein anerkannten Regeln der Technik sowie den Arbeitsschutz- und Unfallverhütungsvorschriften (UVV) entsprechen. Dabei muß sichergestellt sein, daß Patienten, Angehörige der Gesundheitsberufe oder Dritte bei der bestimmungsgemäßen Verwendung der Geräte gegen Gefahren für Leben und Gesundheit soweit geschützt sind, wie es die Art der Verwendung gestattet. Das erklärte Ziel der MedGV ist damit, Gefahren bei der Anwendung medizinisch-technischer Geräte zu verringern und die erforderliche Anwender- und Patientensicherheit (= medizinische, hygienische und technische Sicherheit) zu gewährleisten.

Die Gerätehersteller haben für jedes Gerät eine Gebrauchsanweisung mitzuliefern und bei bestimmten Geräten Warneinrichtungen vorzusehen. Näher bezeichnete Geräte dürfen nur von Personen angewendet werden, die aufgrund ihrer Ausbildung oder ihrer Kenntnisse und praktischen Erfahrungen die Gewähr für eine sachgerechte Handhabung bieten. Vor der Anwendung eines Gerätes hat eine Einweisung in die sachgerechte Handhabung zu erfolgen. Die Anwendung von medizinisch-technischen Geräten erfordert im übrigen die Durchführung von sicherheitstechnischen Kontrollen.

Die MedGV verlangt nicht, daß der Anwender Arzt sein muß. Auch nicht-ärztliches Assistenzpersonal darf nach Eignung und Befähigung medizinisch-technische Geräte anwenden. Voraussetzung ist aber immer die Anordnung eines Arztes.

Die Betreiber und Anwender von medizinisch-technischen Geräten haben nach der MedGV die volle Beweislast bezüglich der Einhaltung der erforderlichen Sorgfalt.

Medizinische Rehabilitation

umfaßt im System der → *sozialen Sicherung* alle Hilfen, die erforderlich sind, um einer drohenden → *Behinderung* vorzubeugen, eine bestehende Behinderung zu beseitigen, zu bessern oder eine Verschlimmerung zu verhüten (= primäre, sekundäre und tertiäre Prävention).

Welche Leistungen die medizinische → *Rehabilitation* umfaßt und welche → *Rehabilitationsträger* im einzelnen zuständig sind, ist nicht immer einfach zu beantworten.

Die medizinische Rehabilitation unterscheidet sich von der → *Krankenbehandlung* v.a. dadurch, daß mit ihren Leistungen nicht akute Störungen der → *Gesundheit*, sondern deren bleibende Folgen ausgeglichen werden sollen. Diese Leistungen schließen auch eine aktivierende Krankenpflege ein. Die medizinische Rehabilitation setzt im allgemeinen erst dann ein, wenn die Krankenbehandlung nicht mehr im Vordergrund steht. Zuständig für die medizinische Rehabilitation sind nahezu alle → *Rehabilitationsträger*, überwiegend kommen aber die Träger der → *Gesetzlichen Krankenversicherung (GKV)* und → *Gesetzlichen Rentenversicherung (GRV)* in Betracht.

Bei der → *Gesundheitsvorsorge* (→ *Krankheitsverhütung*) und Rehabilitation haben → *Kuren* und die Behandlungen in → *Vorsorge- und Rehabilitationseinrichtungen* eine besondere Bedeutung.

Man unterscheidet ambulante → *Vorsorgekuren* im Rahmen der Gesundheitsvorsorge, Vorsorgekuren für Mütter bzw. → *Müttergenesungskuren*, ambulante Rehabilitationskuren, z.B.

bei einem Zustand nach einer schweren Krankheit, sowie kurklinische Behandlungen in Rehabilitationseinrichtungen, z.B. bei → *Herz-Kreislaufkrankheiten* und → *Krebs*.

Für die ambulanten Vorsorge- und Rehabilitationskuren sind auch die Bezeichnungen Vorbeugungs- oder Genesungskuren und „freie" oder offene (Bade-)Kuren gebräuchlich. Die Behandlungen in Vorsorge- und Rehabilitationseinrichtungen, v.a. auf Veranlassung der GRV, werden als Heilverfahren bezeichnet. Die Anschlußheilbehandlung (AHB) ist ein Einleitungsverfahren für bestimmte medizinische Rehabilitationsmaßnahmen, die sich unmittelbar an die Behandlung im Akutkrankenhaus anschließen, z.B. nach einem → *Herzinfarkt*.

Für die Bewilligung von Kuren und Heilverfahren sind einmal die Krankenkassen zuständig. Es kommen auch die übrigen Rehabilitationsträger für die Gewährung von Kuren und Heilverfahren in Betracht. Entscheidend ist der Zusammenhang zwischen der Maßnahme und den anderen Grundaufgaben der jeweiligen Trägergruppe. Eine Kurmaßnahme wird von der GKV dann nicht gewährt, wenn ein Träger der GRV oder eine sonstige Stelle vorrangig leistungspflichtig ist.

Voraussetzung für die Einleitung des Bewilligungsverfahrens ist i.d.R. ein Antrag des Kranken/Behinderten und ein ärztlicher Befundbericht. Der Rehabilitationsträger prüft die Bewilligungsvoraussetzungen, ggf. nach Einholung eines ärztlichen Gutachtens, und entscheidet über den Antrag durch (schriftlichen) Bescheid. Im Falle der Bewilligung der Kur bzw. des Heilverfahrens werden nähere Regelungen über die in Anspruch zu nehmende Kureinrichtung, die Dauer der Maßnahme und Verhaltensmaßregeln mitgeteilt.

Ambulante Rehabilitationskuren sollen für längstens 4 Wochen bewilligt werden. Kuren und Heilverfahren können nicht vor Ablauf von 3 Jahren wiederholt werden, es sei denn, daß eine vorzeitige Maßnahme aus gesundheitlichen Gründen dringend erforderlich ist.

Rehabilitanden müssen sich i.d.r. an den Kosten einer Kur bzw. eines Heilverfahrens beteiligen. Soweit von einem Rehabilitationsträger eine Behandlung mit Unterkunft und Verpflegung in einer Vorsorge- bzw. Rehabilitationseinrichtung übernommen wird, sind 12 DM (neue Länder: 9 DM) je Kalendertag zuzuzahlen. Ausgenommen davon sind Kinder bis zur Vollendung des 18. Lebensjahres und Rehabilitanden, die durch Zuzahlungen unzumutbar belastet würden (sog. Sozialklausel). Bei ambulanten Vorsorgekuren werden die Behandlungskosten vom Träger der Maßnahme übernommen und zusätzlich ein Zuschuß bis zu 15 DM täglich gezahlt. Die übrigen Aufwendungen muß der Rehabilitand tragen.

Kuren und Heilverfahren können auch Kindern ermöglicht werden. Zuständige Leistungsträger sind für Kinderkuren die GKV und für Kinderheilverfahren die GRV. Es ist kaum bekannt, daß die Träger der GRV neben ihren Leistungen an Versicherte auch Heilverfahren für deren nichtversicherte Kinder anbieten. Diese zusätzliche Leistung der GRV erwuchs aus dem Leitsatz „Rehabilitation vor Rente" und der Erkenntnis, daß die Kinder als die Beitragszahler von morgen ebenso zu schützen sind wie Versicherte.

Neben der medizinischen Notwendigkeit der Heilbehandlung ist es erforderlich, daß ein Elternteil bestimmte versicherungsrechtliche Voraussetzungen erfüllt. Die Bewilligung eines Kinderheilverfahrens ist jedoch ausgeschlossen, wenn das Kind über Ausbildungsvergütung oder Unterhaltsgeld oberhalb eines festgesetzten Betrages verfügt.

Medizinische Soziologie
(oder Medizinsoziologie) → *Soziologie*

Medizinische Vorsorgeleistungen
→ *Gesundheitsvorsorge*, → *Krankheitsverhütung*

Medizinisch-technische Geräte

sind solche Geräte, die in der → Medizin (Heilkunde) zur Unterstützung der Diagnostik und Therapie eingesetzt werden. Nähere Regelungen enthält die → Medizingeräteverordnung (MedGV).
→ Medizinisch-technische Großgeräte, → Medizinprodukte

Medizinisch-technische Großgeräte

sind → medizinisch-technische Geräte (z.B. Computer-Tomographen -CT-, Kernspin-Tomographen, Herz-Katheter-Meßplätze, Nierensteinzertrümmerer), die zur bedarfsgerechten → Gesundheitsversorgung in ausreichender Zahl zur Verfügung stehen sollen.
Abgrenzung, Bedarf und Standorte von leistungsfähigen und wirtschaftlich genutzten Großgeräten werden unter Berücksichtigung der Vorgaben im Sozialgesetzbuch (SGB) V, Krankenhausfinanzierungsgesetz (KHG) und den Großgeräte-Richtlinien des Bundesausschusses der Ärzte und Krankenkassen zwischen den Beteiligten abgestimmt.

Medizinprodukte

(Medikalprodukte) sind (vereinfacht ausgedrückt) Instrumente, Apparate, Vorrichtungen, Stoffe oder andere Gegenstände einschließlich Software, die einzeln oder miteinander verbunden angewendet werden können und vom Unternehmer ausschließlich oder überwiegend zum Zwecke
1. der Erkennung, Verhütung, Überwachung, Behandlung oder Linderung von Krankheiten, Verletzungen oder Behinderungen,
2. der Untersuchung, der Ersetzung oder der Veränderung des anatomischen Aufbaus oder eines physiologischen Vorgangs oder
3. der Empfängnisregelung
bei Menschen bestimmt sind und deren bestimmungsgemäße Hauptfunktion im oder am menschlichen Körper

weder durch pharmakologisch oder immunologisch wirkende Mittel noch durch Metabolismus erreicht wird.
Beispiele für Medizinprodukte: Herzschrittmacher, Hüftimplantate, Brillen und Verbandstoffe.
Die näheren Einzelheiten ergeben sich aus dem → Medizinproduktegesetz (MPG).
→ Arzneimittel

Medizinproduktegesetz (MPG)

verfolgt den Zweck, den Verkehr mit → Medizinprodukten zu regeln und dadurch für die Sicherheit, Eignung und Leistung der Medizinprodukte sowie die → Gesundheit und den erforderlichen Schutz der Patienten, Anwender und Dritter zu sorgen. Das MPG ist Ermächtigungsgrundlage für die → Medizingeräteverordnung (MedGV).
Mit dem MPG, das am 1.1.1995 in Kraft getreten ist, wurden Richtlinien der Europäischen Union (EU) in deutsches Recht umgesetzt.

Medizintechnik

ist eine Verknüpfung von → Medizin (Heilkunde) und Technik und bedeutet die Anwendung meist hoch entwickelter → medizinisch-technischer Geräte/→ medizinisch-technischer Großgeräte/→ Medizinprodukte in allen Teilgebieten der Medizin zur Unterstützung der Diagnostik und Therapie.

Meldepflicht

bedeutet in der → Seuchenhygiene die Pflicht, bestimmte → Infektionskrankheiten anonym oder mit Namensnennung an die zuständige Behörde des → Öffentlichen Gesundheitsdienstes (ÖGesD) zu melden.
Meldepflichten ergeben sich aus dem → Bundesseuchengesetz (BSeuchG), dem → Geschlechtskrankheitengesetz (GesGKr) und der → Laborberichtsverordnung.

Mikrobiologie

ist die Wissenschaft von den Mikroorganismen. Die medizinische Mikrobiologie befaßt sich mit den Mikroorganismen, die für die körperliche Verfassung des Menschen von besonderer Bedeutung sind (→ *Krankheitserreger*).
→ *Biologie*

Mikroorganismen

→ *Krankheitserreger*

Mineralstoffe

sind lebensnotwendige Bestandteile der Nahrung, die keine Energie liefern. Zu den Mineralstoffen gehören z.B. Eisen, Kalium, Kalzium, Magnesium, Natrium und Phosphor.

Eisen ist ein Baustein für den roten Blutfarbstoff, der den Sauerstoff im Blut transportiert. Kalzium und Phosphor sind unentbehrliche Bausteine für Knochen und Zähne. Andere Mineralstoffe sind für Funktionen von Muskeln und Nerven notwendig.
→ *Ernährung*, → *Nährstoffe*

Mineralwasser

ist neben dem → *Trinkwasser* (Leitungswasser) für den menschlichen Genuß bestimmt. Mineralwasser wird aus natürlichen oder künstlichen Quellen an die Oberfläche befördert und steht in abgepackter Form zur Verfügung.

Die Anforderungen an Mineralwässer sind seine natürliche Reinheit und sein ernährungsphysiologischer Wert. Diese Kriterien müssen wissenschaftlich belegt und amtlich anerkannt sein. Nähere Regelungen ergeben sich u.a. aus der Mineral- und Tafelwasserverordnung.

Während auf Trinkwasser das → *Bundesseuchengesetz (BSeuchG)* angewandt wird, unterliegt Mineralwasser allein dem → *Lebensmittelrecht*. Die Zuordnung zum Lebensmittelrecht gilt auch für Quellwasser und Tafelwasser. → *Heilwasser* hingegen nimmt eine Sonderstellung ein; es ist ein → *Arzneimittel*.

Mitverantwortung

→ *Eigenverantwortung*, → *gesunde Lebensführung*

Morbidität

(abgeleitet von lateinisch „morbus") ist in der → *Epidemiologie* ein Parameter für die Bestimmung der Häufigkeit einer → *Krankheit* in der Bevölkerung/Bevölkerungsgruppe, bezogen auf 1.000, 10.000 oder 100.000 Einwohner.
→ *Alterskrankheiten*

Morphologie

ist ein Teilgebiet der → *Biologie* und befaßt sich wissenschaftlich mit Gestalt und Bau der Organismen (Mensch, Tier, Pflanze) und ihrer Entwicklung.

Morphologisch bedeutet die Form und Struktur gesunder und kranker Gewebe betreffend.

Mortalität

ist in der → *Epidemiologie* ein Parameter für die Bestimmung der Sterblichkeit an einer → *Krankheit*, bezogen auf die gesamte Bevölkerung.

Die Sterblichkeit läßt sich unter verschiedenen Aspekten darstellen: Das einfachste Maß der Mortalität ist die allgemeine Sterbeziffer, bei der die Gestorbenen eines Jahres (ohne Totgeburten) auf 1.000, 10.000 oder 100.000 der Bevölkerung des gleichen Jahres bezogen werden. Im übrigen kann die Mortalität nach → *Todesursache*, Geschlecht und Bevölkerungsgruppe bemessen werden (→ *Müttersterblichkeit*, → *Säuglingssterblichkeit*).

Die Darstellung der Mortalität nach Todesursachen hat für das Netz der sozialen Sicherung besondere Bedeutung. Zu berücksichtigen ist aber dabei, daß sich anhand der Mortalitätsstatistik keine Aussagen über die Entstehung und Verbreitung jener Krankheiten machen lassen, die zwar weit verbreitet sind (z.B. → *Rheuma*), bei denen hingegen die Sterblichkeit relativ gering ist oder an denen normalerweise niemand stirbt.

Müll
→ *Abfälle*, → *Sonderabfälle*

Müllkippe
→ *Deponie*

Müllverbrennung
ist eine Form der Beseitigung von → *Abfällen*. Ihr Zweck ist die Zerstörung organischer Inhaltsstoffe sowie die Reduzierung des Müllvolumens, um die Kapazitäten an verfügbarem Deponieraum zu schonen.

Über die „Potentiellen Gesundheitsgefahren durch Emissionen aus Müllverbrennungsanlagen" hat sich der Wissenschaftliche Beirat der Bundesärztekammer in einer umfangreichen Stellungnahme geäußert (Deutsches Ärzteblatt vom 11.1.1993).

→ *Deponie*

Mütterberatung
umfaßt sämtliche Einrichtungen und Maßnahmen zur Verbesserung der Lebensbedingungen von Kindern im Säuglings- und Kleinkindalter (= Säuglingsfürsorge).

Die Mütterberatung wird v.a. durch den → *Öffentlichen Gesundheitsdienst (ÖGesD)* als Aufgabe der → *Gesundheitsförderung* wahrgenommen.

Müttergenesungskuren
sind → *Kuren* für Mütter, die i.d.R. in Einrichtungen durchgeführt werden, die von der Elly-Heuss-Knapp-Stiftung, Deutsches Müttergenesungswerk, Deutenbacher Str. 1, 90547 Stein (Tel.: 0911/6887017; Fax: 676685), anerkannt sind.

Müttergenesungskuren sind einmal bei Vorliegen der medizinischen und versicherungsrechtlichen Voraussetzungen Bestandteil der → *Krankheitsverhütung* in der → *Gesetzlichen Krankenversicherung (GKV)*. Müttergenesungskuren können auch in der Form einer Rehabilitationskur (→ *medizinische Rehabilitation*) gewährt werden.

Das Müttergenesungswerk bietet in 123 Kurhäusern in der BRD jährlich 83.000 Plätze für Mütterkuren und Mutter-Kind-Kuren (Stand: Jan. 1995). Die psychosomatisch orientierten Präventions- und Rehabilitationskuren sind auf die Bedürfnisse und Problemlagen von Frauen mit Kindern abgestimmt. Neben ärztlicher Behandlung und Angeboten der Gesundheitsförderung umfassen sie sozial-pädagogische und therapeutische Angebote. Kurziel ist es, den Zusammenhang zwischen psychosozialen Belastungen und Gesundheit aufzuzeigen und die Kurteilnehmerinnen dabei zu unterstützen, ihren Alltag nach der Kur „gesünder" zu gestalten.

Müttersterblichkeit
wird als Zahl der Todesfälle infolge von Gesundheitsstörungen durch die Schwangerschaft, Geburt oder das Wochenbett definiert; sie wird bezogen auf die Zahl der Lebendgeborenen.

Die Müttersterblichkeit war früher hoch (z.B. wegen Kindbettfieber). Noch 1935 starben ca. 450 Mütter pro 100.000 Lebendgeborene, während es 1989 5,3 pro 100.000 Lebendgeborene waren.

Wirksame Mittel gegen die Müttersterblichkeit sind die → *Mutterschaftshilfe* der Gesetzlichen Krankenversicherung (GKV), die Schutzmaßnahmen nach dem → *Mutterschutzgesetz (MSchG)* und die → *Mütterberatung* durch den → *Öffentlichen Gesundheitsdienst (ÖGesD)*.

→ *Mortalität*

Multimorbidität
→ *Alterskrankheiten*, → *Morbidität*

Mundhygiene

→ *Individualhygiene*, → *Krankheitsverhütung*

Mutterpaß

ist eine nach den → *Mutterschafts-Richtlinien* vorgesehene Broschüre, die der vollständigen Dokumentation der Vorsorgeuntersuchungen im Rahmen der → *Mutterschaftshilfe* dient. Die Dokumentation ist mit Blick auf Risikoschwangerschaften von großer Bedeutung. Die Dokumentation erstreckt sich auch auf die Angaben zum Zustand des Neugeborenen.

Mutterschaftsgeld

→ *Mutterschaftshilfe*, → *Mutterschutzgesetz (MSchG)*

Mutterschaftshilfe

wird in der → *Gesetzlichen Krankenversicherung (GKV)* bei Schwangerschaft und Mutterschaft gewährt. Die Mutterschaftshilfe ist eine wichtige Maßnahme gegen die → *Müttersterblichkeit*. Die Krankenkassen erbringen u.a. folgende Leistungen:
- Ärztliche Betreuung/Behandlung: Dazu gehören Untersuchungen zur Feststellung der Schwangerschaft sowie Vorsorgeuntersuchungen, deren Ergebnisse im → *Mutterpaß* eingetragen werden. Die Einzelheiten ergeben sich aus den → *Mutterschafts-Richtlinien*.
- Hebammenhilfe: Diese Hilfe umfaßt Beratung und Hilfe während der Schwangerschaft, Überwachung und Geburtshilfe sowie die Versorgung der Wöchnerin und des Neugeborenen.
- Arznei-, Verband- und Heilmittelversorgung: Es gelten die Grundsätze wie bei der Arzneimittel- und Heilmittelversorgung im Rahmen der Krankenbehandlung. Zuzahlungen sind allerdings nicht vorgesehen.
- Mutterschaftsgeld erhalten diejenigen Versicherten, die in einem Beschäftigungsverhältnis stehen, und zwar für die Dauer der Schutzfristen (6 Wochen vor und 8 Wochen bzw. 12 Wochen nach der Entbindung).

Das Mutterschaftsgeld beträgt mindestens 3,50 DM und höchstens 25 DM pro Kalendertag. War das vorherige Nettoarbeitsentgelt höher als 25 DM, so hat der Arbeitgeber den Unterschiedsbetrag zu zahlen.
- Entbindungsgeld erhalten Frauen als einmalige Leistung in Höhe von 150 DM, die keinen Anspruch auf Mutterschaftsgeld haben.

An die Stelle des früheren Mutterschaftsurlaubs und des während dieser Zeit zu zahlenden Mutterschaftsgeldes ist die Gewährung von Erziehungsurlaub und Erziehungsgeld nach dem Bundeserziehungsgeldgesetz (BErzGG) getreten.

→ *Mutterschutzgesetz (MSchG)*

Mutterschafts-Richtlinien

sind vom Bundesausschuß für Ärzte und Krankenkassen geschaffene Vorschriften; sie regeln die ärztliche Betreuung während der Schwangerschaft und nach der Entbindung als Teil der → *Mutterschaftshilfe*.

Die Richtlinien stellen darauf ab, daß es vorrangiges Ziel der Schwangerenvorsorge ist, Risikoschwangerschaften und Risikogeburten frühzeitig zu erkennen und die notwendigen Betreuungsmaßnahmen durchzuführen.

→ *Müttersterblichkeit*

Mutterschutzgesetz (MSchG)

ist das Kernstück des → *Arbeitsschutzrechts* für Frauen. Es gilt für alle Frauen, die in einem Arbeits- oder Ausbildungsverhältnis stehen.

Das MSchG dient der Verwirklichung des Gebots aus Artikel 6 Abs. 4 GG: „Jede Mutter hat Anspruch auf den Schutz und die Fürsorge der Gemeinschaft".

Das MSchG enthält eine Vielzahl von Schutzvorschriften für Mutter und Kind für die Zeit vor und nach der Geburt. Diese betreffen u.a. Mitteilungspflichten, Gestaltung des Arbeitsplatzes, Beschäftigungsverbote,

Stillzeiten, Kündigungsschutz und Verdienstausgleich. Besondere Bedeutung haben die sog. Schutzfristen: 6 Wochen vor der Entbindung dürfen werdende Mütter nicht beschäftigt werden, es sei denn, daß sie sich zur Arbeitsleistung ausdrücklich bereiterklärt haben. Die Erklärung kann jederzeit widerrufen werden. Nach der Entbindung besteht während einer Frist von normalerweise 8 Wochen, bei Früh- oder Mehrlingsgeburten 12 Wochen, für Mütter ein absolutes Beschäftigungsverbot. In dieser Zeit dürfen Frauen auch dann nicht beschäftigt werden, wenn sie dazu bereit wären. Für die Dauer der Schutzfristen erhalten erwerbstätige Frauen Mutterschaftsgeld (→ *Mutterschaftshilfe*).

Aus den Rechten der Mütter ergeben sich für den Arbeitgeber zwangsläufig bestimmte Pflichten. Die Einhaltung der Bestimmungen des MSchG wird von der → *Gewerbeaufsicht* überwacht.

N

Nachteilsausgleiche

sind Hilfen für → *Schwerbehinderte* zum Ausgleich der behinderungsbedingten Nachteile oder Mehraufwendungen. Sie sind nach dem → *Schwerbehindertengesetz (SchwbG)* so zu gestalten, daß sie der Art und Schwere der → *Behinderung* Rechnung tragen und zwar unabhängig von der Ursache der Behinderung.

Die Nachteilsausgleiche sind oft davon abhängig, daß im Schwerbehindertenausweis bestimmte Merkzeichen eingetragen sind. Nachteilsausgleiche sind z.B.: Unentgeltliche Beförderung Schwerbehinderter im öffentlichen Personenverkehr, Einkommen- und Lohnsteuerfreibeträge für Behinderte, Parkerleichterungen, Rundfunkgebührenbefreiung, teilweise Befreiung von Telefongebühren.

Nährstoffe

sind → *Eiweiß*, → *Fett*, → *Kohlenhydrate*, → *Mineralstoffe*, → *Spurenelemente*, → *Vitamine* und → *Wasser*. Sie erfüllen im Körper unterschiedliche Aufgaben: Eiweiß, Fett und Kohlenhydrate liefern Energie. Dabei dient Eiweiß vorwiegend als Baustoff. Mineralstoffe und Vitamine sorgen für einen reibungslosen Ablauf vieler Stoffwechselvorgänge. Mineralstoffe werden zusätzlich als Baustoff verwendet.
→ *Ernährung*

Nahrungsmittel

→ *Ernährung*, → *Lebensmittel*, → *Nährstoffe*

Natalität

gibt die Zahl der Lebendgeborenen während eines bestimmten Zeitabschnittes (meist 1 Jahr), bezogen auf 1.000, 10.000 oder 100.000 der Bevölkerung an (= Geburtenhäufigkeit). Wird die Natalität der → *Mortalität* gegenübergestellt, ergibt sich die Bevölkerungsbilanz (Zu- oder Abnahme).
→ *Epidemiologie*, → *Säuglingssterblichkeit*

„Nationaler Rauschgiftbekämpfungsplan"
→ *Drogenbekämpfung*

Nationales Blutdruck-Programm (NBP)
→ *Bluthochdruck*

Naturheilkunde

(auch als „Erfahrungsheilkunde" oder „sanfte Medizin" bezeichnet) ist als Zweig der → *Medizin* (Heilkunde) i.d.R. darauf ausgerichtet, die Heil- und Ordnungskräfte des menschlichen Körpers selbst zu aktivieren und für eine Heilung oder Besserung von Krankheiten nutzbar zu machen. Die Naturheilkunde bemüht sich, umwelt- und zeitbedingte Störungen des Organismus durch Hinweise und Vorschriften für einen geordneten Lebensablauf zu bessern oder zu beseitigen. Man verwendet bei der Naturheilkunde Mittel oder Erscheinungen, die in der Natur vorkommen, und sucht bei der Therapie soweit wie möglich zu vermeiden, daß der Organismus durch die Behandlungsmethode (→ *Naturheilverfahren*) zusätzliche Schäden erleidet. Die Naturheilkunde will den Menschen in seiner Gesamtheit erfassen (→ *Ganzheitsmedizin*).

Naturheilmittel

ist ugs. die Bezeichnung für → *Arzneimittel* auf pflanzlicher, tierischer oder mineralischer Basis, aber auch für homöopathische Arzneimittel (Homöopathika).

Naturheilverfahren

sind die in der → *Naturheilkunde* gebräuchlichen Methoden der Diagnostik und Therapie.
Hierzu zählen z.B. die Physikalische Therapie, Ernährungstherapie (Diät), Pflanzenheilkunde (Phytotherapie), Methoden der Anthroposophie und die sonstigen alternativen Methoden, v.a. der Biologischen Medizin und der Chinesischen Medizin (z.B. Akupunktur). Viele naturheilkundliche Methoden werden, einer langen Tradition folgend, allgemein anerkannt und praktiziert (z.B. Phytotherapie, Atem- und Entspannungstherapie, Bewegungstherapie, Ernährungstherapie, Hydro- und allgemeine Balneotherapie, Klimatherapie, Massagetherapie); ihre Wirkungsweisen sind weitgehend aufgeklärt.
Die Pflanzenheilkunde, die Homöopathie sowie die Anthroposophie sind „besondere Therapierichtungen" (§ 2 SGB V, § 25 AMG), die in der → *Gesundheitsversorgung* nicht ausgeschlossen sind.

Anlaufadressen u.a.:
Deutscher Naturheilbund e.V. (DNB), Prießnitz-Bund, Geschäftsstelle in Riet - Markgröninger Str. 8, 71665 Vaihingen (Tel.: 07042/77628).
Deutsche Volksgesundheitsbewegung e.V. (DVB), Herrenwiese 125, 47169 Duisburg (Tel.: 0203/592643; Fax: 598700).
Kneipp Bund e.V., Bundesverband für Gesundheitsförderung, Adolf-Scholz-Allee 6-8, 86825 Bad Wörishofen (Tel.: 08247/3002-0; Fax: 3002-99).
→ *Ganzheitsmedizin*

Naturschutz
→ *Umweltschutz*

Neurodermitis

ist eine in verschiedenen Formen auftretende Hautkrankheit (juckende Ekzembildung). Neurodermitis kann auf verschiedenen Ursachen beruhen. Mögliche Krankheitsursachen sind z.B. allergische Reaktionen (→ *Allergien*).
Anlaufadresse:
Deutscher Neurodermitiker Bund e.V., Mozartstr. 11, 22083 Hamburg (Tel.: 040/2205757; Fax: 2273494).

Nikotin

ist ein Stoff (Alkaloid) der Tabakpflanze. Bereits wenige Milligramm Nikotin genügen, um schwere Vergiftungserscheinungen hervorzurufen. Etwa 40-60 mg Nikotin sind für den Menschen tödlich.
→ *Nikotinabhängigkeit*, → *Rauchen*

Nikotinabhängigkeit

ist die Folge des → *Rauchens* mit der Entwicklung eines Tabakentzugssyndroms. Dieses Syndrom ist durch das vergebliche Bemühen gekennzeichnet, den Tabakgenuß einzustellen oder zu reduzieren. Die Nikotinabhängigkeit führt zu schweren gesundheitlichen Beeinträchtigungen (z.B. → *Herz-Kreislaufkrankheiten*).

Rund 6 Mio. der insgesamt 17 Mio. Raucherinnen und Raucher in der BRD gelten als behandlungsbedürftig.
→ *Abhängigkeit*, → *Nikotin*

Nitrate

sind wasserlösliche Salze der Salpetersäure, die durch Überdüngung in der Landwirtschaft häufig im → *Trinkwasser* und in pflanzlicher Nahrung enthalten sind. Für Nitrate im Trinkwasser sind Grenzwerte festgelegt.
→ *Abfallhygiene*, → *Bodenhygiene*, *Lebensmittelhygiene*, → *Schadstoffe*, → *Trinkwasserhygiene*

Normalgewicht

ist das von Alter, Größe, Geschlecht, → *Ernährung* und endokrinen Funktionen abhängige Gewicht des Körpers (ohne Bekleidung).
Das Normalgewicht kann nach bestimmten Formeln errechnet werden, z.B. BROCA-Formel, Körpermassenindex (Body Mass Index oder BMI).
Nach der BROCA-Formel errechnet sich das Sollgewicht (in kg) aus der Differenz aus Körpergröße (in cm) minus 100.
Um auf das sog. „Idealgewicht" zu kommen, sollten Frauen von der errechneten Zahl 15% abziehen, Männer 10%.
Wichtiger als das „Normalgewicht" oder das „Idealgewicht" wird neuerdings das „Wohlfühlgewicht" angesehen.
→ *Übergewicht*

Nosokomiale Infektion
→ *Krankenhausinfektion*

O

Oberflächenwasser
→ *Wasser*

Oecotrophologie

ist die wissenschaftliche Lehre von Haushalt und ausgewogener und gesunder → *Ernährung* (→ *Diät*).
Die praktische Anwendung der Oecotrophologie erfolgt v.a. durch (Dipl.-) Oecotrophologen.

„Öffentliche Gesundheit"

(„Public Health") geht auf eine Definition der Weltgesundheitsorganisation (WHO) aus dem Jahre 1952 zurück.
Sie lautet:
„Öffentliche Gesundheit umfaßt die medizinische Wissenschaft und ärztliche Erfahrung zur Verhinderung von Krankheiten, zur Förderung des gesunden Altwerdens, zur Förderung körperlicher und geistiger Gesundheit sowie Leistungsfähigkeit. Dies soll durch folgende öffentliche Maßnahmen erreicht werden: Erhalt bzw. Schaffung einer gesunden Umwelt, Überwachung von übertragbaren Erkrankungen, Erziehung des Einzelnen zu gesundheitsbewußtem Verhalten, Sicherstellung der ärztlichen und pflegerischen Betreuung einschließlich der Früherkennung und Vorsorge von Krankheiten sowie Entwicklung sozialer Einrichtungen, die dem Einzelnen gesundheitserhaltende Lebensumstände gewährleisten können."
→ *Gesundheitsförderung*, → *Kommunale Gesundheitsförderung*

Öffentlicher Gesundheitsdienst (ÖGesD)

ist die Organisation von Dienststellen auf der Ebene von Bund, Ländern, Kreisen und Gemeinden, die dem Schutz der → *Gesundheit* der Gemeinschaft und des Einzelnen dient.
Wahrgenommen wird der ÖGesD schwerpunktmäßig von den Gesundheitsämtern; aber auch nach den regionalen Gegebenheiten von anderen

Ämtern (z.B. Umweltschutzämtern). Neben den staatlichen und kommunalen Einrichtungen des ÖGesD gibt es noch mittelbare Träger der Staatsverwaltung (Körperschaften, Anstalten oder Stiftungen) und sonstige Institutionen, die von den Trägern der unmittelbaren oder mittelbaren Staatsverwaltung errichtet und getragen werden (z.B. Verbände, Vereine). Der ÖGesD wird in der → *Gesundheitsversorgung* der Bevölkerung als „3. Säule" eingestuft; ihm obliegen zahlreiche wichtige Aufgaben. Die Aufgaben des ÖGesD sind in der BRD nicht einheitlich geregelt. Trotz der unterschiedlichen gesetzlichen Vorschriften in den Ländern stimmen die vom ÖGesD wahrzunehmenden Aufgaben in den Grundzügen überein. Die dem ÖGesD heute obliegenden Aufgaben sind im wesentlichen:

A   Seuchenhygiene und Gesundheitsschutz

Allgemeines Ziel der Tätigkeit des ÖGesD im Seuchenwesen ist die Verringerung des Auftretens von → *Infektionskrankheiten*. Diese auch als Seuchenhygiene (als Teil der Umwelthygiene) bezeichnete Tätigkeit ist im Aufgabenspektrum des ÖGesD fest verankert und auch mit Blick auf zukünftige Aufgabenstellungen unentbehrlich (Gründe: z.B. Panoramawechsel bei den Infektionskrankheiten, Fernreisen, fehlende Immunisierung der Bevölkerung, Verbreitung von Krankheitserregern durch Lebensmittel). Im Bereich des Gesundheitsschutzes rücken Anforderungen an die → *Hygiene* in den verschiedenen Einrichtungen, z.B. in Bädern und Krankenhäusern, stärker in den Vordergrund. Die Aufgaben der Seuchenhygiene und des Gesundheitsschutzes im einzelnen:

- Erkennung, Verhütung und Bekämpfung von → *übertragbaren Krankheiten* mit Hilfe von vorbeugenden, zielgerichteten und ge-

sundheitspolizeilichen Maßnahmen; v.a. nach den Vorschriften des → *Bundesseuchengesetzes (BSeuchG)*.

- Schutz der Bevölkerung vor der Weiterverbreitung von AIDS; v.a. durch Maßnahmen der → *Gesundheitserziehung und -aufklärung.*

- Schutz der Bevölkerung vor übertragbaren Krankheiten, gegen die durch → *Schutzimpfung* immunisiert werden kann. Insoweit kommen u.a. in Betracht: Impfangebote an die Bevölkerung (neben denen der Vertragsärzte) sowie Überwachung des Durchimpfungsgrades der Bevölkerung (→ *Impfwesen*).

- Verhütung, Feststellung, Erkennung und Veranlassung der Behandlung von → *Geschlechtskrankheiten* sowie die vorbeugende und nachgehende Gesundheitshilfe (Gesundheitsfürsorge), v.a. durch Überwachung und Untersuchung der Prostituierten. Grundlage ist das → *Geschlechtskrankheitengesetz (GesGKr.)*.

- Schutz von Personal und Patienten im Krankenhaus. Zur Verminderung von → *Krankenhausinfektionen* erfolgt eine regelmäßige Beratung und Kontrolle der Krankenhäuser bei Neu- und Umbauten, Investitionen und im Betrieb durch alle Ebenen. Die hohe Zahl von Krankenhausinfektionen erfordert eine Intensivierung der Beratungs- und Kontrolltätigkeit (= regelmäßige Krankenhausbesichtigungen).

B   Umwelthygiene und Toxikologie

Allgemeines Ziel der Tätigkeit des ÖGesD ist die Verringerung der gesundheitlichen Belastungen der Bevölkerung bei der Nutzung der Umwelt. Dieser umweltbezogene Gesundheitsschutz (→ *Umwelthygiene*) erfordert in vielfältiger Hinsicht die Unabhängigkeit und Glaubwürdigkeit des ärztlichen Sachverstandes. Denn umwelthygienische und umwelttoxikologische Fragestellungen bedingen komplexe und differenzierte Antworten. Es ist Aufgabe des ÖGesD, die → *Risikofaktoren* für die menschliche Gesundheit zu erkennen (z.B. bei Kontrollen, Ortsbesichtigungen, Probeentnahmen), sie zu bewerten, ihnen vorzubeugen und gegen schädliche Einflüsse Maßnahmen zu veranlassen oder zu ergreifen. Zur Erfüllung dieser Aufgaben ist der ÖGesD auf eine Zusammenarbeit mit anderen Stellen angewiesen (→ *Gewerbeaufsicht*). Die Kapazität und fachliche Qualifikation des ÖGesD ist u.a. in den folgenden hygienischen Bereichen gefordert: → *Abfallhygiene*, → *Abwasserhygiene*, → *Badewasserhygiene*, → *Krankenhaushygiene*, → *Lebensmittelhygiene* und → *Trinkwasserhygiene*.

C Gesundheitsförderung und Gesundheitsvorsorge

Der Wert einer → *gesunden Lebensführung* und Verhinderung von Schäden für die Gesundheit durch Maßnahmen der → *Gesundheitsförderung* ist unbestritten. Aufgabe des ÖGesD ist es, Informationen anzubieten und Verhaltensweisen einzuüben, mit denen die Bevölkerung in die Lage versetzt werden soll, Lebensstile zu entwickeln und zu praktizieren, die gesundheitsförderlich sind. Dem ÖGesD obliegen Koordinierungsfunktionen sowie die Aufgabe, mit anderen Trägern (z.B. Krankenkassen) die Initiative zur Gesundheitsaktionen zu ergreifen (→ *Kommunale Gesundheitsförderung*). Es ergeben sich folgende Aufgabenschwerpunkte:

- Zielgruppenorientierte Gesundheitserziehung und -aufklärung über vermeidbare Risikofaktoren und Hinführung zu einer gesunden Lebensführung. Dazu gehört die Koordination und Initiierung von

entsprechenden Angeboten auf regionaler Ebene (z.B. Gesundheitstage und -wochen, Veranstaltungen zum Weltgesundheitstag, Aus- und Fortbildung von Multiplikatoren). Die Notwendigkeit hierfür ergibt sich aus den verbreiteten gesundheitsbelastenden Lebensgewohnheiten, den noch immer zunehmenden → *Zivilisationskrankheiten* und der erforderlichen Kostendämpfung im Gesundheitswesen (GesW) zur Entlastung der Solidargemeinschaft.

- Beratung von Schwangeren sowie von Eltern mit Säuglingen und Kleinkindern (sog. → *Mütterberatung*) wird durch den ÖGesD angeboten, soweit andere Institutionen diese Aufgabe nicht wahrnehmen. Dabei können neben körperlichen Untersuchungen der Kinder folgende Aufgaben wahrgenommen werden: Beratung von Eltern zu den Themen Ernährung, Stillen, Hygiene, Körperpflege, Entwicklungsförderung, Schutzimpfung und Kinderkrankheiten (z.B. Rachitis- und Kariesprophylaxe) und Behinderungen sowie Bereitstellung von Informationsmaterial.

- Beratung von Einrichtungen und ihren Trägern in Fragen möglichst wirksamer gesundheitsfördernder Gestaltung der Einrichtungen und des in den Einrichtungen realisierten Betreuungsprogramms. Dies betrifft v.a. Kindergärten, Schulen, Heime sowie Behinderteneinrichtungen (z.B. Kindergärten für Behinderte).

D Jugendgesundheitspflege

Die Gesundheitsförderung schon bei Kindern und Jugendlichen ist aus medizinischer, sozialer und wirtschaftlicher Sicht am günstigsten: Lebenslang wirksame Verhaltensweisen lassen sich am ehesten im Kindes- und Jugendlichenalter einüben. Im übrigen ist die frühe Feststellung von Fehlentwicklungen bei Kindern und Jugendlichen erforderlich, um irreversible Schädigungen zu vermeiden.

- Die Gesundheitsversorgung der Kinder und Jugendlichen wird einmal abgedeckt durch 9 Untersuchungen zur → *Früherkennung von Krankheiten* (bis zum 6. Lebensjahr), zum anderen finden Untersuchungen der Berufsanfänger nach dem → *Jugendarbeitsschutzgesetz (JASchG)* statt (15. bis 18. Lebensjahr). Ergänzt werden diese Angebote durch die schulärztlichen Untersuchungen und der Jugendzahnpflege des ÖGesD; sie binden einen großen Teil der Arbeitskapazität.

- Die Schulgesundheitspflege soll die bestmögliche Entwicklung aller Schulkinder in körperlicher, geistiger, seelischer und sozialer Hinsicht gewährleisten. Zur Schulgesundheitspflege gehören die ärztliche Untersuchung von Kindern auf Hinderungsgründe für den Schulbesuch (bestimmte Schulstufe und Schulart, besondere Förderungsmaßnahmen), Beratung der Kinder und Sorgeberechtigten in gesundheitlichen Belangen sowie Gesundheitserziehung und -aufklärung für Schüler, Eltern und Lehrer.

- Die Jugendzahnpflege hat die Erhaltung der Zahngesundheit von frühester Kindheit an zum Ziel, v.a. durch Einüben zahnpflegender und -erhaltender Verhaltensweisen. Zu den Aufgaben der Jugendzahnpflege gehört die Gruppenprophylaxe (→ *Krankheitsverhütung*) und Unterweisung in der Zahnpflege im Kindergarten, regelmäßige Untersuchung in Kindergärten und Sonderschulen (z.T. in allen Schulen), im übrigen Schulbereich Anwendung des sog. „Verweisungsverfahrens" (d.h. Untersuchung des Zahnzustandes durch Vertrags-

zahnärzte) sowie koordinierende Aufgaben in anderen Institutionen.

- Die Aufgaben der Jugendzahnpflege ergänzen die Leistungen zur Verhütung von Zahnerkrankungen in der → *Gesetzlichen Krankenversicherung (GKV)* und ermöglichen gleichzeitig eine Sammlung von Daten zum Gesundheitszustand der Zähne von Kindergarten- und Schulkindern. Diese Daten stehen für epidemiologische Zwecke zur Verfügung.

E   Sozialmedizinischer Dienst

Der sozialmedizinische Dienst soll sicherstellen, daß Personen, die wegen Krankheit oder Behinderung der Hilfe bedürfen, durch den ÖGesD beraten werden, vom ÖGesD in andere Beratungs- und Hilfeeinrichtungen vermittelt werden (z.B. Auskunfts- und Beratungsstellen), Hilfen für den Betroffenen koordiniert eingesetzt werden und z.T. Hilfen direkt gewährt werden. Sozialmedizinische Hilfeleistungen stellen auch eine notwendige Unterstützung und Absicherung der seuchenhygienischen Maßnahmen bei übertragbaren Krankheiten dar. Die Abgrenzung zwischen den verschiedenen Anbietern von Gesundheitsberatung und Betreuung ist oft schwierig zu treffen. Es wird daher ein veränderter Aufgabenzuschnitt zu erwägen sein. Einzelne Beratungsangebote könnten zugunsten anderer Anbieter abgebaut werden (z.B. Behindertenberatung), während andere Beratungsangebote (z.B. für Personen mit psychischen Krankheiten) ausgebaut werden. Zu den Aufgaben des sozialmedizinischen Dienstes im einzelnen:

- Personen mit einer → *Behinderung* (= Behinderte) soll ein möglichst hohes Maß an selbständiger, qualitätsvoller Lebensführung ermöglicht werden.

Um diesem Ziel gerecht zu werden, hat der ÖGesD die ärztlichen Aufgaben nach dem → *Bundessozialhilfegesetz (BSHG)* wahrzunehmen und die individuelle Beratung und Betreuung Behinderter sicherzustellen. Dabei kommt der Koordination der Hilfeangebote eine große Bedeutung zu, v.a. bei der Frühförderung im Kleinkind- und Schulbereich (in Ergänzung der Mütterberatung).

- Bei der Beratung und Betreuung bei → *Abhängigkeit* hat der ÖGesD eine nachrangige und ergänzende Rolle. Sie ist aber notwendig, da immer noch Fälle von anderen Betreuungsangeboten (z.B. → *Drogenberatungsstellen*, → *Selbsthilfegruppen*) nicht erreicht bzw. angenommen werden. Ziel muß sein, den Abhängigen zu einem abstinenten Leben zu verhelfen, die Gemeinschaftsfähigkeit des Abhängigen zu erhalten oder wiederherzustellen und Gefahren für Leib und Leben des Abhängigen und von ihm gefährdeter Dritter abzuwehren.

- Der ÖGesD nimmt bei der Betreuung von Personen mit → *psychischen Krankheiten* u.a. folgende Aufgaben wahr: Eigenständige Zuständigkeit in der Kinder-, Jugend- und Gerontopsychiatrie, Mitarbeit in sozial-psychiatrischen Arbeitskreisen, nachrangig Beratung, Betreuung und Hilfevermittlung im Bereich der Erwachsenenpsychiatrie und nachrangig die Begutachtung. Ziel ist die Erhaltung der Fähigkeit von psychisch Kranken zu selbständigem Leben in Familie und Gemeinschaft sowie die Abwehr der Gefahr für Leib und Leben des psychisch Kranken und eventuell von ihm gefährdeten Dritten (z.B. durch Unterbringung).

- Für Personen mit → *chronischen Krankheiten* bzw. → *Zivilisationskrankheiten* und ihren Angehörigen

sind Beratungs- und Betreuungsangebote bereitzuhalten. Hilfen sozialer Art aus gesundheitlichen Gründen sind mit dem spezifischen Wissen von Ärzten und Sozialarbeitern anzugehen. Ein Angebot für chronisch Kranke ist z.B. die Beratung bei → *Krebs*. Sie sollte eigenständig in solchen Bezirken wirksam werden, in denen kein anderer Beratungsträger vorhanden ist.

- Schwangerenkonfliktberatung soll nachrangig in solchen Bezirken stattfinden, in denen kein ausreichendes Beratungsangebot sowie keine akzeptierte Pluralität und Neutralität vorliegen. Ziel ist Hilfe für Schwangere und ungeborenes Leben im Zusammenhang mit einem vorgesehenen Schwangerschaftsabbruch.

- Für Tuberkulosekranke wird aus gesundheitlichen Gründen Beratung, Betreuung und Hilfevermittlung geleistet. Diese sozialmedizinische Betreuung von Tuberkulosekranken ist ergänzend zur Seuchenbekämpfung erforderlich.

- Im Zusammenhang mit der Bekämpfung der Geschlechtskrankheiten richtet sich ein besonderes Beratungs- und Betreuungsangebot v.a. an Prostituierte. Hierzu gehören u.a. Hilfevermittlung, Schuldnerberatung, „Ausstiegs"-Hilfen, Berufseingliederungshilfen und Umschulungen. Vorrangiges Beratungsziel ist die Infektionsverhütung bei Prostituierten.

- Bei der sozialmedizinischen Betreuung im Zusammenhang mit → *HIV* und → *AIDS* steht die Erhaltung eines niedrigen Morbiditätsniveaus und die Hilfe bei der Lebensbewältigung im Vordergrund. Zu den Aufgaben gehören die Beratung vor und nach → *HIV-Antikörpertests*, die aufsuchende Beratung, die Betreuung sowie die

Vermittlung von Hilfen. Hinsichtlich des Beratungs- und Hilfeangebots anderer Stellen hat der ÖGesD eine Koordinations- und Initiativaufgabe.

F Amtsärztlicher Dienst und gutachterliche Aufgaben

Hierzu gehören eine Reihe unterschiedlich gelagerter Aufgaben, die dem gemeinsamen Oberziel „Deckung des Bedarfs an amtlich legitimierten ärztlichen Aussagen" (Gutachtertätigkeit) dienen. Zu diesem Aufgabenbereich gehören:

- Untersuchung und Begutachtung durch Ärzte ohne Behandlungsauftrag nach im wesentlichen gleichen Kriterien für den Staat als Dienstherrn oder andere Einrichtungen im öffentlichen Interesse. Untersuchungen durch den Amtsarzt kommen z.B. in Betracht zum Ausschluß gesundheitlich ungeeigneter Bewerber für bestimmte Tätigkeiten und Berufe (z.B. Beamtenanwärter), zur Feststellung der Berechtigung von Leistungsansprüchen (z.B. Eingliederungshilfe für Behinderte) und als Beitrag zur Aufrechterhaltung der öffentlichen Sicherheit und Ordnung (Untersuchung/Gutachten im Zusammenhang mit der Unterbringung von psychisch Kranken).
- Tätigkeit als ärztlicher Sachverständiger nach Strafprozeßordnung (StPO) und Zivilprozeßordnung (ZPO) sowie der freiwilligen Gerichtsbarkeit, soweit kein eigenständiger gerichtsärztlicher Dienst außerhalb des ÖGesD besteht. Bei der gerichtsärztlichen Tätigkeit geht es darum, gesicherte medizinische Grundlagen für prozessuale und materielle Entscheidungen anknüpfend an den gesundheitlichen Zustand von Verfahrensbeteiligten zu schaffen (z.B. Feststellung von Verhandlungs- und Haftfähigkeit

sowie der Schuldfähigkeit nach dem Strafgesetzbuch -StGB-).
- Überwachung der Gesundheitsberufe, soweit diese Tätigkeit nicht in anderer Zuständigkeit wahrgenommen wird (z.B. durch Ärztekammern, Zahnärztekammern), und Apotheken einschließlich des Verkehrs mit Arzneimitteln, Betäubungsmitteln und Gefahrstoffen.
- Beratung der zuständigen Behörden in Angelegenheiten des Katastrophen- und Zivilschutzes, v.a. aus dem Gesichtspunkt der Seuchen- und Umwelthygiene.
- Im Zusammenhang mit der Sicherstellung des Krankentransports und des Rettungsdienstes obliegt dem ÖGesD v.a. die Wahrnehmung von hygienischen Aufgaben. Soweit eine anderweitige Zuständigkeit nicht gegeben ist, wird der ÖGesD auch Initiativen zur schnellstmöglichen Versorgung von Kranken und Verletzten ergreifen.
- Bei der → Bestattung von → Leichen hat der ÖGesD die Aufgabe der Abwehr von gesundheitlichen Gefahren, v.a. aus hygienischer Sicht (= Bestattungshygiene), und die Sicherung von Daten für eine qualifizierte Gesundheitsberichterstattung (Mortalitätsstatistik). Vor Durchführung einer Feuerbestattung hat der ÖGesD eine amtliche → Leichenschau durchzuführen.

G Gesundheitsberichterstattung und Epidemiologie

Eine zunehmend bedeutsame Aufgabe ist das Sammeln, Verknüpfen und Auswerten von bereits vorhandenen und neu zu erhebenden gesundheitsbezogenen Daten. Damit soll eine Verbesserung des Kenntnisstandes über die gesundheitliche Lage der Bevölkerung und deren Entwicklungstrends sowie über Leistungen, Inanspruchnahmeverhalten und Gesundheitsausgaben erreicht werden. Eine verbesserte Gesundheitsberichterstattung könnte bereits an anderer Stelle vorliegende Daten (z.B. Jahresgesundheitsbericht, Krankenhausstatistik) berücksichtigen und sinnvoll miteinander verknüpfen.

Eine regionalisierte und bevölkerungsbezogene Statistik der → *Morbidität* und → *Mortalität* mit ihrer Verknüpfung von soziodemographischen sowie umweltrelevanten Daten und deren epidemiologische Analyse wird allgemein als vordringlich erachtet.

Ökologie

ist ein Teilgebiet der → *Biologie* und befaßt sich wissenschaftlich mit den wechselseitigen Beziehungen zwischen den Menschen, Tieren und Pflanzen einerseits und ihrer Umwelt andererseits. Die Ökologie soll die Wirkungen der Umwelt auf die Organismen und deren Rückwirkung auf die Umwelt analysieren und Regelhaftigkeiten erfassen.
→ *Ökosystem*, → *Umwelthygiene*, → *Umweltschutz*

Ökologischer Landbau
→ *Bio-Produkte*

Ökosystem

(oder Biosystem) ist eine abgrenzte funktionelle Einheit der → *Biosphäre* (z.B. Wald, Feuchtgebiet, Fluß, Meer), bestehend aus Organismen (Lebensgemeinschaft aus Pflanzen und Tieren = Biozönose) und deren Umwelt (Lebensraum = Biotop). Die belebten und unbelebten Komponenten sind durch Wechselbeziehungen miteinander verknüpft.
→ *Ökologie*, → *Umwelthygiene*, → *Umweltschutz*

Ökotoxikologie

ist die Wissenschaft von den Wirkungen von → *Schadstoffen* auf → *Ökosysteme*.

Offene Kur
→ *Kur*, → *Medizinische Rehabilitation*

Ortshygiene
→ *Wohnungshygiene*

Osteoporose

ist eine → *Krankheit* des Skeletsystems (= Knochenschwund). Die Knochen werden porös und brüchig. Die Folgen können u.a. sein: Rückenschmerzen, Wirbelsäulendeformierungen (= Rundrücken; bei Frauen „Witwenbuckel") und Knochenbrüche (ca. 65.000 Oberschenkelhalsbrüche/Jahr). Die Erkrankungshäufigkeit steigt mit zunehmendem Alter.

In der BRD leiden rd. 9 Mio. Menschen an einer Osteoporose. Etwa jede 4. Frau nach dem 60. Lebensjahr erkrankt an einer Osteoporose.

Das Verhältnis Frauen zu Männer liegt bei etwa 3:1. Die höhere Zahl erkrankter Frauen wird auf Östrogenmangel nach den Wechseljahren zurückgeführt. Neben Östrogenmangel spielen aber auch andere → *Risikofaktoren* eine Rolle. Maßnahmen zur Vermeidung von Osteoporose können u.a. sein: ausreichende Bewegung (→ *Sport*), ausreichende Versorgung mit Kalzium und Hormonen. Der zeitgerechten → *Gesundheitsvorsorge* kommt eine große Bedeutung zu. Osteoporose kann behandelt, verzögert oder sogar verhindert werden!

Anlaufadressen für Informationen u.a.:
Bundesselbsthilfeverband für Osteoporose e.V., Kirchfeldstr. 149, 40215 Düsseldorf (Tel.: 0211/319165).

Kuratorium Knochengesundheit e.V., Hettenbergring 5, 74889 Sinsheim (Tel.: 07261/63174; Fax: 64659).

(neue Bundesländer). Näheres ergibt sich u.a. aus der Krankenkassenstatistik.

Prävention

→ *Gesundheitsvorsorge,* → *Präventivmedizin*

Präventivmedizin

(Verhaltensmedizin/Vorsorgemedizin/ prophylaktische Medizin) ist der Zweig der → *Medizin* (Heilkunde), der sich mit allen medizinischen und sozialen Anstrengungen befaßt, um die → *Gesundheit* zu fördern und zu schützen sowie → *Krankheiten,* → *Behinderungen* und → *Unfälle* sowie deren Folgen zu verhüten.
Die gesundheitliche Prävention richtet sich weniger an den einzelnen Patienten; im Vordergrund des Bemühens stehen die gesamte Bevölkerung oder bestimmte Bevölkerungsgruppen. Aus humanen und ökonomischen Gründen muß die Prävention fester Bestandteil der → *Gesundheitspolitik* sein.
Bevölkerungsbezogenes Handeln mit dem Ziel, → *Risikofaktoren* auszuschalten oder günstig zu beeinflussen, wird als Intervention bezeichnet. Aufgabe dieser Bemühungen muß sein, das Defizit zwischen der idealen Lebenskurve und den meist vorhandenen Lebenskurven soweit als möglich anzugleichen.
Die Prävention vollzieht sich im wesentlichen auf 3 Ebenen: primäre, sekundäre und tertiäre Prävention:
- Primäre Prävention will die gesamte Bevölkerung erfassen und strebt das Erhalten der Gesundheit durch Erhöhung der allgemeinen Widerstandskraft, Verringerung der Krankheitsanfälligkeit und Vermeidung von gesundheitsgefährdenden Faktoren an (→ *gesunde Lebensführung,* → *Gesundheitsförderung*). Primäre Prävention setzt also noch vor dem Auftreten eines Problems (Störung) ein.

- Sekundäre Prävention (→ *Gesundheitsvorsorge*) bedeutet frühes Erkennen (z.B. durch Screening-Untersuchungen) von Gesundheitsgefährdungen und Erkrankungen bei bestimmten Bevölkerungsgruppen (z.B. Kindern) mit dem Ziel der Kontrolle und Beeinflussung der Risikofaktoren und Frühtherapie.
- Tertiäre Prävention (→ *medizinische Rehabilitation,* Nachsorge) richtet sich an Personen, die sich in einer → *Krankenbehandlung* befinden und soll Rückfälle in Krankheiten verhüten, die Verschlechterung von Krankheitszuständen verhindern und die Folgen von Krankheiten verhindern helfen. Bei dieser „Rückfallprophylaxe" gilt es, das Erreichte zu stabilisieren.
Der → *Gesundheitsbildung* (→ *Gesundheitsberatung,* → *Gesundheitserziehung und -aufklärung*) kommt in allen Ebenen der Präventionsmedizin eine große Bedeutung zu.
„Präventiv-medizinische Überlegungen standen im alten China im Mittelpunkt aller ärztlichen Bemühungen. So wird beispielsweise überliefert, daß die chinesischen Ärzte von ihren Patienten nur solange ein Honorar kassierten wie Gesundheit und Wohlbefinden vorherrschte. Bei einer Erkrankung wurde die Zahlung unterbrochen und erst wieder aufgenommen, wenn der Patient wieder wohlauf war" (Zitat aus Banzer/Murza: Gesundheitsförderung, Sport und Gesundheit im Spannungsfeld von Prävention und Lebensqualität. IDIS, Bielefeld 1989).
→ *Gesundheitssicherung,* → *Hygiene,* → *Zivilisationskrankheiten*

Primary Health Care (OHC)

= primäre Gesundheitsversorgung (→ *„Gesundheit für alle bis zum Jahr 2.000")*

Prospektive Studien

sind Studien (z.B. → *Kohortenstudien*), in welchen Probanden bezüglich Auftreten oder Änderung von z.B. →

Risikofaktoren langfristig beobachtet werden.
→ *Epidemiologie*

Prostituierte
→ *Öffentlicher Gesundheitsdienst (ÖGesD)*

Psychische Krankheiten
sind → *Krankheiten* der Seele; sie können jeden treffen, unabhängig von Bildung und Ausbildung.
→ *Abhängigkeit,* → *Behinderung,* → *Öffentlicher Gesundheitsdienst (ÖGesD),* → *Psychosomatische Krankheiten*

Psychohygiene
→ *Individualhygiene*

Psychosomatische Krankheiten
sind → *Krankheiten,* bei denen faßbare organische oder zumindest funktionelle Veränderungen in ihrer Entstehung und ihrer Therapie ganz oder entscheidend durch die Psyche des Kranken mitbestimmt sind (= Leib-Seele-Problematik). Typische psychosomatische Störungen sind z.B. Herzneurosen, Reizmagen und irritables Kolon.
Die Zahl der Patienten mit psychosomatischen Beschwerden und Krankheiten (man spricht auch von vegetativen Störungen) ist hoch (Angaben schwanken zwischen 40 und 70%).
→ *Ganzheitsmedizin,* → *Kränkung,* → *Psychische Krankheiten,* → *Streß*

Psychosomatische Medizin
(Psychosomatik) → *Ganzheitsmedizin*

Public Health
(„Öffentliche Gesundheit") → *Gesundheitswissenschaften*

Purine
sind lebensnotwendige Baustein-Bestandteile der Zellen aller Lebewesen. Die bei der Zellerneuerung freigesetzten Purine werden im Körper zu Harnsäure abgebaut.
→ *Gicht*

Q

Quellen
→ *Quellwasser,* → *Wasser*

Quellwasser
dient neben anderem → *Wasser* dem menschlichen Genuß. Für Quellwasser gelten nicht so strenge Reinheitsanforderungen wie für → *Mineralwasser,* auch wird nicht auf ernährungsphysiologische Eigenschaften abgestellt.
→ *Trinkwasser*

R

Rauch
→ *Lufthygiene,* → *Passivrauchen,* → *Rauchen,* → *Smog*

Rauchen
ist das Einsaugen (Inhalieren) und anschließendes Ausblasen von Rauch, der beim Verbrennen von Tabakerzeugnissen, z.B. Zigaretten, Zigarren, entsteht.
In der BRD wurden 1993 128 Mrd. Zigaretten konsumiert. Der Pro-Kopf-Verbrauch hat sich damit seit 1950 vervierfacht. Jeder dritte der 17 Mio. Raucher in der BRD gilt als abhängig und behandlungsbedürftig.
Das Rauchen ist v.a. deshalb gesundheitsschädlich, weil damit neben → *Nikotin* auch andere giftige Stoffe (z.B. Teer) in den Körper gelangen. Die wichtigsten Angriffspunkte des Nikotins sind das Herz und die Blutgefässe. Rauchen ist daher ein → *Risi-*

kofaktor der → *Herz-Kreislaufkrank-heiten* (z.B. Verengung der Blutge-fäße, „Raucherbein"). Rauchen ist verantwortlich für die Entstehung von → *Krebs* (Lungenkrebs, Lippen- und Zungenkrebs) und führt häufig zur → *Nikotinabhängigkeit.*
In der BRD sterben jedes Jahr etwa 100.000 Menschen an den unmittelbaren Folgen des Tabakkonsums und eine Vielzahl sonstiger Krankheiten kommen hinzu.
Nach Auffassung der Kongreßteilnehmer der 9. Weltkonferenz über Tabak und Gesundheit (Oktober 1994) erreichen die Folgen des Rauchens eine Dimension, die nahezu alles in den Schatten stellt. So heißt es dazu in einer Mitteilung des Deutschen Krebsfor-schungszentrums über die Weltkonferenz: „Sollten derzeitige Trends anhalten, wird die Zahl der Todesopfer durch das Rauchen bis zum Jahr 2.015 weltweit auf 10 Mio. jährlich ansteigen. Das sind mehr als durch Ver-kehrsunfälle, AIDS, Alkohol, illegale Drogen, Morde und Selbstmorde zusammen" (Quelle: Deutsches Ärzteblatt 48/94).
Tabakerzeugnisse dürfen in Packun-gen gewerbsmäßig nur in den Verkehr gebracht werden, wenn sie mit dem allgemeinen Warnhinweis „Rauchen gefährdet die Gesundheit" versehen sind. Zigarettenpackungen müssen zusätzlich einen der folgenden beson-deren Warnhinweise tragen: „Rau-chen verursacht Krebs", „Rauchen verursacht Herz- und Gefäßkrankhei-ten", „Rauchen gefährdet die Gesund-heit Ihres Kindes bereits in der Schwangerschaft", „Wer das Rauchen aufgibt, verringert das Risiko schwe-rer Erkrankungen". Den Warnhinwei-sen müssen die Worte „Die EU-Ge-sundheitsminister:" vorangestellt wer-den.
Nach dem Gesetz zum Schutz der Jugend in der Öffentlichkeit (JÖSchG) ist Kindern und Jugendlichen unter 16 Jahren das Rauchen in der Öffent-lichkeit nicht gestattet.
Das Rauchen, aber auch das → *Pas-sivrauchen*, beschäftigt in zunehmen-dem Maße die Gerichte. Das Fazit: Rauchen ist schon lange keine Privat-

sache der Raucher mehr (= Anspruch auf rauchfreien Arbeitsplatz). Es er-scheint notwendig, dem Rauchen durch wirkungsvolle Aktionen der → *Gesundheitserziehung und -aufklä-rung* entgegenzutreten. Gesundheitli-che Einbußen als Folge des Rau-chens treten überwiegend im fortge-schrittenen Lebensalter auf. Sie be-einträchtigen die Lebensqualität umso zeitiger, je früher mit dem Rauchen begonnen wurde und je höher der tägliche Konsum ist. In einem nicht unerheblichen Umfang wird dadurch gerade die Gesundheit älterer Men-schen betroffen; aber auch junge Menschen büßen an Leistungsfähig-keit ein und werden krank. Scheinbar vorteilhafte Wirkungen des Rauchens im Augenblick werden mit Einbußen an der Gesundheit erkauft. Diese und andere Zusammenhänge werden durch die „Koalition gegen das Rau-chen" herausgestellt.
Initiatoren dieser Koalition, in der über 100 Fachgesellschaften, Institutionen des Ge-sundheitswesens (GesW) und Verbände zu-sammenarbeiten, sind u.a. das Deutsche Krebsforschungszentrum (DKFZ), Im Neu-enheimer Feld 280, 69120 Heidelberg (Tel.: 06221/420; Fax: 484765), die Deutsche Krebsgesellschaft e.V., Paul-Ehrlich-Str. 41, 60596 Frankfurt (Tel.: 069/6300960; Fax: 639130), und die Bundesvereinigung für Ge-sundheit e.V. (BfGe), Heilsbachstr. 30, 53123 Bonn (Tel.: 0228/987270; Fax: 6420024), finanziell unterstützt durch das Programm der EU → *„Europa gegen den Krebs".*
Der gesetzgeberisch zu verankernde Schutz der Nichtraucher und die Ver-hütung vermeidbarer Raucherkrank-heiten (z.B. Lungenkrebs) sind zentrale Zielsetzung der Koalition.
Ein Motto gegen das Rauchen lautet: „Ohne Rauch geht`s auch".
Anlaufstellen für Informationen z.B.:
Ärztlicher Arbeitskreis Rauchen und Ge-sundheit e.V., Postfach 1244, 85379 Eching (Tel.: 089/3162525; Fax: 31873449).

Nichtraucher-Initiative Deutschland e.V. (NID), Carl-von-Linde-Str. 11, 85716 Unterschleißheim (Tel.: 089/3171212; Fax: 3174047).
→ Lufthygiene

Rauschdrogen
→ Drogen

Rauschgiftbekämpfung
→ Drogenbekämpfung

Rauschgifte
ist die Bezeichnung für → Drogen, die in bestimmter Dosierung eingenommen zu einem Rauschzustand führen.

Reagenzien
sind chemisch definierte Stoffe (z.B. → Gefahrstoffe).

Recycling
bedeutet Rohstoffrückgewinnung zur Wiederverwertung. Die Wiederverwertung der → Abfälle hat in der → Abfallhygiene große Bedeutung.

Reformbewegung
tritt für eine möglichst → gesunde Lebensführung und eine → Ernährung mit naturnahen Produkten ein.
Reformkost in diesem Sinne wird neben anderen gesundheitsfördernden Waren in Reformhäusern angeboten.

Regeln der Technik
haben im → Arbeitsschutzrecht eine große Bedeutung; sie ergänzen in vielfältiger Weise die erlassenen Vorschriften. Man spricht dann von „allgemein anerkannten Regeln der Technik". Solche Regeln sind z.B. in DIN-Normen, VDE-Bestimmungen und Richtlinien enthalten. Arbeitsmittel, die diesen Regeln entsprechen, werden gekennzeichnet, z.B. mit dem Prüfzeichen „GS - geprüfte Sicherheit."

Rehabilitation
(Eingliederung) umfaßt im Rahmen der → sozialen Sicherung alle Maßnahmen und Leistungen, die eine → Behinderung verhüten, beseitigen oder mildern, den Behinderten die Ausübung eines Berufs oder einer angemessenen Tätigkeit ermöglichen, ihn soweit wie möglich unabhängig von Pflege (→ Pflegebedürftigkeit) machen und ihm die Teilnahme am Leben in der Gemeinschaft ermöglichen oder erleichtern.
Rehabilitation ist ein Oberbegriff für Maßnahmen und Leistungen der → Gesundheitsvorsorge und der Wiederherstellung (Restitution = Rehabilitation i.e.S.). Die Rehabilitation schließt die erstmalige Eingliederung bzw. Erstbefähigung (z.B. behinderter Kinder und Jugendlicher ein (= Habilitation).
Bei der Rehabilitation werden unterschieden: → Medizinische Rehabilitation, berufliche Rehabilitation, begleitende und nachgehende Hilfe im Arbeitsleben, allgemeine soziale Eingliederungsmaßnahmen und ergänzende Leistungen zur Rehabilitation.
Die Rehabilitation erfolgt im allgemeinen auf Antrag des Behinderten. Die Träger der Gesetzlichen Unfallversicherung (GUV) und der Sozialhilfe werden hingegen von Amts wegen tätig. Die → Rehabilitationsträger haben grundsätzlich auf die frühzeitige Einleitung der Rehabilitationsmaßnahmen hinzuwirken. Die Rehabilitationsmaßnahmen bedürfen der Zustimmung des Behinderten. Er ist verpflichtet, bei der Vorbereitung und Durchführung der Rehabilitation nach Kräften mitzuwirken, z.B. durch die Duldung von Untersuchungen. Verweigert ein Behinderter ungerechtfertigterweise die Teilnahme an einer erforderlichen Rehabilitationsmaßnahme, können Leistungen versagt oder entzogen werden.

Die Durchführung der Rehabilitationsmaßnahmen erfolgt in den für den
Einzelfall zweckmäßigen → *Vorsorge-
und Rehabilitationseinrichtungen.* Dabei ist zu bedenken, daß die Rehabilitation nach einem Gesamtplan meistens in (4) verschiedenen Phasen
verläuft. Diese Phasen gehen aber
nicht abrupt, sondern eher kontinuierlich ineinander über und überlappen
sich auch über weite Strecken.

Die Nachsorge bei der Rehabilitation
ist ein wesentlicher Bestandteil der
verschiedenen Hilfen und sollte naht-
los an Rehabilitationsmaßnahmen
anschliessen. Dies gilt v.a. bei Behinderungen, die eine starke psychische
Belastung für den Behinderten mit
sich bringen, z.B. bei → *Rheuma* sowie bei → *Abhängigkeit.* Zur Betreuung des Behinderten im Rahmen der
Nachsorge gehört auch die persönliche Hilfe durch Gespräche mit Patienten oder deren Bezugspersonen. V.a.
die → *Gesundheitsberatung* zur Förderung des Gesundheitsbewußtseins
sowie der Krankheitseinsicht kann eine wesentliche Rolle spielen.

Das „Reha-Telefon" der Landesversi-
rungsanstalt (LVA) Hessen, Städelstr. 28,
60596 Frankfurt, erteilt unter der Tel.-Nr.
069/60521485 allgemeine Auskünfte zur Rehabilitation. Auskünfte werden unabhängig
von der Zuständigkeit der LVA Hessen gegeben.

Rehabilitationsangleichungs-
gesetz (RehaAnglG)

→ *Rehabilitationsrecht*

Rehabilitationskur

→ *Kur,* → *medizinische Rehabilitation*

Rehabilitationsrecht

enthält die für die → *Rehabilitation* Behinderter maßgeblichen Vorschriften;
es ist in einer fast unübersehbaren
Zahl von Gesetzen, Verordnungen,

Richtlinien und Vereinbarungen näher
ausgestaltet („zersplittert").

Bedauerlicherweise gibt es für die Rehabilitation kein eigenes, das Rechtsgebiet abschließend regelndes Gesetz.

Mit dem → *Rehabilitationsanglei-
chungsgesetz (RehaAnglG)* wurde
1974 ein erster Schritt zur Koordination der verschiedenen Vorschriften
gemacht. Ungeachtet des RehaAnglG
machen die verschiedenartigen, sich
teilweise überschneidenden Rehabilitationsmaßnahmen und -leistungen
bzw. Zuständigkeiten den Umgang
mit dem Rechtsgebiet der Rehabilitation äußerst schwierig. Es sind daher
bei allen → *Rehabilitationsträgern*
Auskunfts- und Beratungsstellen eingerichtet worden. In diesen Stellen
stehen besonders geschulte Rehabili-
tationsberater zur Verfügung.

Rehabilitationssport

(→ *Behindertensport*) ist der → *Sport*
im Rahmen der → *Rehabilitation* in
Gruppen unter ärztlicher Betreuung.

Im Bundesversorgungsgesetz (BVG) wird
die sportliche Gruppenbehandlung als Versehrtenleibesübungen bezeichnet.

→ *Behindertensport*

Rehabilitationsträger

sind diejenigen Körperschaften, Anstalten und Behörden der Gesetzlichen Krankenversicherung (GKV), der
Gesetzlichen Rentenversicherung
(GRV), der Gesetzlichen Unfallversicherung (GUV), der Arbeitsförderung,
des sozialen Entschädigungsrechts
und der Sozialhilfe, die gesetzlich
verpflichtet sind, Leistungen zur →
Rehabilitation zu erbringen. Bei diesen
Trägern handelt es sich um die
„gesetzlichen Rehabilitationsträger."

In Einzelfällen wird die Rehabilitation durch
andere Leistungsträger übernommen, z.B.
Unfallfürsorgeleistungen für Beamte durch
die Dienstbehörde.

Die Rehabilitationsträger müssen die
Bevölkerung über die Maßnahmen

und Leistungen zur Rehabilitation in geeigneter Weise unterrichten und Auskunfts- und Beratungsstellen einrichten. Die Rehabilitation wird von den Rehabilitationsträgern im Rahmen ihrer Hauptaufgabenstellung wahrgenommen. So sind z.B. verbunden: Krankenbehandlung und Rehabilitation in der GKV.

Ist ungeklärt, welcher Träger zuständig ist, oder ist die unverzügliche Einleitung der erforderlichen Maßnahmen aus anderen Gründen gefährdet, so hat in Fällen → *medizinischer Rehabilitation* der Träger der GRV, bei dem der Behinderte versichert ist, im übrigen die nach dem Wohnsitz des Behinderten zuständige Landesversicherungsanstalt (LVA) längstens nach Ablauf einer Frist von 6 Wochen vorläufig Leistungen zu erbringen.

Resistenz
ist der angeborene bzw. arteigene Widerstand von Mensch, Tier oder Pflanze gegen → *Infektionen* oder sonstige schädliche Einflüsse der Umwelt (Vergiftungen). Eine Resistenz kann erworben sein (= Immunität).
Auch → *Krankheitserreger* können gegen → *Arzneimittel* (z.B. Penicillin) resistent werden.
→ *Immunprophylaxe,* → *Immunsystem*

Restitution
bedeutet Wiederherstellung; es ist die → *Rehabilitation* i.e.S.

Rheuma
(Rheumatismus; griechisch „fließen") ist ein Sammelbegriff für viele → *Krankheiten* und vielfältige Krankheitsursachen und Erscheinungen (z.B. Gelenkentzündungen, Verschleiß von Gelenken, Weichteilrheumatismus).

Nur für einen Teil der rheumatischen Krankheiten kennt man wahrscheinliche Ursachen. Rheuma wird ugs. den → *Volkskrankheiten,* aber auch den → *Zivilisationskrankheiten* zugeordnet. Rheuma wird als die teuerste Krankheit der Welt bezeichnet.
Nach Angaben der Deutschen Rheuma-Liga e.V., Rheinallee 69, 53173 Bonn (Tel.: 0228/957500; Fax: 9575020), sind nahezu 3 Mio. Bundesbürger von Rheuma betroffen und in ständiger Krankenbehandlung (etwa 60% Verschleiß der Gelenke, etwa 30% Gelenkentzündungen).

Richtlinie für Krankenhaushygiene und Infektionsprävention
→ *Krankenhaushygiene*

Risikofaktoren
sind innere und äußere Umstände (z.B. → *Alkohol,* → *Bewegungsmangel,* → *Bluthochdruck,* Erhöhung des → *Cholesterin,* ungesunde → *Ernährung,* → *Rauchen,* → *Streß* und *Übergewicht*), die eine erhöhte Anfälligkeit für bestimmte Krankheiten (→ *Herz-Kreislaufkrankheiten,* → *Zivilisationskrankheiten*) mit sich bringen. V.a. den aus der → *Umwelt* hervorgehenden Risikofaktoren ist besondere Aufmerksamkeit zu widmen.
Die Risiken einer → *Krankenbehandlung* sind dem Patienten im Rahmen der Aufklärung zu verdeutlichen (= Aufklärungspflicht).
→ *Epidemiologie*

Röntgennachweisheft
(Röntgen-Paß) ist ein freiwillig vom Patienten geführtes Heft zur Eintragung des Datums und einer mittels Röntgenstrahlung untersuchten Körperregion und dient dem → *Strahlenschutz.*
Das Heft entspricht einem vom Bundesminister für Arbeit und Sozialordnung (BMA) herausgegebenem Muster.
→ *Röntgenverordnung (RöV)*

Röntgenverordnung (RöV)

ist eine für die Gesundheitsversorgung bedeutsame Rechtsgrundlage; sie enthält umfassende Schutzvorschriften für den Betrieb und die Anwendung von Röntgeneinrichtungen. Die für den → *Strahlenschutz* Verantwortlichen haben nach der RöV zum Schutz vor Strahlenschäden an Leben, Gesundheit und Sachgütern durch geeignete Schutzmaßnahmen, v.a. durch Bereitstellung geeigneter Räume, Schutzvorrichtungen, Geräte und Schutzausrüstungen für Personen, durch geeignete Regelung des Betriebsablaufs und Bereitstellung ausreichenden und geeigneten Personals dafür zu sorgen, daß beim Betrieb der Röntgeneinrichtungen näher beschriebene Schutzvorschriften (z.B. Messung der Dosisleistung und deren Aufzeichnung, Kennzeichnung des Kontrollbereichs mit „Kein Zutritt - Röntgen", Grundsätze bei der Röntgendurchleuchtung und -behandlung, Schutz der Keimdrüsen und der Leibesfrucht) eingehalten werden und die Strahlenbelastung von Personen oder der Allgemeinheit so gering wie möglich gehalten wird. Im erforderlichen Umfang sind ggf. Strahlenschutzbeauftragte zu bestellen.

Röntgenstrahlen dürfen auf Menschen nur in Ausübung der Heilkunde, der Zahnheilkunde oder in sonstigen durch Gesetze (z.B. → *Bundesseuchengesetz -BSeuchG-*) vorgesehenen oder zugelassenen Fällen durch die zur Anwendung berechtigten Personen (z.B. Arzt, Zahnarzt, Technische Assistenten in der Medizin) angewendet werden. Ob und in welcher Weise Röntgenstrahlen auf einen Menschen angewendet werden, ist von einem Arzt oder Zahnarzt mit entsprechender Fachkunde festzulegen. Röntgenstrahlen auf Menschen dürfen nur angewendet werden, wenn dies aus ärztlicher Indikation geboten ist. Körperbereiche, die bei der vorgesehenen Anwendung nicht von der Nutzstrahlung getroffen werden müssen, sind vor einer → *Strahlenexposition* soweit wie möglich zu schützen. Bei bestehender Schwangerschaft sind alle Möglichkeiten einer Herabsetzung der Strahlenexposition der Leibesfrucht auszuschöpfen. Über die Anwendung von Röntgenstrahlen sind Aufzeichnungen zu fertigen, ggf. auch im → *Röntgennachweisheft*.

Beruflich strahlenexponierte Personen sind besonders zu schützen: Vor Beginn der Beschäftigung und jeweils nach Ablauf eines Jahres müssen ärztliche Untersuchungen vorgenommen werden. Hierüber sind Bescheinigungen auszustellen. Darüber hinaus können weitergehende ärztliche Untersuchungen angeordnet werden. Wer eine Person mit Röntgenstrahlen untersucht oder behandelt, hat einem diese Person später untersuchenden oder behandelnden Arzt oder Zahnarzt auf dessen Verlangen Auskünfte über die Aufzeichnungen über die Anwendung von Röntgenstrahlen zu erteilen und ihm die Aufzeichnungen, einschließlich der Röntgenaufnahmen, vorübergehend zu überlassen. Auch ohne dieses Verlangen sind Röntgenaufnahmen dem Patienten, in besonderen Fällen im verschlossenen Umschlag, oder in anderer zur Wahrung der Schweigepflicht geeigneter Weise auch einem Dritten zur Weiterleitung an einen später untersuchenden oder behandelnden Arzt oder Zahnarzt zu übergeben, wenn dadurch voraussichtlich eine Doppeluntersuchung vermieden werden kann.

→ *Arbeitsschutzrecht*, → *Strahlenschutzvorschriften*

S

Säuglingsfürsorge

→ *Mütterberatung*, → *Öffentlicher Gesundheitsdienst (ÖGesD)*

Säuglingssterblichkeit

ist die Zahl der im ersten Lebensjahr gestorbenen Kinder bezogen auf je

1.000, 10.000 oder 100.000 Lebendgeborene des gleichen Beobachtungszeitraumes (z.B. Jahr).
Die Entwicklung der Säuglingssterblichkeit ist im Rückblick seit Jahrzehnten günstig verlaufen. Sie lag 1989 bei 7,5. Besonders in den ersten Lebenstagen sind Neugeborene besonders gefährdet. Allein am Tage der Geburt sterben etwa 20% und vom 2. - 7. Tag nach der Geburt 14% der im ersten Lebensjahr verstorbenen Säuglinge.
Wirksame Mittel gegen die Säuglingssterblichkeit sind v.a. die Untersuchungen der Säuglinge und Kinder zur → Früherkennung von Krankheiten und die → Mütterberatung durch den → Öffentlichen Gesundheitsdienst (ÖGesD).
→ Mortalität, → Natalität

„Safer Sex"

bezeichnet die Gesamtheit aller Verhaltensregeln, die das Risiko einer → Infektion mit → HIV beim Sexualkontakt minimieren helfen.
Hierzu gehören: Verwendung von Kondomen, Vermeidung von Analverkehr, Vermeidung von Kontakt während der Monatsblutung und Vermeidung von Sexualpraktiken, bei denen es zu Kontakt mit den Körperflüssigkeiten des Partners kommt.
→ AIDS

Salmonellen

sind krankheitsverursachende Bakterien (→ Krankheitserreger), die auch in → Lebensmitteln (z.B. Fleisch, Eiprodukten) vorkommen.
Salmonellen sind die häufigste Ursache für mit fiebrigen Brechdurchfällen verbundenen Lebensmittelvergiftungen. Jährlich werden etwa 200.000 solcher Vergiftungen registriert. Die tatsächliche Zahl der Erkrankten dürfte erheblich höher liegen.
Da Salmonellen bei Temperaturen über 80 Grad absterben, sollten tierische Nahrungsmittel stets gut durchgart werden.

Sanfte Medizin
→ Naturheilkunde

Sanitation

(Sanitizing) bedeutet in der → Hygiene die ungezielte Reduktion von → Krankheitserregern, z.B. durch Reinigungsmaßnahmen und Händewaschen. Weitergehende Maßnahmen sind die → Desinfektion und → Sterilisation.

Sauerstoff
→ Luft

Saurer Regen
→ Lufthygiene

Schadstoffe

ist die Bezeichnung für Stoffe, die entweder die Umwelt selbst oder die Lebewesen, die in der Umwelt ihre Lebensgrundlage finden, schädigen (z.B. → Asbest, → Blei, → Formaldehyd, → Nitrate).
→ Gefahrstoffe, → Pestizide

Schädlinge
→ Tierische Schädlinge

Schädlingsbekämpfungsmittel
→ Pestizide

Schall
→ Lärm, → Lärmhygiene

Schlaganfall

(= Apoplex; ugs. Gehirnschlag) ist eine plötzlich eintretende Ausschaltung von Teilen des Gehirns durch eine gestörte Durchblutung (= Thrombose oder Blutung ins Gehirn infolge Reißen eines Blutgefäßes). Der Schlaganfall hat unterschiedliche Ursachen (z.B. Arteriosklerose, → Bluthochdruck, erbliche Disposition). Ein Schlaganfall geht oftmals mit Be-

wußtseinsstörungen und Lähmungen einher. Bei einem Schlaganfall ist schnelle ärztliche Hilfe geboten. Schlaganfälle bilden in der BRD die dritthäufigste → *Todesursache*. In der BRD erleiden jährlich etwa 200.000 Menschen einen Schlaganfall. Nur rd. jeder 4. bis 5. Schlaganfall führt innerhalb eines Monats zum Tod, der überwiegende Teil wird oft viele Jahre überlebt. Allerdings sind nicht selten→ *Berufsunfähigkeit (BU)*, → *Erwerbsunfähigkeit (EU)* oder → *Pflegebedürftigkeit* die Folgen von Schlaganfällen. Rehabilitative Hilfen für Menschen mit Funktionseinschränkungen infolge eines Schlaganfalles sollten frühzeitig einsetzen (→ *medizinische Rehabilitation*).
→ *Herz-Kreislaufkrankheiten*

Schlamm
→ *Abfallbeseitigungsgesetz (AbfG)*,
→ *Abwasserbeseitigung*

Schulgesundheitspflege
→ *Öffentlicher Gesundheitsdienst (ÖGesD)*

Schulhygiene
→ *Bundesseuchengesetz (BSeuchG)*,
→ *Öffentlicher Gesundheitsdienst (ÖGesD)*

Schulmedizin
ist die Richtung in der → *Medizin* (Heilkunde), die nach wissenschaftlicher Erprobung auf führenden Kongressen, in führenden Fachzeitschriften und von führenden Fachwissenschaftlern vertreten wird, deren Wert in der medizinischen Wissenschaft nicht überwiegend ausdrücklich und ernsthaft bestritten wird und die keinen grundsätzlichen sozialethischen Bedenken ausgesetzt ist (= Hochschulmedizin).
Bei der Schulmedizin handelt es sich also um die „allgemein oder weitaus überwiegend anerkannten Regeln der ärztlichen Wissenschaft", im Gegen-

satz zu einigen → *Naturheilverfahren* bzw. den → *alternativen Methoden*.
Das Leistungsgeschehen im Gesundheitswesen (GesW) richtet sich daher überwiegend nach den Vorstellungen der Schulmedizin und ist damit einseitig naturwissenschaftlich ausgerichtet: Die kurative Medizin steht im Vordergrund; Defizite ergeben sich in der → *Präventivmedizin* und → *Rehabilitation*.

Schulunfall
ist ein → *Unfall*, der der Schülerunfallversicherung als Teil der → *Gesetzlichen Unfallversicherung (GUV)* zuzuordnen ist. Es gelten ähnliche Kriterien wie beim → *Arbeitsunfall*.

Schulzahnpflege
→ *Öffentlicher Gesundheitsdienst (ÖGesD)*

Schutzfristen
→ *Mutterschaftshilfe*,
→ *Mutterschutzgesetz (MSchG)*

Schutzimpfung
ist eine vorbeugende Maßnahme der → *Gesundheitssicherung* (→ *Immunprophylaxe*) und geschieht durch Einbringen von → *Impfstoffen* in den menschlichen oder tierischen Körper. Das Grundprinzip jeder Impfung (= aktive Immunisierung) besteht darin, dem Körper Bestandteile eines → *Krankheitserregers* oder aber eine nicht krankmachende Form des Erregers zu verabreichen. Der Impfstoff veranlaßt das Immunsystem, große Mengen von Antikörpern (Immunglobuline) zu bilden. Die Antikörper sind zur Abtötung des eigentlichen Krankheitserregers bestimmt. Erfolgt dann später ein erneuter Kontakt mit dem Erreger, so sind die benötigten Antikörper, die den Keim oder sein Toxin (Gift) unschädlich machen, bereits im

Körper vorhanden. Es kann daher nicht zum Ausbruch der Krankheit kommen. Die Schutzwirkung der Impfung hält viele Jahre, bei einigen Impfungen sogar ein Leben lang an. Es dauert allerdings meistens einige Zeit, bis ein belastbarer Impfschutz besteht, da der Körper die Antikörper selbst neu bilden muß. Bei einigen Impfungen (z.b. Masern, Mumps) genügt eine einmalige Impfung, bei anderen sind mehrere Wiederholungsimpfungen erforderlich, bis der volle Impfschutz vorhanden ist (z.B. Poliomyelitis, Diphtherie, Tetanus). Die heute üblichen Schutzimpfungen können i.d.R. ohne Gefährdung des Impflings durchgeführt werden. Der Impfling muß allerdings über ein funktionstüchtiges Abwehrsystem verfügen. Die Notwendigkeit einer Impfung und das Risiko möglicher Impfreaktionen müssen im Einzelfall gegeneinander abgewogen werden. Beruht eine Impfung auf Impfempfehlungen einer Behörde des → *Öffentlichen Gesundheitsdienstes (ÖGesD)*, können bei einem Impfschaden Schadensersatzleistungen für den Impfgeschädigten in Betracht kommen.

Schutzkleidung

hat die Aufgabe zu verhindern, daß die Kleidung (auch Berufskleidung) der Beschäftigten mit → *Krankheitserregern* verschmutzt wird und hierdurch unkontrollierbare Gefahren entstehen. Aufgrund verschiedener Vorschriften des → *Arbeitsschutzrechts* (v.a. → *Gefahrstoffverordnung - GefStoffV-*, → *Unfallverhütungsvorschriften -UVV-*) hat der Arbeitgeber geeignete Schutzkleidung in ausreichender Stückzahl zur Verfügung zu stellen.

Schwangerenberatung

→ *Mutterschaftshilfe,* → *Öffentlicher Gesundheitsdienst (ÖGesD)*

Schwangerenvorsorge

dient der frühzeitigen Erkennung von Risikoschwangerschaften und Risikogeburten und ist damit eine wichtige Leistung der → *Mutterschaftshilfe.*

Schwerbehindertenausweis

dient nach dem → *Schwerbehindertengesetz (SchwbG)* dem Nachweis, daß die Eigenschaft eines → *Schwerbehinderten* anerkannt ist.
Eine Ausweisverordnung bestimmt, wie die Ausweise aussehen und was darin eingetragen werden kann.
Der Schwerbehindertenausweis wird auf Antrag von der Versorgungsverwaltung ausgestellt, wenn die im SchwbG genannten Voraussetzungen erfüllt sind.

Schwerbehindertengesetz (SchwbG)

ist das Sonderrecht für → *Schwerbehinderte* und regelt u.a. den geschützten Personenkreis, die Beschäftigungspflichten der Arbeitgeber und die Zahlung von Ausgleichsabgaben, die behindertengerechte Gestaltung der Arbeitsplätze, den Kündigungsschutz für Schwerbehinderte, die Aufgaben der betrieblichen Helfer, die begleitende und nachgehende Hilfe im Arbeitsleben und den Zusatzurlaub für Schwerbehinderte.
Die Durchführung des SchwbG obliegt im wesentlichen der Versorgungsverwaltung.
→ *Schwerbehindertenausweis,* → *Schwerbehindertenvertretung*

Schwerbehindertenvertretung

hat nach dem → *Schwerbehindertengesetz (SchwbG)* die Eingliederung (→ *Rehabilitation*) → *Schwerbehinderter* in Betrieb bzw. Dienststelle zu fördern und die Interessen der Schwerbehinderten zu vertreten.

Schwerbehinderter

ist eine Person mit einem „Grad der Behinderung (GdB)" von wenigstens 50, sofern sie ihren Wohnsitz, ihren gewöhnlichen Aufenthalt oder ihre Beschäftigung auf einem Arbeitsplatz rechtmäßig im Geltungsbereich des → *Schwerbehindertengesetzes (SchwbG)* hat.

Schwerbehinderung im Sinne des SchwbG ist die Auswirkung einer nicht nur vorübergehenden Funktionsbeeinträchtigung, die auf einem regelwidrigen körperlichen, geistigen oder seelischen Zustand beruht (→ *Behinderung*). Als nicht nur vorübergehend gilt ein Zeitraum von mehr als 6 Monaten. Über die Schwerbehinderung und eventuelle weitere Merkmale wird ein → *Schwerbehindertenausweis* ausgestellt.

Bei den Versorgungsämtern waren bis zum Jahresende 1993 6,38 Mio Personen als schwerbehindert registriert (davon 53% Männer und 47 %Frauen).

In den alten Bundesländern hat sich die Zahl der amtlich anerkannten Schwerbehinderten gegenüber der letzten Erhebung 1991 um 198.000 auf 5,57 Mio erhöht. In den neuen Bundesländern und Ost-Berlin, für die erstmalig Angaben vorliegen, wurden 0,81 Mio schwerbehinderte Personen gemeldet.

Bezogen auf die jeweilige Bevölkerung war damit im Westen durchschnittlich jeder 12. Einwohner von einer Schwerbehinderung betroffen, im Osten dagegen nur jeder 19.

Nach dem Alter der schwerbehinderten Menschen ergibt sich folgende Aufteilung: 50% sind älter als 65 Jahre, 25% sind 55 - 65 Jahre, 23% sind 18 - 54 Jahre, 2% sind Kinder und Jugendliche unter 18 Jahre.

Nach der Art der Behinderung lassen sich die Schwerbehinderten wie folgt zuordnen:
32,0% innere Organe oder Organsysteme,
15,7% Wirbelsäule, Rumpf und Brustkorb,
15,1% Gliedmaße,
13,0% Querschnittslähmung, zerebrale Störung etc.,
4,9% Blindheit und Sehbehinderung und
19,3% Sonstige.

Screening

(englisch: Prüfung) ist der Begriff, der die Vorhaben bezeichnet, bei denen in Form von Untersuchungen (z.B. der Gesamtbevölkerung, bestimmter Bevölkerungsgruppen) nach bestimmten → *Krankheiten* gesucht wird mit dem Ziel der frühzeitigen Krankenbehandlung.

Unter genetischem Screening versteht man Untersuchungen auf krankheitsbedingende Erbanlagen.
→ *Präventivmedizin*

Seebad

→ *Kurorte*

Seeheilbad

→ *Kurorte*

Selbsthilfe

sind die unentgeltlichen, selbstentworfenen und -organisierten Aktivitäten, die Menschen zur Lösung bestimmter Probleme, auch bei → *Krankheit* und → *Behinderung*, freiwillig erbringen. Die Selbsthilfe wird in der Familie, Nachbarschaft, im Freundes- und Kollegenkreis, zunehmend aber in → *Selbsthilfegruppen* erbracht.
→ *Selbsthilfeorganisationen*

Selbsthilfegruppen

bestehen außerhalb des gegliederten Systems der → *sozialen Sicherung* als freiwillige Zusammenschlüsse, meist in Bereichen chronischer → *Krankheiten* (z.B. → *Zivilisationskrankheiten*) und → *Behinderungen*, und verwirklichen unterschiedliche Konzepte der → *Gesundheitssicherung* und Patientenberatung (→ *Selbsthilfe*). Sie haben damit einen festen Platz im Gesundheitswesen (GesW) und ergänzen zielgerichtet die → *Gesundheitsversorgung*.

Trotz aller Verschiedenheit der Selbsthilfegruppen in der Zielsetzung und trotz aller durch vielschichtige Krankheitsbilder bedingten Unterschiede haben die Gruppen eines gemeinsam: Gegenseitige Hilfe der Betroffenen, Erteilung von Rat und auch technische Unterstützung im Umgang mit Krankheit und Behinderung auf der Grundlage gemeinsamer Erfahrungen, Vertretung gemeinsamer Interessen bei Behörden und Sozialleistungsträgern sowie Zusammenarbeit mit Ärzten und Einrichtungen des GesW.

Adressen von Selbsthilfegruppen stellen u.a. das → *„Malteser-Telefon"* und das → *„Herz-Kreislauf-Telefon"* zur Verfügung.

Wichtige Anlaufadressen sind im übrigen: Deutsche Arbeitsgemeinschaft Selbsthilfegruppen e.V. (DAGSHG), c/o Friedrichstr. 28, 35392 Gießen (Tel.: 0641/7022478); Kindernetzwerk e.V., Hanauer Str. 15, 63739 Aschaffenburg (Tel.: 06021/12030; Fax: 12446); Nationale Kontakt- und Informationsstelle zur Anregung und Unterstützung von Selbsthilfegruppen (NAKOS), Albrecht-Achilles-Str. 65, 10709 Berlin (Tel: 030/8914019).

Selbsthilfeorganisationen

sind diejenigen Institutionen, die aufgrund unterschiedlicher Beweggründe und Konzepte der → *Gesundheitssicherung* und Patientenberatung dienen; sie sind eine immer bedeutsamer werdende Säule der → *Gesundheitsversorgung*. Neben den Verbänden der Freien Wohlfahrtspflege (FW) gehören hierzu die Behindertenverbände (z.T. zusammengeschlossen in der Bundesarbeitsgemeinschaft „Hilfe für Behinderte" e.V. -BAGH-) und die → *Selbsthilfegruppen*.

Die Bundesarbeitsgemeinschaft „Hilfe für Behinderte" e.V. (BAGH), Kirchfeldstr. 149, 40215 Düsseldorf (Tel.: 0211/310060; Fax: 3100648), ist die Dachorganisation von 62 bundesweiten Selbsthilfeorganisationen und der 14 Landesarbeitsgemeinschaften (= Zusammenschlüsse der Behindertenverbände auf Landesebene). Die BAGH vertritt die Interessen der Gesamtheit von Menschen mit chronischer → *Krankheit* und → *Behinderung* bzw. die Anliegen bestimmter Gruppen behinderter Menschen als freier Verband. Die Mitgliedsverbände der BAGH sind (Stand: August 1994):

Arbeitsgemeinschaft Allergiekrankes Kind - Hilfen für Kinder mit Asthma, Ekzem oder Heuschnupfen e.V.
Hauptstr. 29 II, 35745 Herborn
Tel.: 02772/41237; Fax: 40402

Arbeitsgemeinschaft Spina bifida und Hydrocephalus e.V.
Münsterstr. 13, 44145 Dortmund
Tel.: 0231/834777; Fax: 833911

Arbeitskreis Kunstfehler in der Geburtshilfe e.V.
Rosental 23-25, 44135 Dortmund
Tel.: 0231/525872; Fax: 526048

Arbeitskreis überaktives Kind e.V.
Dietrichsstr. 9, 30159 Hannover
Tel.: 0511/3632729; Fax: 3632772

Bundesarbeitsgemeinschaft für hörgeschädigte Studenten und Absolventen (BHSA) e.V.
c/o Andreas Kammerbauer, Hinter der Hochstätte 2a, 65239 Hochheim/Main
Tel./Schreibtel./BTX: 06146/7958;
Fax: 26289

Bundeselternvereinigung für anthroposophische Heilpädagogik und Sozialtherapie e.V.
Schloßstr. 9, 61209 Echzell
Tel.: 06035/81190; Fax: 81217

Bundesselbsthilfeverband für Osteoporose e.V.
Kirchfeldstr. 149, 40215 Düsseldorf
Tel.: 0211/319165

Bundesverband Contergangeschädigter e.V., Hilfswerk vorgeburtlich Geschädigter
Paffrather Str. 132-134, 51069 Köln
Tel.: 0221/6803479; Fax: 682010

Bundesverband der Angehörigen psychisch Kranker e.V. (BAPK e.V.)
Thomas-Mann-Str. 49a, 53111 Bonn
Tel.: 0228/632646; Fax: 691759

Bundesverband der Kehlkopflosen e.V.
Obererle 65, 45897 Gelsenkirchen
Tel.: 0209/592282

**Bundesverband der Organtransplantier-
ten e.V. (BDO)**
Unter den Ulmen 98, 47137 Duisburg
Tel.: 0203/442010; Fax: 442127

**Bundesverband für die Rehabilitation
der Aphasiker e.V.**
Georgstr. 9, 50389 Wesseling
Tel.: 02236/46698; Fax: 83176

**Bundesverband für Körper- und Mehr-
fachbehinderte e.V.**
Brehmstr. 5-7, 40239 Düsseldorf
Tel.: 0211/626651; Fax: 613972.

**Bundesverband Hilfe für das autistische
Kind - Vereinigung zur Förderung auti-
stischer Menschen e.V.**
Bebelallee 141, 22297 Hamburg
Tel.: 040/5115604; Fax: 5110813

**Bundesverband Kleinwüchsige Men-
schen und ihre Familien e.V.**
Ingelheimer Str. 56, 28199 Bremen
Tel.: 0421/502122 oder 507873;
Fax: 505752

Bundesverband Legasthenie e.V.
Königstr. 32, 30175 Hannover
Tel.: 0511/318738; Fax: 318739

**Bundesverband Selbsthilfe Körperbe-
hinderter e.V.**
Altkrautheimer Str. 17, 74236 Krautheim
Tel.: 06294/680; Fax: 95383

Bundesverband Skoliose Selbsthilfe e.V.
c/o Ria Hunger, An der Kreuzkapelle 4,
41352 Korschenbroich
Tel. und Fax: 02161/644226

**Bundesvereinigung Lebenshilfe für gei-
stig Behinderte e.V.**
Raiffeisenstr. 18, 35043 Marburg
Tel.: 06421/491-0; Fax: 491167

**Bundesvereinigung Stotterer
Selbsthilfe e.V.**
Gereonswall 112, 50670 Köln
Tel.: 0221/1391106-08; Fax: 1391370

Bund zur Förderung Sehbehinderter e.V.
c/o Christian Wolff, Engelbertusstr. 29,
45473 Mülheim/Ruhr
Tel.: 0208/449906

**Dachverband Psychosozialer
Hilfsvereinigungen e.V.**
Thomas-Mann-Str. 49a, 53111 Bonn
Tel.: 0228/632646; Fax: 691759

Deutsche Alzheimer Gesellschaft e.V.
Büchsenstr. 34, 70174 Stuttgart
Tel.: 0711/2268598; Fax: 22685-519

Deutsche Epilepsievereinigung e.V.
Zillestr. 102, 10585 Berlin
Tel.: 030/3424414

**Deutsche Gesellschaft für
Muskelkranke e.V.**
Rennerstr. 4, 79106 Freiburg
Tel.: 0761/277932 und 278024;
Fax: 277912

**Deutsche Gesellschaft für Osteogenesis
imperfecta Betroffene e.V.**
Postfach 1546, 63155 Mühlheim
Tel.: 06108/76334; Fax: 69276

**Deutsche Gesellschaft zur Förderung der
Gehörlosen und Schwerhörigen e.V.**
Veit-Stoß-Str. 14, 80687 München
Tel./Schreibtel./BTX: 089/588848;
Fax: 5808379

**Deutsche Hämophiliegesellschaft
zur Bekämpfung von
Blutungskrankheiten e.V.**
Halenseering 3, 22149 Hamburg
Tel.: 040/6722970; Fax: 6724944

**Deutsche Heredo Ataxie
Gesellschaft - Bundesverband e.V.**
Haußmannstr. 6, 70188 Stuttgart
Tel.: 0711/2155-114; Fax: 2155-214

Deutsche Huntington-Hilfe e.V.
Postfach 281251, 47241 Duisburg
Tel. 0203/788777; Fax: 782504

**Deutsche Ileostomie-Colostomie-
Urostomie-Vereinigung e.V. (ILCO)**
Kepserstr. 50, 85356 Freising
Tel.: 08161/84911, 84909 (vormittags);
Fax: 85521

**Deutsche Interessengemeinschaft für
Kinder mit Phenylketonurie (PKU) und
verwandten angeborenen Stoffwechsel-
störungen e.V.**
c/o Hansjörg Schmidt, Adlerstr. 6,
91077 Kleinsendelbach
Tel.: 09126/4453

**Deutsche Interessengemeinschaft für
Verkehrsunfallopfer e.V. Dignitas**
c/o Angelika Oidtmann, Friedlandstr. 6,
41747 Viersen
Tel.: 02162/20032; Fax: 352312

Deutsche Leukämie Forschungshilfe, Aktion für krebskranke Kinder e.V.
Joachimstr. 20, 53113 Bonn
Tel.: 0228/221833; Fax: 218646

Deutsche Morbus Crohn/Colitis ulcerosa Vereinigung (DCCV) e.V., Bundesverband für entzündliche Erkrankungen des Verdauungstraktes
Paracelsusstr. 15, 51375 Leverkusen
Tel.: 0214/75957; Fax: 75979

Deutsche Multiple Sklerose Gesellschaft e.V.
Vahrenwalder Str. 205-207,
30165 Hannover
Tel.: 0511/633023; Fax: 633887

Deutsche Narkolepsie-Gesellschaft e.V.
Günter Baus, Postfach 1107, 42755 Haan
Tel.: 02129/53723; Fax: 32945

Deutsche Parkinson Vereinigung - Bundesverband e.V.
Moselstr. 31, 41464 Neuss
Tel.: 02131/41016/17; Fax: 45445

Deutsche Retinitis Pigmentosa Vereinigung e.V.
Frau Fritze, Vaalser Str. 108, 52074 Aachen
Tel.: 0241/870018

Deutsche Rheuma-Liga e.V.
Rheinallee 69, 53173 Bonn
Tel.: 0228/957500; Fax: 9575020

Deutsche Sarkoidose Vereinigung e.V.
Renate Braune, Postfach 3043,
40650 Meerbusch
Tel.: 02150/7360; Fax: 7360

Deutsche Tinnitus-Liga e.V. (DTL)
Lohsiepen 18, 42369 Wuppertal
Tel.: 0202/246520; Fax: 4670932

Deutsche Vereinigung Morbus Bechterew e.V. (DVMB)
Metzgergasse 16, 97421 Schweinfurt
Tel.: 09721/22033; Fax: 22955

Deutsche Zöliakie-Gesellschaft e.V.
Filderhauptstr. 61, 70599 Stuttgart
Tel.: 0711/454514; Fax: 4567817

Deutscher Allergie- und Asthmabund e.V.
Hindenburgstr. 110,
41061 Mönchengladbach
Tel.: 02161/183024; Fax: 208502

Deutscher Blindenverband e.V.
Bismarckallee 30, 53173 Bonn
Tel.: 0228/354037; Fax: 357719

Deutscher Diabetiker-Bund e.V.
Danziger Weg 1, 58511 Lüdenscheid
Tel.: 02351/989153

Deutscher Gehörlosen-Bund e.V.
Paradeplatz 3, 24768 Rendsburg
Tel.: 04331/5897-22; Fax: 589745

Deutscher Neurodermitiker Bund
Mozartstr. 11, 22083 Hamburg
Tel.: 040/2205757; Fax: 2273494

Deutscher Psoriasisbund e.V.
Oberaltenallee 20A, 22081 Hamburg
Tel.: 040/223399; Fax: 2270986

Deutscher Schwerhörigenbund e.V.
Schiffbauer Damm 13, 10117 Berlin
Tel.: 030/22522360; Fax: 22522388

Deutscher Verein der Blinden und Sehbehinderten in Studium und Beruf e.V. - DVBS
Frauenbergstr. 8, 35039 Marburg
Tel.: 06421/481450

Dialysepatienten Deutschlands e.V.
Weberstr. 2, 55130 Mainz
Tel.: 06131/85152; Fax: 835198

Frauenselbsthilfe nach Krebs - Bundesverband e.V.
B 6, 10/11, 68159 Mannheim
Tel.: 0621/24434; Fax: 154877

Freundeskreis Camphill e.V.
Gütergotzer Str. 85, 14165 Berlin
Tel.: 030/8012069

Gesellschaft zur Förderung behinderter türkischer Kinder e.V.
Vahrenwalder Str. 194, 30165 Hannover
Tel.: 0511/7984043

Lernen fördern - Bundesverband zur Förderung Lernbehinderter e.V.
Rolandstr. 61, 50677 Köln
Tel.: 0221/380666; Fax: 385954

Mukoviszidose e.V.
Bendenweg 101, 53121 Bonn
Tel.: 0228/661026 und -27; Fax: 669264

Selbsthilfegruppe Sklerodermie in Deutschland e.V.
c/o Helga Kandora, Bergschlagsweg 38,
46569 Hünxe
Tel.: 02064/30232

Schutzverband für Impfgeschädigte
Postfach 1160, 57271 Hilchenbach
Tel.: 0271/55019 (RA Meinhardt)

Verein kleinwüchsiger Menschen e.V.
Harald Berndt, Hauptstr. 14,
56587 Oberhonnefeld-Gierend
Tel.: 02634/5422; Fax: 5291

Wolfgang Rosenthal Gesellschaft e.V. -
Selbsthilfevereinigung zur Förderung der
Behandlung der Lippen-, Kiefer-, Gaumen-,
Segelfehlbildungen und deren Familien
Händelstr. 14, 35625 Hüttenberg
Tel. und Fax: 06403/5575.
→ *„Malteser-Telefon"*

Seuchen

sind - z.T. weit verbreitete - → *Infekti-onskrankheiten*; sie haben auf den Gang der Menschheitsgeschichte maßgeblich Einfluß genommen. Es war daher zwangsläufig, daß sich der Staat um eine möglichst wirkungs-volle → *Seuchenbekämpfung* küm-merte.

Zunächst waren aber die Kenntnisse über Ursachen und Ausbreitungsbedingungen von Seuchen (z.B. der mittelalterlichen Pest) unzureichend. Erst die wissenschaftlichen Arbeiten von Pasteur, Pettenkofer, R. Koch u.a. machten einen entscheidenden Fort-schritt in der Seuchenbekämpfung möglich: Es wurde möglich, Infektionsquellen aufzu-spüren und zu verschließen sowie die Aus-breitungswege der Infektionskrankheiten zu unterbrechen. Es folgten Vorschriften des Staates, die von dem Umbruch in der Seu-chenabwehr gekennzeichnet waren (z.B. in Preußen „Regulativ betreffend sanitätspoli-zeiliche Vorschriften" von 1835, „Gesetz be-treffend die Bekämpfung gemeingefährlicher Krankheiten" von 1900, „Gesetz betreffend die Bekämpfung übertragbarer Krankheiten" von 1905 für Preußen).

Kernstück des heutigen modernen → *Seuchenrechts* ist das → *Bundesseu-chengesetz (BSeuchG)*. Diese Vor-schriften befassen sich zwar umfas-send mit Bekämpfungsmaßnahmen, stellen aber die Verhütungsmaßnah-men in den Vordergrund.

Seuchenbekämpfung

ist eine zusammenfassende Bezeich-nung für all die Maßnahmen, die sich mit der Verhütung und Bekämpfung von → *Infektionskrankheiten* (→ *Seu-chen*) befassen. Grundlagen der Seu-chenbekämpfung sind die → *Seu-chenhygiene* und das → *Seuchen-recht*. Eine besondere Bedeutung kommt den Vorschriften des → *Bun-desseuchengesetzes (BSeuchG)* zu. Die Seuchenbekämpfung ist im → *Öf-fentlichen Gesundheitsdienst (ÖGesD)* eine Schwerpunkttätigkeit für den Ge-sundheitsaufseher.

Seuchenhygiene

ist ein Teil der → *Umwelthygiene*; ihr Ziel und ihre Aufgabe ist es, die Ge-fährdung der Bevölkerung durch → *Infektionskrankheiten* (→ *Seuchen*) aller Art auf ein Minimum zu senken (→ *Gesundheitsschutz*).

Seuchenpolizei

ist eine eher veraltete Bezeichnung für die Behörden des → *Öffentlichen Ge-sundheitsdienstes (ÖGesD)*, die sich mit der Durchführung des → *Seu-chenrechts* (→ *Seuchenwesens*) be-fassen.
→ *Seuchenbekämpfung*

Seuchenrecht

umfaßt den Teil des Gesundheits-rechts, der sich mit der Verhütung und Bekämpfung von → *Infektions-krankheiten* (→ *Seuchen*) befaßt. Die seuchenrechtlichen Vorschriften, → *Bundesseuchengesetz (BSeuchG)*, → *Geschlechtskrankheitengesetz (GesGKr)*, → *Bestattungsgesetze (BestG)* und → *Internationale Ge-sundheitsvorschriften (IGV)*, bilden die Grundlage des → *Seuchenwesens*.

Seuchenwesen

ist der Teil des Gesundheitswesens (GesW), der sich mit der → *Seuchenhygiene* und dem → *Gesundheitsschutz* befaßt. Die Aufgaben des Seuchenwesens obliegen v.a. dem → *Öffentlichen Gesundheitsdienst (ÖGesD)*.
Für die Erfüllung dieser Aufgaben ist im → *Seuchenrecht*, u.a. im → *Bundesseuchengesetz (BSeuchG)*, ein umfängliches seuchenhygienisches Instrumentarium zur Verfügung gestellt.

Sicherheitsbeauftragte

→ *Arbeitssicherheitsgesetz (ASiG)*, → *Unfallverhütungsvorschriften (UVV)*

Sicherheitszeichen

dienen der Sicherheit der Beschäftigten am Arbeitsplatz. Man unterscheidet Verbotszeichen, Warnzeichen, Gebotszeichen und Rettungszeichen. Im übrigen gibt es Zusatz- und Hinweiszeichen.
Sicherheitszeichen sind dann anzubringen, wenn es durch das → *Arbeitsschutzrecht* gefordert wird.
Die Unfallversicherungsträger haben Vorschriften über die „Sicherheitskennzeichnung am Arbeitsplatz" erlassen. Eine Zusammenstellung von Sicherheitszeichen enthält das „Merkblatt für Sicherheitszeichen".

Smog

(englisch: Rauch) ist die Bezeichnung für die gesundheitsschädliche Anreicherung von → *Schadstoffen* in den unteren Schichten der → *Luft* (meist über Ballungsgebieten). Voraussetzung für Smog ist eine Inversionswetterlage, bei der durch geringe Luftbewegung das Entweichen der bodennahen Kaltluft durch nähere Warmluft verhindert wird. Die Luftschadstoffe bleiben daher in Bodennähe.
Bei Smog können aufgrund von Smog-Verordnungen Maßnahmen gegen die Luftverunreinigungen getroffen werden. Man spricht von Smog-Alarm (mit verschiedenen Abstufungen). Es gilt, die Luftqualität zu verbessern (z.B. Einschränkung des Autoverkehrs und der Feuerungsanlagen).
→ *Lufthygiene*

Smog-Alarm

→ *Smog*

Smog-Verordnungen

→ *Bundesimmissionsschutzgesetz (BImSchG)*, → *Lufthygiene*, → *Smog*

Sonderabfälle

(ugs. auch Giftmüll) sind → *Abfälle*, die die Menschen und die → *Umwelt* besonders gefährden (z.B. → *Krankenhausabfälle*, radioaktive Abfälle, Dünnsäure); sie müssen getrennt von den sonstigen Abfällen beseitigt werden.
→ *Abfallhygiene*

Soziale Pflegeversicherung

→ *Gesetzliche Pflegeversicherung (GPV)*

Soziale Sicherung

umfaßt einmal alle öffentlichen Regelungen und Maßnahmen, die dazu dienen, jedem Menschen in den verschiedenen Lebenslagen ein würdiges Dasein ohne äußere Not in Freiheit zu ermöglichen, zum anderen aber auch private Versorgungssysteme (= soziales Netz).
Das staatliche System der sozialen Sicherung wird nach Versicherung, Versorgung und Fürsorge unterschieden.
Der bedeutendste Teilbereich der sozialen Sicherung ist die → *Sozialversicherung - Soz.Vers.-* (= Versicherung). Diese wird ergänzt durch das soziale Entschädigungsrecht (= Versorgung) und die Sozialhilfe (= Fürsorge). Die am Sozialstaatsprinzip orientierten Regelungen sind v.a. im Sozialge-

setzbuch (SGB) kodifiziert und gewährleisten umfassend Schutz bei einer Vielzahl von Lebensrisiken und Notlagen.

Soziales Netz
→ soziale Sicherung

Sozialhilfe
→ Bundessozialhilfegesetz (BSHG)

Sozialhygiene
ist das Teilgebiet der → Hygiene, das sich mit den sozialen Einflüssen aus der Gesellschaft auf → Gesundheit, → Krankheit und → Behinderung des Einzelnen befaßt und Vorschläge zur Verbesserung oder Minderung der schädigenden Einflüsse erarbeitet. Man spricht auch von einer sozialen → Umwelthygiene.
Aufgabe der Sozialhygiene ist es v.a., negative Einwirkungen durch die gesellschaftlichen Bedingungen zu vermeiden und positive zu fördern. Dazu gehört auch eine umfassende Vor- und Fürsorge (→ Präventivmedizin). Weiter befaßt sich die Sozialhygiene mit den Organisationsstrukturen des → Gesundheitswesens (GesW). Die Sozialhygiene benötigt zur Erkennung der gesundheitlichen Einflüsse in der Gesellschaft bestimmte Methoden, z.B. der Statistik (→ demographische Daten) und der medizinischen Soziologie.
→ Epidemiologie, → Sozialmedizin

Sozialmedizin
ist als Teilgebiet der → Medizin die Wissenschaft von den durch die gesellschaftlichen Einflüsse bedingten Ursachen von → Krankheiten, → Behinderung und → Tod, aber auch von deren Auswirkungen auf die soziale Stellung des einzelnen Menschen oder der Gesellschaft.
Die Sozialmedizin, zu einem großen Teil vom → Öffentlichen Gesundheitsdienst (ÖGesD) wahrgenommen, benutzt Methoden der → Epidemiologie (z.B. Untersuchung der Verteilung von Krankheiten in räumlicher und zeitlicher Ausdehnung) und liefert so besonders für die → Präventivmedizin bedeutsame → demographische Daten. Die Sozialmedizin steht im übrigen in enger Beziehung zur → Sozialhygiene; die Übergänge sind fließend.
Anlaufadresse:
Deutsche Gesellschaft für Sozialmedizin und Prävention (DGSMP), Geschäftsstelle Institut für Soziale Medizin, Thielallee 47, 14195 Berlin (Tel.: 030/8385215; Fax: 8311098).

Sozialpädiatrie
ist auf das Kindesalter angewandte → Sozialhygiene und → Sozialmedizin. Sie befaßt sich mit → Krankheiten und → Behinderungen, die entweder das Kindesalter betreffen oder deren Entstehung bis in das Kindesalter zurückreicht.

Sozialversicherung (Soz.Vers.)
ist eine öffentlich-rechtliche Zwangsversicherung und wesentlicher Bestandteil der → sozialen Sicherung. Sie hat im Sozialrecht ihre Ausgestaltung erfahren.
Die Soz.Vers. leistet u.a. bei Arbeitslosigkeit, → Krankheit, → Behinderung, Mutterschaft (→ Mutterschaftshilfe), → Tod, → Arbeitsunfall, → Berufskrankheit, → Berufsunfähigkeit (BU) , → Erwerbsunfähigkeit (EU) und → Alter.
Die Mittel für die Soz.Vers. werden durch Beiträge der Arbeitgeber und Versicherten (= solidarische Finanzierung) sowie durch Zuschüsse des Bundes aufgebracht.
Die Zweige der Soz.Vers. sind: Arbeitslosenversicherung (ALV), → Gesetzliche Krankenversicherung (GKV), → Gesetzliche Pflegeversicherung (GPV), → Gesetzliche Rentenversicherung (GRV) und → Gesetzliche Unfallversicherung (GUV).

Soziologie

ist die Wissenschaft vom Zusammen-
leben der Menschen in einer Gesellschaft sowie von den Erscheinungs-
formen, Entwicklungen und Gesetz-
mäßigkeiten gesellschaftlichen Lebens. Die medizinische Soziologie befaßt
sich mit den gesellschaftlichen Faktoren von → *Gesundheit* und → *Krankheit.* Dazu gehört z.b. die Analyse des
Gesundheitswesens (GesW) und der
Auswirkungen auf Staat, soziale Sicherung und Individuum.
→ *Sozialhygiene,* → *Sozialmedizin*

Sport

ist eine mit unterschiedlichen Zielen
(z.B. Leistungsverbesserung) erfolgende körperliche Beanspruchung.
Mit dem Sport befassen sich verschiedene wissenschaftliche Disziplinen; u.a. die Sportwissenschaft und
die Sportmedizin. Sport sinnvoll aus-
geübt, ist ein wichtiges Angebot zur
→ *Gesundheitsförderung,* v.a. ein
Konzept der Verhütung bzw. Linderung von → *Herz-Kreislaufkrankheiten.* So gesehen ist Sport ein Teil der
→ *Krankenbehandlung* und sollte in-
diziert, dosiert und kontrolliert in die
Therapie eingebaut werden (→ *Bewegungstherapie*). Von besonderer
Bedeutung für die Bekämpfung von
Herz-Kreislaufkrankheiten ist der →
Koronarsport. Der Sport, der sich v.a.
für Behinderte eignet und auf deren
Bedürfnisse abgestellt ist, wird als →
Behindertensport bzw. → *Rehabilitati-
onssport* bezeichnet.
Die „10 Regeln zum vernünftigen Trimmen"
des Deutschen Sportbundes und der Bun-
desärztekammer lauten:

1. Trimmen macht Spaß. Suchen Sie
   sich nach Ihrem Geschmack einen
   Sport, der Ihnen auch Freude macht.
   Dafür ist es nie zu spät - auch wenn
   man viele Jahre keinen Sport getrieben
   hat.
2. Trimmen dient der Gesundheit. Wenn
   Sie gesund sind, können Sie sich unbedenklich, aber ohne falschen Ehr-
   geiz trimmen. Wenn Sie Zweifel haben
   oder seit langem sehr bewegungsarm
   leben, fragen Sie Ihren Arzt, vor allem,
   wenn Sie 40 Jahre und älter sind.
3. Gemeinsam trimmen schafft Vergnü-
   gen. Trimmen Sie sich mit der Familie,
   mit Freunden und Nachbarn - bei einer
   Wanderung, einer Radtour, einem
   Ballspiel, im Sportverein oder einem
   Lauftreff.
4. Trimmen gehört zur Freizeit. Widmen
   Sie dem Trimmen einen festen Teil Ihrer Freizeit am Feierabend, am Wo-
   chenende, im Urlaub. Gewinnen Sie
   Ausdauer, Kraft und Beweglichkeit.
5. Ausdauer ist lebenswichtig. Trimmen
   Sie sich täglich 10 Minuten, bis Ihr
   Puls pro Minute mindestens (aber
   auch nicht viel mehr als) 180 Schläge
   minus Lebensalter (bei 40 Jahren: 180
   minus 40 gleich 140 Schläge) erreicht.
   Ihr Herz wird es Ihnen danken! Besonders geeignet sind: Dauerlauf
   (Trimm-Trab), Radfahren, Schwim-
   men, Skilanglauf, Tanzen.
6. Halten Sie sich bei Kräften. Sie sollten
   täglich die wichtigsten Muskelgruppen
   wenigstens einmal kurz und gezielt,
   aber ohne Überanstrengung betätigen,
   zum Beispiel durch Kniebeugen,
   Rumpfkreisen, Armbeugen und -strek-
   ken gegen Widerstand.
7. Bleiben Sie beweglich. Bewegen Sie
   jeden Tag einmal gezielt Ihre Gelenke
   mit ihrem vollen Spielraum, zum Beispiel durch Federn und Strecken. Ex-
   tremes Überstrecken oder Vorwärts-
   beugen der Wirbelsäule ist jedoch
   nicht gefragt.
8. Gelegenheiten sind überall. Unterbrechen Sie jedes längere Sitzen (Arbeitsplatz, Fernsehen, Reise), nutzen Sie
   jede Gelegenheit zum Stehen und Gehen, fahren Sie öfter Rad und weniger
   Auto, und geben Sie der Treppe den
   Vorzug vor dem Aufzug.
9. Essen und trimmen - beides muß
   stimmen. Ernähren Sie sich vielseitig,
   aber mäßig. Meiden Sie üppiges Essen und Trinken. Zusätzliche Kalorien
   können Sie nur durch vermehrte Be-

wegung und körperliche Aktivität verbrauchen.

10. Einmal ist keinmal. Nicht die gelegentliche Kraftleistung, sondern Stetigkeit und Ausdauer sind gefragt. Fangen Sie mit wenig an, aber bleiben Sie beständig. Und dann langsam steigern. Der Trimmspaß wächst mit der besseren Kondition.

Die sinnvollsten, für den jeweiligen Menschentyp geeignetsten sportlichen Formen zu finden, sind die Hauptaufgaben des Sportarztes und Sportlehrers (Sporttherapeuten).
Bei der Förderung des Sports und der Sporttherapie kommt den verschiedenen Sportverbänden eine große Bedeutung zu. Anlaufadressen u.a.:
Bundesinstitut für Sportwissenschaft (BISp), Carl-Diem-Weg 4, 50933 Köln (Tel.: 0221/49790; Fax: 495164), mit dem Beauftragten für Dopinganalytik.
Deutscher Behindertensportverband e.V. (DBS), Sportschule Wedau, Friedrich-Alfred-Str. 10, 47055 Duisburg (Tel.: 0203/7381-620; Fax: 7381-628).
Deutscher Sportbund (DSB), Otto-Fleck-Schneise 12, 60518 Frankfurt (Tel.: 069/-67000; Fax: 674906).
Deutscher Verband für Gesundheitssport und Sporttherapie e.V. (DVGS), Vogelsanger Weg 48, 50354 Hürth-Efferen.
→ Lauf-Treff

Sportmedizin
→ Sport

Sporttherapie
ist vornehmlich → Bewegungstherapie durch Sporttherapeuten.
→ Sport

Sportwissenschaft
ist die Wissenschaft vom → Sport. Verschiedene Studiengänge dieser Wissenschaft führen zum Diplom- oder Magisterabschluß
Anlaufadresse:
Bundesinstitut für Sportwissenschaft (BISp), Carl-Diem-Weg 4, 50933 Köln (Tel.: 0221/49790; Fax: 495164).

Spurenelemente
sind Nährstoffe, die nur in kleinsten Mengen benötigt werden, z.B. Jod, Kupfer oder Fluor.
Bei Mangel an Spurenelementen kann es zu Störungen im → Stoffwechsel kommen. Durch Jodmangel kann ein Kropf entstehen, eine unzureichende Fluorversorgung erhöht die Kariesgefahr.
→ Ernährung

Staatliche Gewerbeaufsicht
→ Gewerbeaufsicht

Stadthygiene
→ Wohnungshygiene

Stärke
→ Kohlenhydrate

Sterilisation
(Sterilisieren) ist mehrdeutig.
• Einmal versteht man unter Sterilisation alle Maßnahmen, die der Vernichtung von → Krankheitserregern aller Art, einschließlich der widerstandsfähigen Sporen und der vegetativen Formen der Krankheitserreger, dienen (= Entkeimung). Das Ziel der Entkeimung ist weitergesteckt als bei der → Desinfektion: Die Sterilisation soll einen Gegenstand vollkommen frei machen von Krankheitserregern (= Keimreduktion auf Null ist das Ziel). Für die Sterilisation stehen eine Vielzahl von physikalischen und chemischen Verfahren zur Verfügung (z.B. Hitze, energiereiche Strahlen, Gasgemische).
• Zum anderen versteht man unter Sterilisation die Unfruchtbarmachung.
Die Sterilisation in diesem Sinne ist darauf gerichtet, beim Mann die Samenleiter bzw. bei der Frau die Eileiter dauernd oder auf Zeit undurchgängig zu machen.
→ Asepsis, → Konservierung

Sterilisieren
→ *Sterilisation*

Stickstoff
→ *Luft*

Störfallverordnung
→ *Bundesimmissionsschutzgesetz (BlmSchG)*, → *Lufthygiene*

Stoffwechsel
bezeichnet alle chemischen Abläufe im Körper, z.B. die Umwandlung der Nahrung in kleinste Teile und ihre Verwertung. Stoffwechselprodukte dienen zur Energiegewinnung oder werden als Baustoffe verwendet oder werden ausgeschieden.
→ *Ernährung,*
→ *Fettstoffwechselstörungen*

Strahlen
→ *Strahlenhygiene,* → *Strahlenschutz,* → *Strahlenschutzvorschriften*

Strahlenexposition
ist die Einwirkung ionisierender Strahlen auf den menschlichen Körper.
→ *Strahlenhygiene,* → *Strahlenschutzvorschriften*

Strahlenhygiene
ist ein Teilgebiet der → *Umwelthygiene* und befaßt sich mit der gesundheitlichen Gefährdung des Menschen durch Strahlung aus den verschiedensten Quellen sowie den hiergegen erforderlichen Schutzmaßnahmen.
Inhalte und Zielsetzungen der Strahlenhygiene ergeben sich aus den → *Strahlenschutzvorschriften* (z.B. → *Röntgenverordnung -RöV-).* Dabei kommt in der Gesundheitsversorgung der Vermeidung unnötiger Röntgenbestrahlung eine große Bedeutung zu. Strahlenhygiene ist eingebunden in die Radiologie als Teilgebiet der → *Medizin.*

Strahlenschutz
ist die Summe aller Maßnahmen, die aufgrund der → *Strahlenschutzvorschriften* zum Schutz des Menschen vor ionisierender und anderer energiereicher Strahlung zu treffen sind.
Anlaufadressen:
Bundesamt für Strahlenschutz (BfS), Albert-Schweitzer-Str. 18, 38226 Salzgitter (Tel.: 05341/1880; Fax: 188188).
Bundesminister für Umwelt, Naturschutz und Reaktorsicherheit (BMU), Kennedyallee 5, 53175 Bonn
(Tel.: 0228/3050; Fax: 3053225).
→ *Röntgennachweisheft,*
→ *Strahlenhygiene*

Strahlenschutzverordnung (StrlSchV)
ist eine Rechtsverordnung auf der Basis des → *Atomgesetzes (AtG)* und legt Höchstwerte für die zulässige radioaktive Belastung der allgemeinen Bevölkerung und der beruflich mit Strahlen umgehenden Personen fest.
→ *Strahlenschutzvorschriften*

Strahlenschutzvorschriften
sind das → *Atomgesetz (AtG),* die → *Strahlenschutzverordnung (StrlSchV)* und die → *Röntgenverordnung (RöV).* Sie sind dem → *Arbeitsschutzrecht* zuzuordnen und sollen den Kreis der Anwendungsberechtigten abgrenzen und sicherstellen, daß die Voraussetzungen für eine sachgerechte Anwendung gegeben sind und Patienten, Personal sowie Umgebung vor unnötiger Strahlenbelastung (→ *Strahlenexposition*) bewahrt werden.
Sämtliche Strahlenschutzvorschriften muß der Arbeitgeber im Betrieb auslegen oder aushängen. In der Gesundheitsversorgung kommt der RöV eine besondere Bedeutung zu.
In den Strahlenschutzvorschriften werden verschiedene Strahlenarten unterschieden: Ionisierende Strahlung (Kernstrahlung, Röntgenstrahlung) und andere energiereiche

Strahlung (z.B. Laserstrahlen, Strahlen bei der Anwendung von Radar, Ultraschall).

Streß

(Druck, Anstrengung) ist eine über das übliche Maß hinausgehende Belastung des Organismus durch Stressoren (Reize wie Erregungen, Überforderungen, Kälte, Hitze); es kommt zu Streßreaktionen und bei fortdauernder Belastung zum Erschöpfungsstadium (z.B. → *Bluthochdruck*, Schlaflosigkeit, vegetative Störungen). Streß ist z.T. eine negative Erscheinung der → *Zivilisation* und daher auch als → *Risikofaktor* für die → *Zivilisationskrankheiten* einzustufen. Als besonders belastend werden die Stressoren am Arbeitsplatz und in der Freizeit empfunden.
Jeder sollte lernen, unnötigen Streß abzuwenden und unabwendbare Streßsituationen angemessen zu bewältigen (z.B. Hilfe durch → *Autogenes Training -AT-*). Eine geordnete Einstellung zum Leben und zur Arbeit, aber auch Kenntnisse darüber, wie man mit Streß umgeht (z.B. → *gesunde Lebensführung*), sind wirksame Mittel gegen die Streßfolgen.
→ *Psychosomatische Krankheiten*

Stressoren
→ *Streß*

Sucht

ist mehrdeutig und bedeutet im allgemeinen soviel wie → *Krankheit*. Auf Vorschlag der WHO ist der Begriff „Sucht" durch → *Abhängigkeit* ersetzt worden. Im deutschen Sprachraum ist der Begriff „Sucht" aber nach wie vor weit verbreitet (z.B. Alkoholsucht, Drogensucht).

Suchtkrankheit
→ *Abhängigkeit*, → *Sucht*

Suchtprävention
→ *Abhängigkeit*, → *Drogenbekämpfung*, → *Sucht*

Süßstoffe

sind künstlich gewonnene Erzeugnisse.
Ihre Süßkraft überschreitet die des Zuckers um das 10- bis 500-fache. Süßstoffe haben keinerlei Brennwert, d.h. sie sind kalorienfrei.

Surveillance

(Überwachung) ist eine epidemiologische Methode zur Kontrolle des Gesundheitszustandes der Bevölkerung bezüglich bestimmter → *Krankheiten* oder → *Risikofaktoren*.
→ *Epidemiologie*

T

Tabakerzeugnisse

sind aus Rohtabak oder unter Verwendung von Rohtabak hergestellte Erzeugnisse, die zum → *Rauchen*, Kauen oder Schnupfen bestimmt sind. Tabakerzeugnisse unterliegen dem → *Lebensmittelrecht*.

Tafelwasser

ist dem Wesen nach ein nachgemachtes → *Mineralwasser*. Es wird aus (normalem) → *Trinkwasser* und/oder Mineralwasser unter Zusatz bestimmter Stoffe (z.B. salzreiches Wasser oder Meerwasser) hergestellt.

TA-Lärm
→ *Bundesimmissionsschutzgesetz (BImSchG)*, → *Lärmhygiene*

TA-Luft
→ *Bundesimmissionsschutzgesetz (BImSchG)*, → *Lufthygiene*

Teer
→ *Rauchen*

Tertiäre Medizin
→ *Medizin,* → *Präventivmedizin,* →
medizinische Rehabilitation

Tierische Schädlinge
sind im Sinne des → *Bundesseuchen-*
gesetzes (BSeuchG) alle Tiere, durch
die nach Art, Lebensweise oder Verbreitung → *Krankheitserreger* auf
Menschen übertragen werden können,
soweit die Tiere nicht vom → *Tierseu-*
chengesetz (TierSG) erfaßt sind.
→ *Bekämpfung tierischer Schädlinge*

Tierkörperbeseitigung
→ *Tierkörperbeseitigungsgesetz*
(TierKBG)

Tierkörperbeseitigungsgesetz
(TierKBG)
bestimmt, Tierkörper und Tierkörper-
teile so zu beseitigen, daß
• die Gesundheit von Mensch und
  Tier nicht durch Erreger übertragbarer Krankheiten oder toxischer
  Stoffe gefährdet,
• Gewässer, Boden und Futtermittel
  durch Erreger übertragbarer
  Krankheiten oder toxische Stoffe
  nicht verunreinigt,
• schädliche Umwelteinwirkungen im
  Sinne des → *Bundesimmissions-*
  schutzgesetzes (BImSchG) nicht
  herbeigeführt und
• die öffentliche Sicherheit und Ordnung sonst nicht gefährdet oder
  gestört werden.
Dabei sind weitergehende Regelungen des → *Tierseuchengesetzes*
(TierSG) zu beachten. Die Beseitigung der Tierkörper und Tierkörpertei-
le erfolgt im allgemeinen in Tierkör-
perbeseitigungsanlagen.
→ *Abfallbeseitigungsgesetz (AbfG),*
→ *Abfallhygiene*

Tierkrankheiten
→ *Tierseuchengesetz (TierSG)*

Tierseuchen
→ *Tierseuchengesetz (TierSG)*

Tierseuchengesetz (TierSG)
regelt die Verhütung und Bekämpfung
von Tierseuchen (= Tierkrankheiten).
Die Durchführung des TierSG obliegt
in den Ländern den jeweils zuständigen Behörden. Dabei wirken u.a. be-
amtete Tierärzte (= Amtstierärzte) mit.
Bestimmte Tierseuchen sind nach
dem TierSG anzeigepflichtig (z.B.
Tollwut, Maul- und Klauenseuche).
Zur unverzüglichen Anzeige von Tierseuchen sind die Besitzer der betroffenen Tiere, Tierärzte und die Leiter
tierärztlicher Untersuchungsstellen
verpflichtet.
→ *Abfallbeseitigungsgesetz (AbfG),*
→ *Tierkörperbeseitigungsgesetz*
(TierKBG)

Tod
(Exitus) ist das Erlöschen der Lebens-
äußerungen des Organismus. Der
menschliche Tod wird bei der → *Lei-*
chenschau festgestellt.
In der Transplantationsmedizin wird auf den
Hirntod abgestellt: Der Hirntod ist bei nicht
mehr rückgängig zu machendem (= irrever-
siblem) Funktionsausfall des Gehirns der
Tod des Menschen. Beim Hirntod können die
Kreislauffunktionen im übrigen Körper durch
kontrollierte Beatmung aufrecht erhalten bleiben.

Todesbescheinigung
→ *Leichenschau,* → *Todesursache*

Todesursache
ist das Ereignis, das den Eintritt des
→ *Todes* bewirkt. Todesursache ist
überwiegend eine → *Krankheit.*
In der BRD wird vom Statistischen
Bundesamt eine Todesursachenstatistik geführt, in der die Sterbefälle

u.a. nach Alter und Geschlecht der Verstorbenen sowie nach den Todesursachen nachgewiesen werden. Diese Statistik beruht auf Feststellungen bei der → *Leichenschau*. Die entsprechenden Feststellungen werden im vertraulichen Teil der ärztlichen Todesbescheinigung (Leichenschauschein) eingetragen. Die Todesursachenstatistik liefert wichtige → *demographische Daten*; anhand dieser Daten lassen sich die gesundheitlichen Verhältnisse der Bevölkerung beurteilen und Folgerungen für die → *Gesundheitsvorsorge* und → *Gesundheitsversorgung* ableiten.

Das Schwergewicht bestimmter Todesursachen hat sich seit Anfang des Jahrhunderts erheblich verlagert: Während die → *Infektionskrankheiten* 1927 noch mit einem Anteil von 20% als Todesursache auffielen, ist ihr Anteil auf unter 1% abgesunken. Bei den → *Herz-Kreislaufkrankheiten* und → *Krebs* verlief die Entwicklung in umgekehrte Richtung. Die Herz-Kreislaufkrankheiten nahmen 1991 bei den Todesursachen mit rd. 53% (bezogen auf insgesamt rd. 798.818 Sterbefälle in den alten Bundesländern) den ersten Platz ein. Die wichtigste einzelne Todesursache war der akute → *Herzinfarkt*, dem 28,0% der Kreislauftoten bei den Männern und 15,9% bei den Frauen erlagen. An zweiter Stelle der Todesursachen folgte mit rd. 25% aller Sterbefälle Krebs (172.461). Allein 26,1% der männlichen Krebstoten starben an bösartigen Neubildungen der Luftröhre, Bronchien und Lunge. 17,5% der Krebssterbefälle bei den Frauen waren auf Brustkrebs zurückzuführen. Eine Herz-Kreislauferkrankung war 1991 in den neuen Ländern und Berlin-Ost die Ursache für 54,8% (202.427) der Sterbefälle. Bei etwa jedem fünften Todesfall in Ostdeutschland (38.076) wurde als Grundleiden eine bösartige Neubildung angegeben.

Toxikologie

ist ein Teilgebiet der → *Pharmakologie* und befaßt sich v.a. mit den → *Gefahrstoffen* (Giftstoffe = Toxine) und den schädlichen Wirkungen dieser Substanzen auf den Menschen

bzw. die → *Umwelt*. Man unterscheidet u.a. die Gewerbetoxikologie und Umwelttoxikologie.

Aufgaben der → *Umwelthygiene* ist es, Intoxikationen (Vergiftungen) im weitesten Sinne zu verhindern. „Alle Dinge sind Gift, und nichts ohne Gift, allein die Dosis macht, daß ein Ding kein Gift ist" (Paracelsus, 1537).

Transmission
→ *Lufthygiene*

Treibhauseffekt
→ *Klimaforschung*, → *Lufthygiene*, → *Smog*

Triglyceride
→ *Fett*, → *Fettstoffwechselstörungen*

Trinkwasser

(als Leitungswasser oder in abgepackter Form) ist → *Wasser*, das für den menschlichen Genuß oder Gebrauch bestimmt ist (→ *Lebensmittel*) und so beschaffen sein muß, daß durch seinen Genuß oder Gebrauch eine Schädigung der menschlichen Gesundheit, v.a. durch → *Krankheitserreger*, nicht zu besorgen ist. Trinkwasser wird überwiegend aus Grundwasser gewonnen.

Mit der Trinkwasserhygiene befassen sich das → *Bundesseuchengesetz (BSeuchG)* und die Trinkwasserverordnung. Die allgemeinen Anforderungen an Trinkwasser sind:

• Trinkwasser muß frei sein von Krankheitserregern und darf keine gesundheitsschädigenden Eigenschaften haben.

• Trinkwasser muß keimarm sein.

• Trinkwasser soll appetitlich sein und nach seiner äußeren Beschaffenheit zum Genuß anregen. Es soll daher farblos, klar, kühl, geruchlos und von gutem Geschmack sein.

- Der Gehalt an gelösten Stoffen soll sich in gewissen Grenzen halten. Er soll bei bestimmten Stoffen (Eisen-, Mangan-, organischen und Stickstoffverbindungen u.a.) so gering wie möglich sein.
- Trinkwasser soll möglichst keine Korrosion hervorrufen.
- Trinkwasser soll stets in genügender Menge und mit ausreichendem Druck zur Verfügung stehen.

→ *Chlor*, → *Trinkwasserhygiene*

Trinkwasserhygiene

ist eines der Anliegen der → *Umwelthygiene*. → *Trinkwasser* ist das wichtigste → *Lebensmittel* und kann nicht ersetzt werden. Die Trinkwasserverordnung (= Rechtsverordnung aufgrund des → *Bundesseuchengesetzes -BSeuchG-*) beschreibt die Anforderungen an die Beschaffenheit des Trink- und Brauchwassers.
Der Schutz der Trinkwasservorkommen vor Verunreinigungen soll zunächst durch Schutzzonen (um das Fördergebiet herum) erreicht werden: Es handelt sich um Trinkwasserschutzgebiete (Zonen I, II und III). Für die Schutzzonen gelten unterschiedliche Nutzungsbeschränkungen. Bei Trinkwassertalsperren wird z.B. der Zutritt zum Stausee verboten; Nutzungen des Sees sind untersagt.
Da nur wenige Wässer von Natur aus Trinkwasserqualität besitzen, ist überwiegend eine zusätzliche Aufbereitung erforderlich. Diese Aufbereitung wird unter zwei Gesichtspunkten vorgenommen: Gewinnung eines hygienisch einwandfreien Wassers, Fehlen von → *Krankheitserregern* und → *Schadstoffen* sowie Beseitigung von technisch störenden Bestandteilen. Bei der Wasseraufbereitung können verschiedene Verfahren angewandt werden; z.B. Belüftung, Einsatz von Filtern, Aktivkohlebehandlung und Ozonung. Der → *Desinfektion* des Wassers dient v.a. die Chlorung (→ *Chlor*).

Wassergewinnungs- und Wasserversorgungsanlagen (→ *Wasserversorgung*) einschließlich der Aufbereitungsanlagen und Leitungssysteme unterliegen zur Sicherstellung der vorgeschriebenen hygienischen Anforderungen der Überwachung durch den → *Öffentlichen Gesundheitsdienst (ÖGesD)*.
→ *Abfallbeseitigung*, → *Bodenhygiene*

Trinkwasserschutzgebiet

→ *Trinkwasserhygiene*

Trinkwasserverordnung

→ *Trinkwasserhygiene*

Tropenmedizin

ist das Gebiet der → *Medizin*, das sich mit den überwiegend in tropischen Gebieten verbreiteten → *Krankheiten* beschäftigt.
→ *Impfkalender für Fernreisen*

U

Übergewicht

(→ *Adipositas*) ist das Überschreiten des → *Normalgewichts* um mehr als etwa 10%. Übergewicht ist v.a. auf falsche → *Ernährung* und → *Bewegungsmangel* zurückzuführen. Adipositas wird nur in etwa 2% der Fälle durch eine hormonelle Störung oder eine krankhafte Stoffwechselstörung hervorgerufen. In ca. 98% der Fälle entsteht Übergewicht durch falsche Ernährung!
Übergewicht ab 20% über Normalgewicht gilt als eigenständiger → *Risikofaktor* für die → *Herz-Kreislaufkrankheiten* (→ *Zivilisationskrankheiten*) und bedarf der Reduktion. Geringeres Übergewicht (über 10% bis 20%) ist zumindest dann behandlungsbedürftig, wenn weitere Risikofaktoren hinzukommen. Eine Gewichtsreduzie-

rung auf das Normalgewicht kann angezeigt sein. Reduktionsprogramme (→ *Diät*) bieten u.a. Krankenkassen und Volkshochschulen an.

→ *Ernährungsaufklärung und -beratung*

Übertragbare Krankheiten

ist die im → *Bundesseuchengesetz (BSeuchG)* gebräuchliche Bezeichnung für die diesem Gesetz unterliegenden → *Infektionskrankheiten*. Als „ansteckende" Krankheiten werden im allgemeinen nur die von Mensch zu Mensch übertragbaren Krankheiten bezeichnet.

Umwelt

ist die Gesamtheit der materiellen Dinge, Erscheinungen und Energien (z.B. Boden, Luft, Licht, Wasser), von denen das Dasein aller Organismen abhängig ist.
Die Bewahrung der natürlichen Lebensgrundlagen ist v.a. Aufgabe des → *Umweltschutzes*. Hauptanliegen der → *Umwelthygiene* ist der Schutz des Menschen vor ihm aus der Umwelt drohenden Gefahren.
„Wir gehen mit der Erde um, als ob wir noch eine zweite im Koffer hätten" (Jane Fonda).
→ *Ökologie*

Umweltbewußtsein
→ *Umweltschutz*

Umweltepidemiologie
→ *Epidemiologie*

Umweltforschung
hat als Teilgebiet der → *Vorsorgeforschung* die ökologischen Zusammenhänge und Ursachen/Wirkungsketten aufzuklären und umweltfreundliche Technologien zu entwickeln. Dabei werden z.B. Wald-, Boden- und Gewässerschäden sowie Belastungen der Erdatmosphäre nicht isoliert erforscht, sondern durch eine alle Aspekte berücksichtigende Ökosystemforschung (→ *Klimaforschung*)

erfaßt. Hierdurch können schneller und vollständiger Maßnahmen zum → *Umweltschutz* eingeleitet und durchgeführt werden. Umweltforschung ist damit ein wesentlicher Beitrag für die Zukunftssicherung der Menschen.
→ *Erosion*, → *Ökologie*, → *Umweltpolitik*

Umwelthaftung
→ *Umweltschutzrecht*

Umwelthygiene
ist der Teil der → *Hygiene*, der die Beziehungen zwischen → *Gesundheit* einerseits und der → *Umwelt* (z.B. → *Lärm*, → *Luft*, → *Lebensmittel*, → *Trinkwasser*) andererseits behandelt. Ferner zählen die Verhütung von → *Infektionskrankheiten*, Vergiftungen und → *Zivilisationskrankheiten* dazu.
Das Hauptanliegen der Umwelthygiene besteht im Schutz des Menschen vor ihm aus der → *Umwelt* drohenden Gefahren; → *Umweltschutz* hingegen schützt die Umwelt vor inadäquaten oder schädlichen Eingriffen durch den Menschen.
Die Aufgaben der Umwelthygiene im einzelnen:

*   Erforschung der Wechselwirkungen zwischen Mensch und Umwelt und deren Einfluß auf die Gesundheit.
*   Erarbeitung von Empfehlungen für die → *Gesundheitsförderung* sowie Verhütung und Bekämpfung von Krankheiten (→ *Gesundheitsvorsorge*).
*   Die Gesunderhaltung, Gesundheitsförderung, Krankheitsverhütung durch Verbesserung der Lebensbedingungen.
*   Erkennung und Nutzung positiver Umwelteinflüsse.
*   Erkennung Ausschaltung von → *Risikofaktoren* der belebten und unbelebten Natur.

- Beeinflussung durch → *Gesundheitserziehung und -aufklärung.*
- Erarbeitung wissenschaftlicher Kriterien als Entscheidungshilfe für gesundheitspolitische Präventivmaßnahmen (→ *Präventivmedizin*).

Die Wahrnehmung der Umwelthygiene ist ein Anliegen der → *Umweltmedizin* und des → *Öffentlichen Gesundheitsdienstes (ÖGesD).*

Die Umwelthygiene kann nach verschiedenen Fachrichtungen wie folgt gegliedert werden: → *Abwasserhygiene,* → *Abfallhygiene,* → *Arbeitshygiene,* → *Badewasserhygiene,* → *Bodenhygiene,* → *Krankenhaushygiene,* → *Lebensmittelhygiene* (→ *Ernährung*), → *Lärmhygiene,* → *Lufthygiene,* → *Seuchenhygiene* (Schulhygiene, Tropenhygiene), → *Sozialhygiene,* → *Strahlenhygiene,* → *Trinkwasserhygiene* und → *Wohnungshygiene.*

→ *Umweltschutzrecht*

Anlaufadresse:
Medizinisches Institut für Umwelthygiene der Gesellschaft zur Förderung der Lufthygiene und Silikoseforschung e.V., Auf'm Hennekamp 50, 40225 Düsseldorf (Tel.: 0211/33890; Fax: 3190910).

Umweltkrankheiten

sind → *Krankheiten,* die ihre Ursache in den Schädlichkeiten der → *Umwelt* haben. Solche Krankheiten nehmen zu; die → *Umweltmedizin* ist gefordert.

Umweltkriminalität

→ *Umweltschutzrecht*

Umweltmedizin

umfaßt als Teilgebiet der → *Medizin* die Wechselwirkungen zwischen → *Umwelt* und → *Gesundheit.* Dazu gehört die Verhütung von → *Unfällen* sowie die Vorbeugung und Erkennung von → *Krankheiten,* die durch direkte oder indirekte Einwirkung von Schäd-

lichkeiten der Umwelt verursacht werden (z.B. durch Emissionen, Strahlen, Lärm, Wasserverunreinigungen).

Die Umweltmedizin ist in das umfassende Geschehen des → *Umweltschutzes* eingebunden. Sie ist im übrigen Teil der → *Hygiene* (→ *Umwelthygiene*) und eine der wichtigen Aufgaben des → *Öffentlichen Gesundheitsdienstes (ÖGesD).*

→ *Umweltkrankheiten*

Umweltpolitik

sieht im → *Umweltschutz* eine zentrale Zukunftsaufgabe (Umweltschutzpolitik). Es muß darum gehen, einmal die Lebewesen vor Schädigungen aus der Umwelt zu bewahren (→ *Umwelthygiene*) und die Umwelt vor Schädigungen durch den Menschen zu schützen. Es müssen die notwendigen Maßnahmen ergriffen, eingeleitet, ständig überprüft und weiterentwickelt werden. Der → *Umweltforschung* kommt in diesem Zusammenhang eine große Bedeutung zu. Die Vorschriften des → *Umweltschutzrechts* müssen konsequent umgesetzt und durchgesetzt werden. Umweltpolitik kann auch als eine umweltbezogene → *Gesundheitspolitik* bezeichnet werden.

Für die Koordinierung und Intensivierung von Maßnahmen des Umweltschutzes ist der Bundesminister für Umwelt, Naturschutz und Reaktorsicherheit (BMU), Kennedyallee 5, 53175 Bonn (Tel.: 0228/3050; Fax: 3053225), zuständig. Mit der Errichtung dieses Ministeriums wurde die Bedeutung unterstrichen, die dem Umweltschutz als Staatsaufgabe zukommt.

Umweltschutz

ist der Schutz der → *Umwelt* vor inadäquaten oder schädlichen Eingriffen durch den Menschen und umfaßt alle erforderlichen Maßnahmen, um den Menschen den für ihre Gesundheit und für ein menschenwürdiges Dasein notwendigen Zustand ihrer

Umgebung (→ *Ökosystem*) zu sichern.

Man unterscheidet zwischen ökologischem Umweltschutz (= Naturschutz), technischem Umweltschutz und gesundheitlichem Umweltschutz. Der Umweltschutz hat seine Grundlage in einer Vielzahl von Vorschriften, dem → *Umweltschutzrecht*. Es sind im wesentlichen die Vorschriften, die auch für die verschiedenen Fachrichtungen der → *Umwelthygiene* maßgeblich sind (z.B. → *Abfallbeseitigungsgesetz -AbfG-*, → *Bundesimmissionsschutzgesetz -BImSchG-*).

Damit ist bereits verdeutlicht, daß Ziele und Aufgaben von Umweltschutz und Umwelthygiene in weiten Bereichen übereinstimmen. Es geht, vereinfacht ausgedrückt, um die Schaffung bzw. Erhaltung lebensgerechter Umweltbedingungen. Für einen wirkungsvollen Umweltschutz ist ein gesteigertes Umweltbewußtsein unerläßlich: **Umweltschutz geht alle an!**

Vorbildliches Umweltverhalten darf nicht nur von anderen gefordert, sondern muß von jedem Einzelnen verantwortlich vorgelebt werden. Dies wäre ein wirkungsvoller Beitrag zur → *Gesundheitsförderung*. Auch die → *Gesundheitspolitik* ist gefordert, alles zu unternehmen, um → *„Gesundheit für alle bis zum Jahre 2.000"* Wirklichkeit werden zu lassen.

Um dieses Anliegen zu fördern, stand der Weltgesundheitstag 1990 unter dem Motto „Unser Planet - unsere Gesundheit: an die Zukunft denken, jetzt handeln !" Der doppelte Slogan macht das wachsende Umweltbewußtsein deutlich. Immer mehr Krankheiten tragen heute den Stempel „vom Menschen verursacht".

Umweltschutz ist auch eine Schwerpunktaufgabe deutscher Entwicklungshilfe (z.B. Erhaltung tropischer Wälder, Wüstenbekämpfung).

Die Bundesvereinigung für Gesundheit e.V. (BfGe), Heilsbachstr. 30, 53123 Bonn (Tel.: 0228/987270; Fax: 6420024), sieht folgende Probleme als besonders wichtig an und fordert die Einsicht in Veränderung:

- Zerstörung der → *Ozonschicht* in der Stratosphäre durch freigesetzte Spurengase (v.a. chlorhaltige Substanzen wie FCKW),
- Treibhauseffekte durch Spurengase (z.B. Kohlendioxid, Methan, FCKW, Ozon),
- Zerstörung der tropischen Regenwälder durch Brandrodungen und Abholzungen,
- Zunahme der Weltbevölkerung und damit ansteigender Verbrauch an Energie,
- Verschmutzung des Wassers durch Industriechemikalien, Pflanzenschutzmittel, Überdüngung, Ab- und Sickerwässer, Haushaltschemikalien etc.,
- Verschmutzung der Luft durch Kraft- und Fernheizwerke, industrielle Emissionen, Verkehr, private Haushalte etc.,
- Belastung der Böden durch Schwermetalle, organische Chemikalien, Säuren und Säurebildner, Überdüngung, Pflanzenschutzmittel etc.

Für den Vollzug des Umweltschutzes sind in der BRD eine Vielzahl von Behörden zuständig:

Der Bundesminister für Umwelt, Naturschutz und Reaktorsicherheit (BMU) bündelt die umweltpolitischen Kompetenzen des Bundes und bedient sich zur Wahrnehmung bestimmter Aufgaben des Umweltbundesamtes.

Der Schwerpunkt des Vollzugs des Umweltschutzes liegt bei den Behörden der Länder und der Kommunen. Die Zuständigkeiten sind stark zersplittert, Umweltschutz reicht nämlich in fast alle Aufgabengebiete hinein (z.B. Gewässerschutz, Luftreinhaltung, Lärmschutz, Strahlenschutz, Abfallwirtschaft, Lebensmittelqualität, Naturschutz).

In zunehmendem Maße sind aber Zentralisierungsbestrebungen erkennbar: Die Zuständigkeit für den Umweltschutz kann bei den Kommunen dem Gesundheitsamt obliegen (= Gesundheits- und Umweltamt) bzw. einem besonderen Umweltamt (Umweltschutzbeauftragten) zugeordnet sein.

Neben den zahlreichen für den Umweltschutz arbeitenden staatlichen und kommunalen Einrichtungen sind zahlreiche Bürgerinitiativen und Organisationen für den Schutz der Umwelt aktiv. So hat z.B. die Deutsche Krankenhausgesellschaft (DKG) e.V., Tersteegenstr. 9, 40474 Düsseldorf (Tel.: 0211/454730; Fax: 4547316), 1991

„Grundsätze und Empfehlungen zum Umweltschutz im Krankenhaus" vorgelegt.

Anlaufadressen für Informationen:

Bundesminister für Umwelt, Naturschutz und Reaktorsicherheit (BMU),
Kennedyallee 5, 53175 Bonn
(Tel. 0228/3050; Fax: 3053225).

Bund für Umwelt und Naturschutz Deutschland e.V. (BUND),
Im Rheingarten 7, 53225 Bonn
(Tel.: 0228/400970).

GREENPEACE e.V.,
Vorsetzen 53, 20459 Hamburg
(Tel.: 040/311860; Fax: 31186141).

GSF-Gesellschaft für Umwelt und Gesundheit GmbH.,
Ingolstädter Landstr. 1, 91465 Neuherberg
(Tel.: 089/31870; Fax: 31873322).

Umweltbundesamt,
Bismarckplatz 1, 10193 Berlin
(Tel.: 030/89030; Fax: 8903-2285/2798).
→ *Umweltpolitik*

Umweltschutzpolitik
→ *Umweltpolitik*

Umweltschutzrecht
ist keine einheitliche Rechtsmaterie. Die den → *Umweltschutz* betreffenden Vorschriften sind in einer Vielzahl von nationalen und internationalen Vorschriften zu finden. Dabei handelt es sich einmal um die Vorschriften, die auch für die verschiedenen Fachrichtungen der → *Umwelthygiene* gelten (z.B. → *Abfallbeseitigungsgesetz -AbfG-*, → *Bundesimmissionsschutzgesetz -BImSchG-*), zum anderen um Regelungen, die sich mit speziellen Themen des Umweltschutzes befassen. Hierzu gehören z.B. das Bundesnaturschutzgesetz und das Raumordnungsgesetz.
Die Anlagenhaftung bei Umwelteinwirkungen regelt das Gesetz über die Umwelthaftung: Wird durch eine Umwelteinwirkung, die von einer bestimmten Anlage ausgeht, jemand getötet, sein Körper oder seine Gesundheit verletzt oder eine Sache beschädigt, so ist der Inhaber der Anlage auch ohne Verschulden verpflichtet, dem Geschädigten den daraus entstehenden Schaden zu ersetzen (= Gefährdungshaftung).
Schließlich faßt das Gesetz zur Bekämpfung der Umweltkriminalität die wesentlichen Strafvorschriften gegen Zuwiderhandlungen gegen Bestimmungen über den Umweltschutz zusammen.
Die rechtliche Grundlage für einen europaweiten Umweltschutz bietet in erster Linie der EWG-Vertrag (Artikel 130 r).
Darin heißt es u.a.: „Die Umweltpolitik der Gemeinschaft hat zum Ziel,
- die Umwelt zu erhalten, zu schützen und ihre Qualität zu verbessern,
- zum Schutz der menschlichen Gesundheit beizutragen,
- eine umsichtige und rationale Verwendung der natürlichen Ressourcen zu gewährleisten."
Europaweite Bedeutung hat auch die → *„Europäische Charta Umwelt und Gesundheit"*, die es den Regierungen im Rahmen der → *Umweltpolitik* programmatisch zur Pflicht macht, die Umwelt zu schützen und die Gesundheit zu fördern.

Umweltzeichen
ist in der BRD Wegweiser und Erkennungsignal für umweltfreundliche Produkte. Das Zeichen besteht aus dem Umweltemblem der UNO (dem sog. „Blauen Umweltengel") und weiteren Hinweisen, z.B. „Umweltfreundlich weil schadstoffarm". Das Zeichen wird vom Deutschen Institut für Gütesicherung und Kennzeichnung (RAL) auf Empfehlung der „Jury Umweltzeichen" vergeben.
→ *Umweltschutz*

Unfall

ist ein zeitlich begrenztes, plötzliches Ereignis, das für eine Schädigung der → *Gesundheit* in Form einer Verletzung oder des Todes eines oder mehrerer Menschen ursächlich ist.
Für Versicherte der → *Sozialversicherung (Soz.Vers.)* ist der Unfall eine der Leistungsvoraussetzungen; in der → *Gesetzlichen Unfallversicherung (GUV)* nur, wenn es sich um einen → *Arbeitsunfall* (bzw. Schulunfall) handelt.
→ *Dienstunfall*

Unfallverhütung

sind alle Maßnahmen zur Vermeidung von → *Unfällen* in allen Lebensbereichen, v.a. am Arbeitsplatz.
Unfallverhütung ist dem → *Arbeitsschutzrecht* zuzuordnen und eine Hauptaufgabe der → *Gesetzlichen Unfallversicherung (GUV)*.
→ *Unfallverhütungsvorschriften (UVV)*

Unfallverhütungsvorschriften (UVV)

sind von den Trägern der → *Gesetzlichen Unfallversicherung (GUV)* herausgegebene Regelwerke; sie sind ein wichtiger Teil des → *Arbeitsschutzrechts*.
Die UVV bestimmen u.a.,
• welche Vorkehrungen der Arbeitgeber im einzelnen zur Verhütung von → *Arbeitsunfällen* und → *Berufskrankheiten* zu treffen hat,
• welche Verhaltensmaßregeln die Beschäftigten zur → *Unfallverhütung* am Arbeitsplatz zu treffen haben,
• in welchem Umfang ärztliche Untersuchungen der Beschäftigten durchzuführen sind (→ *arbeitsmedizinische Vorsorge*).
Die UVV verpflichten in gleichem Maße den Arbeitgeber und all seine Beschäftigten zu gefahrenbewußtem

Verhalten und zur Beachtung der Sicherheitsbestimmungen.
Die Berufsgenossenschaft für Gesundheitsdienst und Wohlfahrtspflege (BGW), Pappelallee 35/37, 22089 Hamburg (Tel.: 040/202070; Fax: 20207525), hat z.B. folgende Vorschriften/Merkblätter herausgegeben:
Allgemeine Vorschriften mit Durchführungsanweisungen (VBG 1),
Arbeitsmedizinische Vorsorge mit Durchführungsanweisung (VBG 100),
Arbeitsmedizinische Vorsorgeuntersuchungen im Gesundheitsdienst -Krankenhaus- (M 614),
Unfallverhütungsvorschrift Gesundheitsdienst mit Durchführungsanweisungen (VBG 103),
Sicherheitsingenieure und andere Fachkräfte für Arbeitssicherheit mit Durchführungsanweisungen (VBG 122),
Aktive Immunisierung gegen Hepatitis B (M 613).
Die „Allgemeinen Vorschriften" stellen die Basis der Unfallverhütung dar. Darin werden nicht nur die Pflichten des Arbeitgebers ausführlich festgelegt, sondern auch die Pflichten der Beschäftigten dahingehend beschrieben, daß sie alle der Arbeitssicherheit dienenden Maßnahmen zu unterstützen, die Weisungen des Arbeitgebers zum Zwecke der Unfallverhütung zu befolgen und die zur Verfügung gestellten persönlichen Schutzausrüstungen zu benutzen haben. Zu seiner Unterstützung hat der Arbeitgeber Sicherheitsbeauftragte zu bestellen, die inmitten der verschiedenen Tätigkeitsbereiche stehen und die Aufgaben ebenso wie die Arbeitsplätze aus eigenem Erleben beurteilen können. Die Durchführung der Unfallverhütung wird im übrigen durch „Technische Aufsichtsbeamte" der Berufsgenossenschaft (BG) überwacht; sie besichtigen die Mitgliedsbetriebe u.a. während der Arbeitszeit.
Die neben den „Allgemeinen Vorschriften" bestehenden Regelwerke enthalten weitere Einzelregelungen. So ist z.B. in der UVV „Gesundheits-

dienst" (sie gilt für alle Unternehmen, in denen Menschen stationär oder ambulant gesundheitlich untersucht, behandelt oder gepflegt werden), bestimmt, daß der Arbeitgeber Tätigkeiten nur Personen übertragen darf, die eine abgeschlossene Ausbildung in Gesundheitsberufen haben oder die von fachlich geeigneten Personen unterwiesen sind und beaufsichtigt werden. Hinsichtlich der arbeitsmedizinischen Vorsorge ist bestimmt, daß eine Erstuntersuchung vor Aufnahme der Beschäftigung erfolgen muß. Nachuntersuchungen haben i.d.R. in Abständen von 12 - 36 Monaten stattzufinden. Die UVV „Gesundheitsdienst" enthält im übrigen einige Regelungen zur → *(Krankenhaus)hygiene*; z.B.:

- Der Arbeitgeber hat die Beschäftigten über die infrage kommenden Maßnahmen der Immunisierung (→ *Immunprophylaxe*) zu unterrichten und sie kostenlos zu ermöglichen.
- In bestimmten Arbeitsbereichen sind die Voraussetzungen zur → *Händedesinfektion* zu schaffen.
- Im erforderlichen Umfang ist → *Schutzkleidung* zur Verfügung zu stellen. Der Arbeitgeber hat für die → *Desinfektion*, Reinigung und Instandhaltung der Schutzkleidung zu sorgen.
- Der Arbeitgeber muß einen → *Hygieneplan* aufstellen.
- Besondere Anforderungen betreffen die benutzte Wäsche, die zentrale Desinfektionsanlage, den → *Abfall* (→ *Abfallhygiene*) und die Transportsysteme.
- Zum Heben und Umlagern von Patienten sind leicht bedienbare, stand- und fahrsichere Hebevorrichtungen oder sonstige geeignete Hilfsmittel bereitzustellen und zu verwenden (z.B. Patientenheber, sog. Lifter).

- Jugendliche dürfen in Arbeitsbereichen mit erhöhter Infektionsgefährdung i.d.R. nicht beschäftigt werden.
- Die Beschäftigten müssen umfassend über die Grundsätze der Hygiene unterwiesen werden.

Unfallversicherung
ist die zusammenfassende Bezeichnung für das System der → *Unfallverhütung* und der Abwendung bzw. Minderung der Folgen von → *Unfällen*. Es wird einmal getragen durch die → *Gesetzliche Unfallversicherung (GUV)*, zum anderen durch die private Unfallversicherung.
→ *Unfallverhütungsvorschriften (UVV)*

Unterbringung
→ *Absonderung*, → *Bundesseuchengesetz* (BSeuchG), → *Geschlechtskrankheitengesetz (GesGKr)*

Urne
→ *Bestattung*

V

Verbraucherschutz
ist ein wesentliches Anliegen des → *Lebensmittelrechts* (→ *Lebensmittelüberwachung -LMÜ-*).
Die Verbraucherschutzzentralen (VZ) sind auf dem Gebiet des Verbraucherschutzes eingerichtete selbständige Institutionen; ihre Aktivitäten werden durch die Arbeitsgemeinschaft der Verbraucherverbände e.V. (AgV), Heilsbachstr. 20, 53123 Bonn (Tel.: 0228/64890; Fax: 644258), koordiniert. Die VZ, die sich auch mit der → *Ernährungsaufklärung* und *-beratung* befassen, verfügen über ein unterschiedliches Netzwerk an regionalen und örtlichen Strukturen.

Vergiftungsinformationszentralen

(Giftnotrufzentralen) stehen zur Hilfeleistung bei Vergiftungserscheinungen zur Verfügung. Sie können von jedermann Tag und Nacht in Anspruch genommen werden.

Hier eine Auswahl von Telefonnummern:

Berlin:	030/3023022
Bonn:	0228/2873211/2873333
Bremen:	0421/4975268/4973688
Erfurt:	0361/730730
Freiburg:	0761/2704361/2704305
Homburg/Saar:	06841/162257/162846
Kiel:	0431/5974268
Mainz:	06131/232466/232467
München:	089/41402211
Nürnberg:	0911/3982451

Verhaltensmedizin

ist der Teil der → *Präventivmedizin*, der auf die Motivation zur Verhaltensänderung und Beratung zur Stabilisierung des neu beschrittenen Weges unter Berücksichtigung der Gesamtpersönlichkeit des Patienten abstellt (→ *Eigenverantwortung*).

Die Verhaltensmedizin findet auf verschiedenen Ebenen ihren Ausdruck:

1. Ebene: → *Gesundheitsberatung* im Einzelgespräch zwischen Arzt und Patient.
2. Ebene: Gesundheitsberatung in der Gruppe (Bluthochdruckkranke, Zukkerkranke, Raucher usw.)
3. Ebene: → *Kommunale Gesundheitsförderung* als ärztlich verantwortete Aktion der gesamten Bevölkerung.

Verkehrslärm

→ *Lärm*, → *Lärmhygiene*

Verklappung

ist das Einbringen fester und flüssiger → *Abfälle* von Schiffen aus in das Meer. Die festen Abfälle werden versenkt, die flüssigen (zur Verdünnung) durch Einleitung in den Schraubenstrahl verquirlt.

Versehrtenleibesübungen

sind nach dem Bundesversorgungsgesetz (BVG) Gruppenbehandlungen zur Wiedergewinnung und Erhaltung der körperlichen Leistungsfähigkeit der Versorgungsberechtigten. Versehrtenleibesübungen werden in Übungsgruppen unter ärztlicher Betreuung und fachkundiger Leitung durchgeführt.

→ *Behindertensport*, → *Rehabilitationssport*

Viren

sind besonders kleine → *Krankheitserreger* bei Mensch, Tier und Pflanze, die sich nur in lebenden (Wirts)zellen vermehren und auf künstliche Nährböden nicht züchtbar sind.

Virulenz

ist die den Grad der → *Pathogenität* bestimmende Infektionskraft eines → *Krankheitserregers*.

Vitamine

sorgen dafür, daß alle Stoffwechselvorgänge im Körper ungehindert ablaufen können.

Fehlen die Vitamine, so können verschiedene Mangelerscheinungen auftreten: Vitamin-A-Mangel führt im Extremfall zur Erblindung, eine Unterversorgung mit Vitamin D hat Rachitis und Knochenerweichung zur Folge.

Vitamine können vom Körper nur in sehr geringem Umfang gespeichert werden. Deshalb müssen dem Körper täglich ausreichend Vitamine mit der → *Ernährung* zugeführt werden.

Volkskrankheiten

sind → *Krankheiten* von dauernder Verbreitung. Diese Krankheiten führen am häufigsten zu → *Arbeitsunfähigkeit (AU)*, → *Erwerbsunfähigkeit (EU)*, und Tod.

→ *Zivilisationskrankheiten*

„Vollwert-Ernährung"

ist eine → *Ernährung*, in der ernährungsphysiologisch wertvolle → *Lebensmittel* schmackhaft und abwechslungsreich zubereitet werden. Sie besteht v. a. aus pflanzlichen Lebensmitteln (Vollgetreide, Gemüse und Obst, möglichst aus kontrolliertem Anbau) sowie Milch und Milchprodukten. Etwa die Hälfte der Lebensmittel wird als Frischkost verzehrt; Fleisch und Eier spielen eine untergeordnete Rolle. Vollwert-Ernährung unterscheidet sich von üblicher Verarbeitung der Lebensmittel sowie durch das Vermeiden von Zusatzstoffen.

Vorbeugende Gesundheitshilfe

umfaßt in der Sozialhilfe alle Maßnahmen, die einem Gesundheitsschaden vorbeugen, v. a. auch die im Einzelfall erforderlichen Untersuchungen zur → *Früherkennung von Krankheiten* (→ *Gesundheitsvorsorge*). Die Leistungen entsprechen i. d. R. denen der → *Gesetzlichen Krankenversicherung (GKV)*.
→ *Bundessozialhilfegesetz (BSHG)*

Vorbeugung

(Prophylaxe, Vorsorge) → *Gesundheitsvorsorge*

Vorfluter

→ *Abwasser*, → *Abwasserhygiene*, → *Kläranlagen*

Vorsorge

(Prophylaxe, Vorbeugung)
→ *Gesundheitsvorsorge*

Vorsorgeforschung

will als Teil der Forschung einen Beitrag zur Verbesserung der Lebensbedingungen leisten. Dazu gehören v. a. die → *Gesundheitsforschung* und die → *Umweltforschung*.
Die Vorsorgeforschung gewinnt immer mehr an Bedeutung.

Vorsorgekur

(→ *Kur*) ist Teil der → *Präventivmedizin* und kann ambulant oder stationär durchgeführt werden.
→ *Medizinische Rehabilitation*

Vorsorgeleistungen

→ *Krankheitsverhütung*

Vorsorgemedizin

→ *Gesundheitsvorsorge*, → *Präventivmedizin*, → *Verhaltensmedizin*

Vorsorge- und Rehabilitationseinrichtungen

ist einmal eine zusammenfassende Bezeichnung für sämtliche Einrichtungen, die für die → *Rehabilitation* zur Verfügung stehen.
Dazu gehören z. B.: Krankenhäuser (mit speziellen Rehabilitationsangeboten), Rehabilitationseinrichtungen für psychisch Kranke und Behinderte, Einrichtungen der medizinisch-beruflichen Rehabilitation, Sozialpädiatrische Zentren, Frühförderstellen, Kindergärten für Behinderte, Schulen für Behinderte, Berufsbildungswerke (zur beruflichen Erstausbildung jugendlicher Behinderter), Berufsförderungswerke (zur beruflichen Umschulung erwachsener Behinderter), Werkstätten für Behinderte (WfB), Heime für Schwerstbehinderte (mit angeschlossenen sozialen Diensten für Pflege-, Betreuungs- und Alltagshilfen).
Für die → *medizinische Rehabilitation* bestehen seit jeher besondere Einrichtungen. Sie wurden bislang als „Kur- und Spezialeinrichtungen" bezeichnet. Diese Bezeichnung hat die Gesundheitsreform mit der nunmehr gebräuchlichen Bezeichnung „Vorsorge- und Rehabilitationseinrichtungen" versehen.
„Vorsorge- und Rehabilitationseinrichtungen" erfaßt begrifflich alle Rehabilitationseinrichtungen, ist aber i. e. S. die Bezeichnung für Einrichtungen, deren Schwerpunkt die medizinische Rehabilitation ist (§ 107 Abs. 2 SGB V).

Die im Einzelfall geeignete Vorsorge- und Rehabilitationseinrichtung kann bei den → *Rehabilitationsträgern* (Auskunfts- und Beratungsstellen) und den sonstigen für die Rehabilitation bedeutsamen Institutionen erfragt werden.

Anlaufstellen für Informationen sind neben den → *Selbsthilfeorganisationen* u.a.:
Arbeitskreis Gesundheit e.V.,
Coburger Str. 3, 53113 Bonn
(Tel.: 0228/237660 oder 0130/2177).
Deutscher Bäderverband e.V.,
Schumannstr. 111, 53113 Bonn
(Tel.: 0228/262010-20; Fax: 215524).

Vorsorgeuntersuchungen

ist ugs. die Bezeichnung für Maßnahmen zur → *Früherkennung von Krankheiten*.
Während aber Früherkennungsuntersuchungen einer möglichst frühzeitigen Erkennung bereits vorhandener → *Krankheiten* dienen, zielen Vorsorgeuntersuchungen i.e.S. auf eine → *Krankheitsverhütung* ab. Vorsorgeuntersuchungen in diesem Sinne sind Bestandteil der → *Mutterschaftshilfe*. Weitere Vorsorgeuntersuchungen sind z.B. im → *Jugendarbeitsschutzgesetz (JASchG)* und in den → *Unfallverhütungsvorschriften (UVV)* vorgesehen.

W

Waldsterben

→ *Lufthygiene*, → *Umweltschutz*

Wasser

ist ein für das Leben von Mensch, Tier und Pflanze unentbehrlicher und unersetzbarer Grundstoff (→ *Nährstoff*).
Der Mensch besteht zu 60 - 75% aus Wasser. Der Entzug von Wasser führt beim Menschen nach wenigen Tagen zum Tod. Um Leben zu ermöglichen und zu gewährleisten, muß Wasser in ausreichender Menge und Qualität zur Verfügung stehen.

Ein erwachsener Mensch soll täglich 2,5 bis 3,5 Liter Wasser zu sich nehmen (in Form von wasserhaltigen Getränken und Speisen). Der Mensch braucht Wasser aber nicht nur als → *Lebensmittel* (→ *Trinkwasser*), sondern in gleicher Weise auch als Brauchwasser für die verschiedenen Nutzungen (z.B. Körperpflege, Toilettenspülung). Es ist daher unerläßlich, im Interesse der Gesundheit der Bevölkerung Vorsorge zu treffen, daß einwandfreies Wasser in geeigneter Weise gewonnen wird und in der erforderlichen Güte für den Genuß und Gebrauch zur Verfügung steht (→ *Trinkwasserhygiene*).
Der tägliche Wasserverbrauch beträgt in der BRD etwa 145 Liter pro Kopf. Mindestens 2/3 davon werden für Zwecke eingesetzt, die keine Trinkwasserqualität erfordern (z.B. Duschen, Baden, WC-Spülung). Lediglich 3-6 Liter werden zum Trinken und Kochen verwandt.
Die Gewinnung von Wasser für den Verbrauch erfolgt aus dem Grundwasser (Brunnen), Quellen (= natürlich zutage tretendes Grundwasser) und Oberflächenwasser (Talsperren, Seen, Flüsse, Uferfiltrat, Zisternen). Man geht überschlägig davon aus, daß etwa 20% der öffentlichen Wasserversorgung für den privaten Bereich und ca. 80% für die industrielle und kleingewerbliche Versorgung verwendet werden.
→ *Abfallhygiene*, → *Abwasserhygiene*, *Badewasserhygiene*, → *Wasserhaushaltsgesetz (WHG)*, → *Wasserversorgung*

Wassergewinnungsanlagen

→ *Bundesseuchengesetz (BSeuchG)*, → *Trinkwasser*, → *Trinkwasserhygiene*, → *Wasser*, → *Wasserversorgung*

Wasserhaushaltsgesetz (WHG)

bestimmt, daß die Gewässer (oberirdische Gewässer, Küstengewässer und Grundwasser) als Bestandteil des Naturhaushalts so zu

bewirtschaften sind, daß sie dem Wohl der Allgemeinheit und im Einklang mit ihm auch dem Nutzen Einzelner dienen und daß jede vermeidbare Beeinträchtigung unterbleibt.
Das WHG ist das Kerngesetz des Bundes auf dem Gebiet der Wasserwirtschaft mit wichtigen Grundsatzbestimmungen für die rücksichtsvolle und sparsame Verwendung von → *Wasser*. Das WHG wird durch wasserrechtliche Regelungen der Länder ergänzt.
→ *Abwasserhygiene*, → *Umwelthygiene*, → *Umweltschutz*

Wasserhygiene
ist Teil der → *Umwelthygiene*.
→ *Abwasserhygiene*, → *Badewasserhygiene*, → *Trinkwasserhygiene*

Wasserschutzgebiete
→ *Trinkwasserhygiene*

Wasserversorgung
dient der Versorgung der Bevölkerung und gewerblichen Wirtschaft mit → *(Trink)wasser*.
Rechtsträger der Wasserversorgung sind v.a. kommunale Einrichtungen, z.B. in der Rechtsform eines Eigenbetriebes (ugs. = Wasserwerke).
→ *Trinkwasserhygiene*

Weltseuchenlage
→ *Epidemiologie*, → *Internationale Gesundheitsvorschriften (IGV)*, → *Seuchen*

Werksarzt
→ *Betriebsarzt*

Wohlfühlgewicht
→ *Normalgewicht*

Wohnung
gehört zu den menschlichen Grundbedürfnissen; sie ist im allgemeinen der wichtigste Lebensmittelpunkt des Menschen. Mit den an die Wohnung und das Wohnumfeld zu stellenden Anforderungen befaßt sich die → *Wohnungshygiene*. Dabei ist von Bedeutung, daß die Wohnqualität Einflußfaktoren für → *Gesundheit* und → *Krankheit* darstellen.

Wohnungshygiene
(auch als Orts- bzw. Stadthygiene bezeichnet) hat sich als Teil der → *Umwelthygiene* zur Aufgabe gemacht, die zahlreichen Einflüsse der Wohnverhältnisse der Menschen auf die → *Gesundheit* zu untersuchen und gewisse Grundanforderungen an die → *Wohnung* zu stellen. Zu den Grundanforderungen gehören z.B. die wohnungshygienischen Einflußgrößen wie → *Luft* (→ *Lufthygiene*), → *Lärm* (→ *Lärmhygiene*), Licht, Temperatur, sanitäre Anlagen, Baustoffe und sonstige → *Schadstoffe* (kein Asbest!), Unfallgefahren und soziale Gesichtspunkte (funktionelle Bauweise).
Sofern gesundheitliche Schädigungsmöglichkeiten erkannt werden können, sollen Maßnahmen zu ihrer Beseitigung vorgeschlagen bzw. eingeleitet werden. Einer besonderen Aufmerksamkeit bedürfen in diesem Zusammenhang die Wohnverhältnisse der Alten und Behinderten (z.B. Zugänge für Rollstühle) sowie die der Allgemeinheit dienenden Anlagen (z.B. Schulen, Sportanlagen, Friedhöfe).
Bei der Sicherung der Wohnungshygiene ist v.a. der → *Öffentliche Gesundheitsdienst (ÖGesD)* gefordert. Ist es doch seine Aufgabe, im Zusammenhang mit kommunalen Planungen die verschiedenen hygienischen Anforderungen zur Geltung zu bringen. Dabei wird es im wesentlichen um die Mitwirkung bei Flächennutzungsplänen, Bebauungsplänen sowie bei Stadt- und Dorfsanierungen gehen.

Z

Zahngesundheit
→ *Öffentlicher Gesundheitsdienst (ÖGesD)*

Zahnkaries
→ *Karies*

Zivilisation
ist die Gesamtheit der durch den technischen und wissenschaftlichen Fortschritt geschaffenen und verbesserten sozialen und materiellen Lebensbedingungen. Die Zivilisation bringt auch Probleme mit sich.
→ *Abfälle*, → *Zivilisationskrankheiten*

Zivilisationskrankheiten
sind → *Krankheiten*, die ausschließlich oder wesentlich durch die mit der → *Zivilisation* verbundenen Lebensweise ausgelöst oder beeinflußt werden. Zivilisationsbedingte → *Risikofaktoren* sind z.B.: Allergene, Arzneimittel- und Drogenmißbrauch, Bewegungsmangel, falsche Ernährung, Streß.
Zu den Zivilisationskrankheiten gehören v.a. → *Abhängigkeitskrankheiten*, → *Allergien*, → *Herz-Kreislaufkrankheiten*, → *Krebs*, → *Zuckerkrankheit*. Die Zivilisationskrankheiten werden ugs. auch als → *Volkskrankheiten* bzw. chronisch-degenerative Krankheiten bezeichnet (z.B. → *Osteoporose*, → *Rheuma*).
Es ist v.a. die Aufgabe der → *Präventivmedizin*, den Zivilisationskrankheiten entgegenzuwirken. Dabei kommen der → *Gesundheitserziehung und -aufklärung* und → *Gesundheitsförderung* eine große Bedeutung zu.
In der BRD wird in vielfältiger Weise gegen die Zivilisationskrankheiten angekämpft. Besondere Bedeutung gewinnen zunehmend Aktivitäten im Rahmen der → *kommunalen Gesundheitsförderung*.
In Baden-Württemberg wurde ein landesweit integriertes Programm der → *Präventivmedizin* vorgestellt:
Es ist das Programm „7 gegen 7", mit dessen Hilfe risikoreiche Lebensweisen und Krankheiten, die als Folge des Mißbrauchs zivilisatorischen Fortschritts anzusehen sind, aufgezeigt werden. 7 Schwerpunktaktionen richten sich gegen 7 Schwerpunktkrankheiten. Das Aktionsprogramm „7 gegen 7" wird von der Ärztekammer (ÄK) Baden-Württemberg landesweit getragen und von der Weltgesundheitsorganisation (WHO) wissenschaftlich begleitet.

Zuckeraustauschstoffe
werden u.a. aus Früchten und Gemüsen gewonnen. Sie besitzen einen ähnlich hohen Energiegehalt wie Haushaltszucker.
Fructose, Sorbit und Xylit sind die am häufigsten verwendeten Zuckeraustauschstoffe. Sie haben bei der Diabetes- → *Diät* einen festen Platz eingenommen, müssen aber auf die Broteinheiten angerechnet werden.

Zuckerkrankheit
(Diabetes mellitus) ist eine Störung des Glucosestoffwechsels, gekennzeichnet durch eine erhöhte Blutzuckerkonzentration und disponiert zu arteriosklerotischen Gefäßverengungen (→ *Herz-Kreislaufkrankheiten*).
Ein Blutzuckerwert (nüchtern) von unter 100 mg % liegt im Normbereich. Werte zwischen 100-130 mg % liegen im Warnbereich. Werte über 130 mg % liegen im Risikobereich.
Man schätzt, daß 5,0% (mit steigender Tendenz) der Bevölkerung der BRD an Diabetes mellitus leidet.
Wichtige Voraussetzungen für eine gute Einstellung des Blutzuckers sind richtige → *Ernährung* (→ *Diät*), Blutzuckerselbstkontrolle und Schulung. Nur wenige Krankheiten können durch die Mitarbeit des Patienten so weitgehend in ihrem Therapieerfolg beeinflußt werden wie der Diabetes mellitus.

Anlaufadressen für Informationen sind u.a.:
Deutscher Diabetiker-Bund e.V., Danziger
Weg 1, 58511 Lüdenscheid (Tel.: 02351/-
989153).
Deutsche Diabetes Forschungsgesellschaft
e.V., Auf'm Hennekamp 65, 40225 Düsseldorf.

Anhang

Gesundheitsförderung als Aufgabe der Heilberufe

Stellungnahme der Bundesärztekammer

Gesundheitsförderung ist aus ärztlichem Selbstverständnis heraus die Grundlage jeder Patientenbetreuung. Nur durch die stete Beachtung der Ursache-Wirkungszusammenhänge von individuellen Verhaltensweisen und Lebensumständen des Patienten können auch Maßnahmen der Kuration und Rehabilitation auf längere Sicht zum Erfolg führen. Gerade die aktuellen gesellschaftlichen Herausforderungen erfordern neue Denk- und Handlungsweisen der Heilberufe mit einer stärkeren Ausrichtung des Gesundheitswesens auf die Förderung von Gesundheit weit über die medizinischen kurativen Betreuungsleistungen hinaus. Die Ärzteschaft hat auf diesem Weg eine wichtige Vorbildwirkung. Zur nachhaltigen Dokumentation des Anliegens der Gesundheitsförderung als Aufgabe der Heilberufe hat der Vorstand der Bundesärztekammer am 15. Oktober 1993 folgende Stellungnahme beschlossen:

I. Das Konzept der Gesundheitsförderung

Gesundheitsförderung zielt auf einen Prozeß, allen Menschen ein höheres Maß an Selbstbestimmung über ihre Gesundheit zu ermöglichen und sie damit zur Stärkung ihrer Gesundheit zu befähigen. Um ein umfassendes körperliches, seelisches und soziales Wohlbefinden zu erlangen, ist es notwendig, daß sowohl Einzelne als auch Gruppen ihre Wünsche und Hoffnungen wahrnehmen und verwirklichen sowie ihre Umwelt meistern beziehungsweise sie verändern können. In diesem Sinne ist die Gesundheit als ein wesentlicher Bestandteil des alltäglichen Lebens zu verstehen und nicht als vorrangiges Lebensziel. Gesundheit steht für ein positives Konzept, daß die Bedeutung sozialer und individueller Ressourcen für die Gesundheit ebenso betont wie die körperlichen Fähigkeiten. Die Verantwortung für Gesundheitsförderung liegt deshalb nicht nur bei dem Gesundheitssektor, sondern bei allen Politikbereichen und zielt über die Entwicklung gesünderer Lebensweise hinaus auf die Förderung von umfassendem Wohlbefinden (Auszug aus der Ottawa-Charta zur Gesundheitsförderung der WHO).

II. Der Problemwandel in der Medizin

Nie zuvor waren die Gesundheitsbedürfnisse in der Bevölkerung so ausgeprägt wie heute; dennoch gilt es, das Gesundheitsverhalten zu stärken. Nie zuvor gab es so viele medizinisch-technische und medizinisch-wissenschaftliche Möglichkeiten wie heute, Krankheiten zu heilen und zu lindern. Die Lebenserwartung ist erheblich gestiegen. Dadurch hat sich das Krankheitsspektrum gewandelt und das Verständnis von Gesundheit verändert. Diesem Problemwandel in der Medizin können die Ärzteschaft und die anderen Heilberufe dadurch gerecht werden, daß ihre traditionellen Aufgaben auf den Gebieten der Prävention, Kuration und Rehabilitation auf die Zielsetzung „Gesundheitsförderung" hin weiterentwickelt werden.

Wandel des Krankheitsspektrums

Die Erhöhung der durchschnittlichen Lebenserwartung in unserer Gesellschaft hat zu einem gravierenden Wandel des Krankheitsspektrums geführt, insbesondere zur Zunahme von Mehrfacherkrankungen im Alter von chronisch-degenerativen Erkrankungen. Diese Krankheitsgruppen werden allein durch die absehbare demographische Entwicklung zu den bedeutendsten Gesundheitsproblemen der Zukunft.

Erweiterung des Gesundheitsbewußtseins

Gleichzeitig hat sich das Gesundheitsbewußtsein in unserer Bevölkerung erweitert. Gesundheit wird heute nicht mehr allein als Fehlen von Krankheit begriffen, sondern als subjektives Wohlbefinden infolge von Lebenszufriedenheit, Selbständigkeit, Flexibilität und Kompetenz. Gesundheit beschreibt nicht mehr ein isoliertes und psychologisches Problem, sondern vielmehr die Folge des sehr komplexen Wechselspiels zwischen personalen Faktoren einerseits und den individuellen sozialen, ökonomischen und ökologischen Lebensbedingungen andererseits.

III. Gesundheitsförderung: Gesellschaftliche Herausforderung und Aufgabe der Heilberufe

Das veränderte Krankheitsspektrum und der Wandel des Gesundheitsverständnisses stellen neue Herausforderungen an die Heilberufe, deren vorrangige Aufgabe bisher die Vermeidung und Heilung diagnostizierbarer Krankheitssymptome waren. Chronische Krankheiten aber zeichnen sich durch einen langfristigen symptomlosen Verlauf aus; die bisherigen Versorgungsmaßnahmen können oftmals erst dann greifen, wenn bereits irreversible Schädigungen vorliegen.

Aus diesem Grund müssen die Ärzteschaft und die anderen Heilberufe in Zukunft bei ihrer Arbeit die „Bewahrung, Verbesserung und Wiederherstellung der Gesundheit (die Gesundheitsförderung)" zum vorrangigen Ziel machen. Das Konzept der Gesundheitsförderung muß die traditionelle krankheitsbezogene Arbeitsweise - das Vermeiden oder die Behandlung objektivierbarer Risikofaktoren, Symptome und Krankheiten - ersetzen.

Maßnahmen der Gesundheitsförderung können allerdings nur dann realisiert werden, wenn die konkreten Lebensbedingungen dies erlauben. Die Gestaltung dieser Bedingungen ist aber nicht nur eine Aufgabe von Staat und Gesellschaft; sie fordert - auch unter den Bedingungen der zunehmend knapper werdenden Mittel im Gesundheitswesen - vor allem auch mehr Mitbestimmung und Eigenverantwortung des Einzelnen für seine Gesundheit durch

- **Stärkung der Autonomie des Einzelnen**, d.h. Entwicklung persönlicher Kompetenzen, um auf die eigene Gesundheit Einfluß zu nehmen.
- **Stärkung des Prinzips der Subsidiarität**, d.h. Unterstützung des Einzelnen durch gesundheitsbezogene Gemeinschaftsaktionen in Familien, Kindergärten, Schulen, Nachbarschaftsverbänden und Gemeinden.
- **Unterstützung des Einzelnen durch eine solidarische Gesellschaft**, d.h. Entwicklung einer gesundheitsfördernden Gesamtpolitik und Schaffung ge-

sundheitsförderlicher Lebensbedingungen (soziale Gerechtigkeit, Chancengleichheit, angemessene Wohnbedingungen, Bewahrung der Umwelt, Bildung, Ernährung, stabiles Ökosystem, Frieden).

Gesundheitsförderung (*Tabelle 1*) zielt also auf ein „Mehr an Gesundheit" durch die gesundheitsfördernde Beeinflussung des individuellen Handelns und der Lebens- und Umweltbedingungen. Dies gilt für Gesunde und Kranke gleichermaßen.

Tabelle 1: Gesundheitsförderung aus Sicht der Heilberufe

A. Bewahrung und Verbesserung von Gesundheit (Prävention)

Primärprävention	· Förderung des individuellen und allgemeinen Gesundheitsbewußtseins · Beeinflussung von Risiko- und/oder Schutzfaktoren zur Verhinderung von Krankheiten
Sekundärprävention	· Früherkennung und/oder Frühtherapie von Gesundheitsstörungen zum Erhöhen der Heilungschancen und/ oder zum Vermindern der Krankheitslast
Tertiärprävention	· Vermeidung des Wiederauftretens einer erfolgreich behandelten Krankheit, Vorbeugung des Fortschreitens einer chronischen Erkrankung

B. Wiederherstellen von Gesundheit

Kuration	· Heilung von Krankheiten und/oder Linderung von Beschwerden
Rehabilitation	· Bestmögliche Wiederherstellung der Gesundheit bzw. Reduzierung von Krankheitsfolgen trotz irreversibler Gesundheitsschäden

IV. Der 3-Stufen-Plan zur Gesundheitsförderung

Gesundheitsfördernde Maßnahmen lassen nur dann einen langfristigen Erfolg erwarten, wenn sie auf die Belange des einzelnen Menschen eingehen. Es gilt also vorrangig, diejenigen Fähigkeiten des Einzelnen zu stärken, die ihn mit den Problemen von Gesundheit und Krankheit selbstverantwortlich umgehen lassen.

Dazu sind erforderlich
- die Vermittlung der Kenntnisse über gesunde Lebensweise und über krankmachende Faktoren,
- die Hilfe bei der Entwicklung einer persönlichen Einstellung zu gesundheitsförderndem Lebensstil, sowie - wenn nötig -
- die Motivation zur Verhaltensänderung.

Wie der „3-Stufen-Plan zur Gesundheitsförderung" zeigt (*Tabelle 2*), sind alle Maßnahmen originäre Aufgabe des Arztes in Zusammenarbeit mit anderen Heilberufen.

1. Individuelle Gesundheitsberatung

Ein Beratungsgespräch zur Gesundheitsförderung hat nur dann einen Sinn, wenn es in einem partnerschaftlichen Dialog geführt wird. Das bedeutet dann aber zugleich, daß sich der Umfang der Betreuung erweitert. Über die bisherigen Maßnahmen zur Vermeidung und Behandlung diagnostizierbarer Krankheiten hinaus muß die individuelle Gesundheitsberatung versuchen, das subjektive Wohlbefinden durch Entwicklung von Lebenszufriedenheit, Selbständigkeit, Flexibilität und Kompetenz zu verbessern.

Dem Arzt und den anderen Heilberufen kommt dabei insbesondere auch die Aufgabe zu, die Eigenverantwortung des Einzelnen zu fördern, und zwar mit folgenden Handlungsstrategien:
- Über die Faktoren informieren, welche den Gesundheits- bzw. Krankheitszustand beeinflussen.
- Den Einzelnen bei der Definition des individuellen Gesundheitsverständnisses unterstützen.
- Den Einzelnen zur Bewahrung bzw. Verbesserung der Gesundheit motivieren; dabei ist insbesondere die Fähigkeit zur Selbsthilfe zu entwickeln und zu stärken.

Tabelle 2: „3-Stufen-Plan zur Gesundheitsförderung durch die Heilberufe"	
1.	**Individuelle Gesundheitsberatung,** d.h. Information und Motivation des Einzelnen zur gesunden Lebensweise.
2.	**Gruppenarbeit mit Risikopersonen oder Kranken,** d.h. Planung, Anleitung, Supervision der Arbeit in Gruppen gleichbetroffener Risikogruppen und Patienten, Unterstützung von Selbsthilfegruppen.
3.	**Mitwirkung an öffentlichen Gesundheitsprogrammen,** d.h. anwaltschaftliches Eintreten für gesundheitliche Belange des Bürgers und der Gemeinschaft in der Öffentlichkeit.

2. Gruppenarbeit

Für immer mehr chronisch Kranke ist die Teilnahme an gesunheitsbezogenen Selbsthilfegruppen ein Weg, um das Leben mit der Krankheit so gut wie möglich bewältigen zu können. Für den Arzt und die anderen Heilberufe bieten sich hier vielfache Möglichkeiten zu Kooperation an, und zwar bei
· Information und Beratung,
· organisatorischer Hilfe und
· Unterstützung bei der Öffentlichkeitsarbeit

3. Mitwirkung an öffentlichen Gesundheitsprogrammen

Der dritte Komplex umfaßt die Gesundheitsprogramme außerhalb des individuellen Arbeitsbereiches des Arztes und der anderen Heilberufe. Ziel dieser Stufe ist die anwaltschaftliche Vertretung der gesundheitlichen Belange der Bürger und des Gemeinwohls auch durch die Ärzte und die anderen Heilberufe und darüber hinaus die konzeptionelle Beteiligung und Teilnahme an Gesundheitsförderungs-Programmen in der Öffentlichkeit, wie z.B. in Krankenhäusern, Kindergärten, Schulen, Betrieben, Vereinen, Kommunen, in der Bundes-, Landes- und Kommunalpolitik.

V. Kooperation in der Gesundheitsförderung

Voraussetzung für erfolgreiche Arbeit auf dem Gebiet der Gesundheitsförderung ist die enge Kooperation zwischen den verschiedenen Heilberufen untereinander sowie mit anderen Berufen, die sich mit Fragen der Gesundheitsförderung befassen.

VI. Qualifikation der Heilberufe in Gesundheitsförderung

Voraussetzung für eine erfolgreiche Tätigkeit in der Gesundheitsförderung ist die Aufnahme der entsprechenden Bildungsinhalte in die einzelnen Ausbildungen, in die Prüfungskataloge und in die fachspezifischen Weiter- und Fortbildungsprogramme der Ärzteschaft und auch der anderen Heilberufe.

VII. Das Gesundheitswesen neu orientieren

Die Heilberufe sollten darauf hinarbeiten, daß das Gesundheitswesen auf die stärkere Förderung von Gesundheit ausgerichtet ist und weit über die medizinisch-kurativen Betreuungsleistungen hinausgeht. Ziel dieser Bemühungen soll ein Wandel der Einstellungen und der Organisationsformen sein, die eine Orientierung auf die Bedürfnisse des Einzelnen nach subjektivem Wohlbefinden, nach Lebenszufriedenheit, Selbständigkeit, Flexibilität und Kompetenz ermöglichen.

Literaturverzeichnis

Ärzte des Hartmann-Bundes: Der große Gesundheitsratgeber. Verlag Das Beste, Stuttgart 1984

Ahlhaus, O., Boldt, G., Klein, K.: Taschenlexikon Umweltschutz. Pädagogischer Verlag Schwann, Düsseldorf 1979

Alber, J.: Das Gesundheitswesen der Bundesrepublik Deutschland. Campus Verlag, Frankfurt 1992

Anemueller, H.: Vollwerternährung - aber richtig. Trias Verlag, Stuttgart 1991

Bachmann/Dalichau/Schiwy/Grüner: Das Grüne Gehirn (Loseblattsammlung, 2 Bände). Verlag R.S. Schulz, Starnberg

Badura u.a.: Zukunftsaufgabe Gesundheitsförderung. Kohlhammer Verlag, Stuttgart 1989

Banzer/Murza (Hrsg): Gesundheitsförderung. Sport und Gesundheit im Spannungsfeld von Prävention und Lebensqualität. Institut für Dokumentation und Information, Sozialmedizin und öffentliches Gesundheitswesen (IDIS), Bielefeld 1989

Bauer, R. (Hrsg): Lexikon des Sozial- und Gesundheitswesens. R. Oldenbourg Verlag, München 1992

Bayerisches Staatsministerium für Arbeit und Sozialordnung (Hrsg): Arbeit und Streß. München 1990

Beck, E.G., Schmidt, P.: Hygiene in Krankenhaus und Praxis. Springer Verlag, Berlin 1986

Beck, E.G., Schmidt, P.: Hygiene - Präventivmedizin. Enke Verlag, Stuttgart 1991

Beckert, J., Preuner, R. (Hrsg): Hygiene für Krankenpflege- und medizinisch-technische Berufe. Thieme Verlag, Stuttgart 1992

Beske, F., Brecht, J.G., Reinkemeier, A.-M.: Das Gesundheitswesen in Deutschland. Deutscher Ärzte-Verlag, Köln 1995

Bette u.a.: Gesünder leben. Econ Verlag, Düsseldorf 1989

Beyersdorff, D.: Biologische Wege zur Krebsabwehr. Verlag für Medizin Dr. E. Fischer, Heidelberg 1990

Binder/Wahler: Handbuch der gesunden Ernährung. Deutscher Taschenbuch Verlag, München 1993

Blohmke, M. (Hrsg): Sozialmedizin. Enke Verlag, Stuttgart 1986

Borgers, D.: Epidemiologie und Gesundheitswissenschaft. Argument Verlag, Berlin 1989

Borneff, J., Borneff, M.: Hygiene. Thieme Verlag, Stuttgart 1991

Bucher, H., Gutzwiller, F. Checkliste Gesundheitsberatung und Prävention. Thieme Verlag, Stuttgart 1993

Bundesminister für Gesundheit (Hrsg): Daten des Gesundheitswesens. Nomos Verlagsgesellschaft, Baden-Baden 1991

Bundesminister für Gesundheit (Hrsg): Die gesetzliche Krankenversicherung. Bonn 1993

Bundesminister für Gesundheit (Hrsg): Gesundheit für alle. Das Gesundheitswesen in der Bundesrepublik Deutschland. Bonn 1992

Bundesvereinigung für Gesundheitserziehung e.V.: Jugend ´85 Gesund in die Zukunft. Bonn 1985

Bundesvereinigung für Gesundheitserziehung e.V.: Gemeindenahe Gesundheitserziehung. Bonn 1986

Bundesvereinigung für Gesundheitserziehung e.V.: Gesundheitserziehung im Krankenhaus. Bonn 1986

Bundesvereinigung für Gesundheitserziehung e.V.: Umwelt und Gesundheitserziehung. Bonn 1987

Bundesvereinigung für Gesundheitserziehung e.V.: Gesundheit für alle - alles für die Gesundheit. Bonn 1988

Bundesvereinigung für Gesundheitserziehung e.V.: Gesundheit im Gespräch. Bonn 1989

Bundesvereinigung für Gesundheitserziehung e.V.: 40 Jahre Gesundheitserziehung in der Bundesrepublik Deutschland: Rückblick - Ausblick - Perspektiven. Bonn 1989

Bundesvereinigung für Gesundheitserziehung e.V.: Suchtprävention und Gesundheitsförderung. Bonn 1989

Bundesvereinigung für Gesundheitserziehung e.V.: Suchtprävention. Bonn 1989

Bundesvereinigung für Gesundheitserziehung e.V.: Umwelt und Gesundheit. Bonn 1990

Bundesvereinigung für Gesundheitserziehung e.V.: Risiken für unsere Gesundheit - einschätzen und handhaben. Bonn 1991

Bundesvereinigung für Gesundheitserziehung e.V.: Leben mit Herz - Arbeitsmaterialien für Multiplikatoren. Bonn 1992

Burkhardt, F., Steuer, W. (Hrsg): Infektionsprophylaxe im Krankenhaus. Thieme Verlag, Stuttgart 1989

Corazza, V. u.a.: Kursbuch Gesundheit. Kiepenheuer & Witsch, Köln 1993

Cotta, H.: Der Mensch ist so jung wie seine Gelenke. Piper Verlag, München 1988

Deutsche Krankenhaus Gesellschaft mbH: Ermittlung und Analyse von Krankenhausinfektionen. Düsseldorf 1990

Dickgießer, A.. und U.: Krankenhaushygiene. Jungjohann Verlagsgesellschaft, Neckarsulm 1988

Feser, H. (Hrsg): Gesundheitliche Prävention durch Sozialarbeiter und Sozialpädagogen. Verlag modernes lernen, Dortmund 1990

Grond, E.: Sozialmedizin. Verlag modernes lernen. Dortmund 1984

Große-Ruyken/Nüssel: 7 gegen 7. Landesweites Programm mit 7 Aktionen gegen 7 Krankheiten. Chronomed Verlag, Emsdetten 1986

Gundermann/Rüden/Sonntag: Lehrbuch der Hygiene. Gustav Fischer Verlag, Stuttgart 1991

Haux, F.: Der Gesundheits-Checkup. Kreuz-Verlag, Stuttgart 1992

Heide, M.: Vegetarische Ernährung. Trias Verlag, Stuttgart 1989

Hesselbarth, U. u.a.: Curriculum Sozialmedizin für den Unterricht an Krankenpflegeschulen. Kunz Verlag, Hagen 1989

Klein, K. (Hrsg): Taschenlexikon Gesundheit. Pädagogischer Verlag Schwann, Düsseldorf, 1980

Klein, K. (Hrsg) Taschenlexikon Drogen. Pädagogischer Verlag Schwann, Düsseldorf 1982

Klepzig, H.: Das kranke Herz. Trias Verlag, Stuttgart 1990

König, E.: Blut-Hochdruck. Wort & Bild Verlag, Konradshöhe 1989

Krämer, G.: Dem Schlaganfall vorbeugen. Trias Verlag, Stuttgart 1993

Laaser, U. u.a. (Hrsg.): Gesundheitswissenschaften und öffentliche Gesundheitsförderung. Springer Verlag, Berlin 1990

Labisch, A.: Gesundheitssicherung in der Gemeinde - Tradition, Stand, Aufgaben für die Zukunft. Deutsche Zentrale für Volksgesundheitspflege e.V., Frankfurt 1986

Labisch, A.: Kommunale Gesundheitsförderung. Deutsche Zentrale für Volksgesundheitspflege e.V., Frankfurt 1989

Labisch, A.: Gesellschaftliche Bedingungen öffentlicher Gesundheitsvorsorge. Deutsche Zentrale für Volksgesundheitspflege e.V., Frankfurt 1990

Lermer, St.: Krebs und Psyche. Goldmann Verlag, München 1987

Malter/Süss: Krebs im Blickpunkt. Decker & Müller, Heidelberg 1989

Mehnert/Standl: Handbuch für Diabetiker. Trias Verlag, Stuttgart 1991

Miller, D.: Leben mit AIDS und dem HIV. Trias Verlag, Stuttgart 1991

Münzing-Ruef, I.: So stärken Sie Ihr Immunsystem. Heyne Verlag, München 1990

Neumann-Adrian, M. und E.: Das grüne Lexikon. F. Schneider Verlag, München 1986

Ortwein, I.: Kleines Lexikon des deutschen Gesundheitswesens. Piper Verlag, München 1993

Röhrig, P.: Gesundheitsselbsthilfe. Gustav Fischer Verlag, Stuttgart 1991

Sachverständigenrat für die Konzertierte Aktion im Gesundheitswesen: Jahresgutachten 1991 Das Gesundheitswesen im vereinten Deutschland. Nomos Verlagsgesellschaft, Baden-Baden 1991

Sahihi, A.: Drogen von A - Z. Beltz, Weinheim 1990

Schell, W.: Arbeits- und Arbeitsschutzrecht für die Angehörigen der Gesundheitsberufe von A bis Z. Kunz Verlag, Hagen 1993

Schell, W.: Das deutsche Gesundheitswesen von A bis Z. Thieme Verlag, Stuttgart 1995

Schlieper, C.A.: Grundfragen der Ernährung. Dr. Felix Büchner Verlag, Hamburg 1986

Schneider, V.: Gesundheitsförderung heute. Konzepte, Möglichkeiten, Grenzen. Lambertus Verlag, Freiburg 1993

Schneidrzik, W.E.J.: Gesundheitsratgeber für Senioren. Gustav Fischer Verlag, Stuttgart 1990

Schülke & Mayr GmbH: Hygiene im Krankenhaus. Hamburg 1989

Soyka, D.: Schlaganfall. Gustav Fischer Verlag, Stuttgart 1983

Steuer, W.: Krankenhaushygiene. G. Fischer Verlag, Stuttgart 1988

Steuer/Lutz-Dettinger: Handbuch für Gesundheitswesen und Prävention (Loseblattsammlung). ecomed Verlag, Landsberg

Stiftung Warentest (Hrsg.): Rückenschmerzen. Berlin 1990

Stiftung Warentest (Hrsg.): Rheuma, Arthrose, Gicht. Berlin 1992

Stiftung Warentest (Hrsg.): Dein Herz und Dein Kreislauf. Berlin 1993

Tausch, R.: Hilfen bei Streß und Belastung. Rowohlt Taschenbuch Verlag, Reinbek 1993

Thomann, K.-D.: Das Rückenbuch. Trias Verlag, Stuttgart 1991

Waller, H.: Sozialmedizin. Kohlhammer Verlag, Stuttgart 1991

Wiesemann, A.: Ganzheitliche Wege zur Gesundheit. Chronomed Verlag, Emsdetten 1989

Der Brigitte Kunz Verlag informiert:

Rechtsfragen treten in der Krankenversorgung immer stärker in den Vordergrund. Man spricht bereits von einer Verrechtlichung der Medizin.
Hier helfen einige Bücher von Oberamtsrat Diplom-Verwaltungswirt **Werner Schell** aus Neuss,
erschienen im Brigitte Kunz Verlag, Postfach 2147, 58021 Hagen, weiter!

Arbeits- und Arbeitsschutzrecht für die Angehörigen der Gesundheitsberufe von A bis Z.
1. Auflage September 1993.
192 Seiten. DIN A 5. 28,00 DM. ISBN 3-89495-005-6.

Das Interesse am Arbeits- und Arbeitsschutzrecht ist gewachsen und verlangt nach einem Nachschlagewerk, speziell für die Angehörigen der Pflegeberufe. Die Anforderungen an die verschiedenen Pflichten von Arbeitgeber und Arbeitnehmer sind in vielerlei Hinsicht beachtlich gewachsen. Einzelne Themen, die in der Aus-, Fort- und Weiterbildung aber auch in der praktischen Arbeit immer wieder in den Vordergrund rückten, hat der Autor besonders ausführlich behandelt (z.B. Fragerecht des Arbeitgebers, Haftung, Injektionstätigkeit, Kündigungsschutz, Schweigepflicht).

Injektionsproblematik aus rechtlicher Sicht.
3. Auflage Januar 1993.
128 Seiten, 13 Übersichten/Schaubilder. DIN A 5. 21,00 DM.
ISBN 3-924895-88-0.

Das Buch erläutert, wann die Delegation von Injektionen, Infusionen und Blutentnahmen auf das nichtärztliche Personal zulässig ist. Die Grenzen der Delegationsmöglichkeiten werden deutlich aufgezeigt. In diesem Zusammenhang werden auch allgemein interessierende Fragen des Arzt- und Patientenrechts abgehandelt. In einer von vielen Buchbesprechungen heißt es wie folgt:
„Abschließend kann gesagt werden, daß der Autor in seinem Buch die sehr umfangreichen Rechtsituationen bei Injektionen, Infusionen und Blutentnahmen in einem "Werk" gebündelt hat. Es ist für den Unterricht an Krankenpflegeschulen ebenso hilf-

reich wie für das gesamte Krankenpflegepersonal auf den Stationen im Krankenhaus" (Deutsche Krankenpflege-Zeitschrift).

Patientenrechte für die Angehörigen der Pflegeberufe von A bis Z.
1. Auflage November 1993.
168 Seiten. DIN A 5. 26,00 DM. ISBN 3-89495-009-9.

Die Patienten sind mündiger geworden; sie wissen, welche Rechte ihnen zustehen. Sie fordern sie zunehmend ein: Immer mehr haftungsrechtliche Aspekte werden in den Vordergrund der Berufsarbeit gerückt. Patienten nehmen die Ergebnisse einer (erfolglosen) Krankenbehandlung nicht mehr als schicksalhaft bedingt hin, sie drängen in zunehmendem Maße auf Schadensersatz und lassen vermeintliche Behandlungs- und Pflegefehler überprüfen. Das Buch „Patientenrechte für die Angehörigen der Pflegeberufe von A bis Z" ist aus der langjährigen Tätigkeit des Autors in der Patientenschutzbewegung hervorgegangen. Einzelne Themen, die in der praktischen Arbeit größere Bedeutung haben, sind besonders ausführlich behandelt (z.B. Aufklärungspflicht, Behandlungsvertrag, Haftung, Krankendokumentation, Injektionstätigkeit, Patiententestament, Schweigepflicht).

Handbuch des Betreuungs- und Unterbringungsrechts
für die Angehörigen der Gesundheitsberufe.
2. Auflage Frühjahr 1995.
191 Seiten. DIN A 5. 28,00 DM. ISBN 3-924895-84-8.

Das neue Betreuungs- und Unterbringungsrecht hat unter dem Motto „Betreuen statt verwalten" bedeutende Änderungen gebracht; insbesondere hat mit der Schaffung des Rechtsinstituts der Betreuung eine Verlagerung von Schwerpunkten stattgefunden: Weg von der Vermögensverwaltung, hin zur medizinrechtlich relevanten Personensorge. Vor allem sind die Voraussetzungen für eine fremdbestimmte Heilbehandlung, einen ärztlichen Eingriff und für eine Unterbringung bzw. für unterbringungsähnliche Maßnahmen (Fixierungen, Anbringung von Bettgittern usw.) gesetzlich geregelt worden. Zwangsläufig ergeben sich Rechtsfragen in der Betreuung der Patienten. Das Handbuch vermittelt die notwendigen Informationen durch Vorstellung und Erläuterung der wichtigsten gesetzlichen Vorschriften. Einem vielfach geäußerten Wunsch folgend, hat der Autor der Kommentierung einen Abschnitt über die Haftung für Aufsichtspflichtverletzungen bei untergebrachten Personen angefügt: Es werden die Grundlagen des Haftungsrechts und Aufsichtspflichtverletzungen im Spiegel der Rechtsprechung vorgestellt.

Krankenpflegegesetz Kommentierte Ausgabe mit Ausbildungs- und Prüfungsverordnung für die Berufe in der Krankenpflege
2. Auflage Januar 1994.
206 Seiten. DIN A 5. 28,00 DM. ISBN 3-89495-013-7.

1985 ist die Neuordnung der Krankenpflegeausbildung in der Bundesrepublik Deutschland abgeschlossen worden. Jahrelange Diskussionen um die notwendigen Reformen führten zum Krankenpflegegesetz (KrPflG) vom 4.6.1985 und zur Ausbildungs- und Prüfungsverordnung für die Berufe in der Krankenpflege (KrPflAPrV) vom 16.10.1985. Inzwischen wurden die Vorschriften mehrfach geändert bzw. ergänzt; die letzte Änderung erfolgte am 27.4.1993. Mit dem „Krankenpflegegesetz - Kommentierte Ausgabe mit Ausbildungs- und Prüfungsverordnung für die Berufe in der Krankenpflege -" werden das KrPflG und die KrPflAPrV mit Erläuterungen in aktueller Form vorgestellt.
Das Handbuch soll eine Lern- und Prüfungshilfe für die Auszubildenden in der Krankenpflege und gleichzeitig ein Rechts-Ratgeber für diejenigen sein, die die neuen Vorschriften in der Praxis zu beachten bzw. anzuwenden haben.

Kurzgefaßte Medizin- und Krankenpflegegeschichte
1. Auflage Juli 1994.
73 Seiten. DIN A 5. 16,00 DM;
ab 10 Expl. 14,00 DM; ab 20 Expl. 12,00 DM. ISBN 3-89495-025-0.

Ein Eintauchen in die Medizin- und Krankenpflegegeschichte ist aus vielerlei Gründen lohnend. Beim Kennenlernen dieser Geschichte bietet sich nämlich die Möglichkeit, die Medizin (Heilkunde) und Pflege des kranken Menschen von ihren Ursprüngen her besser zu verstehen.
Eine Beschäftigung mit der Medizin- und Krankenpflegegeschichte ist für die Angehörigen der Gesundheitsberufe, aber auch im Zusammenhang mit ihrer Ausbildung, unerläßlich. Allgemeine Kenntnisse zur Medizin- und Krankenpflegegeschichte werden in den jeweiligen staatlichen Prüfungen abverlangt. Das Buch kann insoweit eine kurzgefaßte Lern- und Prüfungshilfe sein; es ergänzt den Kommentar zum „Krankenpflegegesetz".